精神医学ハントブック

医学・保健・福祉の基礎知識

［第8版］

Itaru Yamashita
山下　格［著］

Tetsuro Ohmori
大森哲郎［補訂］

日本評論社

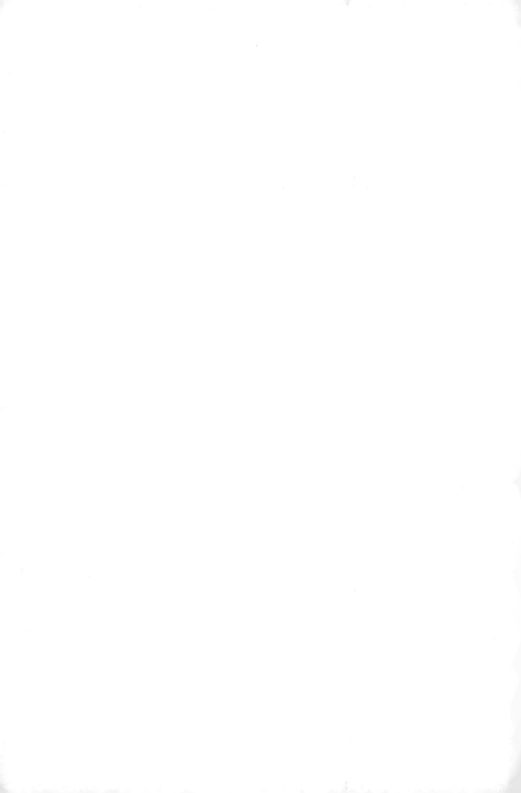

［第8版］まえがき

　本書は、精神科医療に興味と関心を持つさまざまな方々に向けて高度な専門的知識を平易に伝えるために、故山下格先生が1995年に初版を著わされ、改訂を重ねて2010年には第7版を刊行された『精神医学ハンドブック』の補訂第8版である。

　本書は初版以来、主に心因、主に内因、主に器質因という原因による分類を採用している。心因は心理社会的要因、内因は遺伝・体質的な背景と脳機能変化、器質因は脳への侵襲や病変と言い換えることができる。疾患によって主にどの要因が関与しているかを考えることは医学の常識的方法であり、精神医学の伝統的方法でもある。ただし本書では、主体となる要因をしっかりと押さえつつ、他の要因の関与も柔軟に考慮している。

　治療面では、個別の疾患への特異的治療には深く立ち入らず、むしろ疾患群に共通する基本事項を強調している。すべての疾患の治療において大切なのは、患者を元の健康な状態に近づけるという狭義の医学的治療だけでなく、患者の症状と苦悩を親身に聞いて、患者と共同して苦悩の少ない生活を工夫するという基本姿勢である。各疾患群についても、それらに共通する重要事項を優先的に述べている。特定の学説、仮説、流派に肩入れしないという方針も初版以来のものである。

　本書で採用している診断分類方式は、原因を問わずに症状項目を数えて診断する国際診断分類とは異なる立場であるし、疾患群に共通する基本的治療アプローチの強調は、疾患ごとに個別的ガイドラインを用意する昨今の動向とは方向が異なっている。しかし、臨床現場では症状の把握に努めながらその成り立ちを考えるし、疾患特異的治療の前に心がけるべき基本がある。初版以来の本書の立場は、昨今の動向と矛盾するものではなく、それらと両立するし、むしろそれらを補完するものといえる。

　第7版（2010年）以降に精神医学領域にはさまざまな出来事が生起した。その最大のものは、2018年に概要が発表されたWHO診断分類の改訂（ICD-11）である。またICD-11の導入を契機にこれまで「障害」と訳していた

「disorder」を、原則として「症」と訳すことに日本精神神経学会が決めている。

　ICD-11はICD-10とは大きく異なっている。たとえば「F4：神経症性障害、ストレス関連障害および身体表現性障害」という項目は分解され、これに含まれていた疾患群は、不安または恐怖関連症群など5つの項目に分けて記載されている。統合失調症では妄想型、破瓜型、緊張型という亜型分類が廃止され、カタトニアは独立した項目となり、気分症群では双極症Ⅱ型が導入されている。自閉スペクトラム症と注意欠如・多動症は概念が変化し両疾患の位置づけも変わった。パーソナリティ症へは新たな次元的分類が導入され、依存症へは行動嗜癖も包含された。認知症の定義が変わり、旧版には未記載のレビー小体型認知症も遅ればせながら導入された。また、睡眠関連および性関連の問題は、精神疾患とは独立した章立てとなった。これらの変化に対応して、本書では第7版の構成を部分的に変更し、記述内容に改訂を加え、一部は追記して、全体を補訂した。

　精神保健福祉に関連しては、障害者自立支援法の障害者総合支援法への改正（2012）、障害者雇用促進法の改正（2018）、さらに精神保健福祉法の再改正（2013）などについて書き加えた。また、新たに導入された数多くの治療薬も追記して、全体的に解説のアップデートを図った。

　恩師のご著書に手を加えるのは恐れ多いことだが、本書は山下先生のお考えのにじみ出る不易の書であるとともに、精神医学関係者の学習のための実用の書でもあって、第7版（2010年）以降の精神医学と医療に生じた大きな変化を考慮すると、補訂なしでは実用性を失う。不易の部分を残し、実用の部分をアップデートするという役割を、非才を顧みずに引き受けた次第である。補訂をお勧めくださった編集担当の遠藤俊夫氏に感謝する。また、校正を助けていただいた同僚の瀧川裕美子医師にお礼を申し上げる。

　本書第8版が、これまでと同様に、ひろく精神科に関連する医療・保健・福祉・教育・司法関係者および患者・家族の方々に役立つことを心から願っている。

2021年11月

大森哲郎

[第7版]まえがき

　本書は初版以来、主に心因、内因、器質因という原因による分類をおこなってきた。それは医学の常識的方法であるが、精神医学の分野では多少説明が必要である。内科や外科の身体医学では、画像撮影や血液検査などによって病気の原因を見いだし、それをもとに診断と治療をおこなう。しかし精神科の診断には、一部の病態以外、そのような物理・化学的診断方法を利用することができない。そこでは本人（および家族・関係者）から自覚症状や生活行動をくわしく聴いて、たがいに問いつ問われつしながら、原因となる問題のありかと治療方針を探っていく方法がとられる。

　いま精神科の臨床では、世界保健機構（WHO）や米国精神医学会（APA）が制定した国際診断基準が普及している。本書でも、早くからそれを参照し、引用してきた。しかしそれは訴えられる症状の数から診断名をきめる操作的診断法なので、十分な知識をもち、注意してもちいなければ、マニュアル的診断・治療におちいりかねない。

　今回の改訂では、「はじめに」の章で、上記の精神科の診断と治療のありかたを改めて取りあげるとともに、国際診断基準の特徴と利点および注意点について説明した。

　また最近、うつ病の診断や治療をめぐって、新しい取り組みが話題をよび、一般市民の関心もたかまっている。この問題について、上記の国際診断基準をさらに検討するとともに、うつ病を中心に気分障害の章を大幅に書き改めた。そのほか注目をあつめているアスペルガー症候群をはじめ、多数箇所を新しく書き直した。

　本書は、医療や福祉などの現場で役立つことを目標にしてきた。今回の改訂版も、これまでと同じく、臨床の実務および一般市民の方々の参考となることを願うものである。

2010年10月

山下　格

[第6版] まえがき

　本書の初版が発行されてから十余年の間に、改訂を四回重ねた。そのたびに不備な箇所を書き改めるとともに、関係法律の改正、疾患名の改称、新しい向精神薬の使用認可などの紹介をおこなった。

　今回の改訂の際にも、身体、知的、精神の各障害別に制定されていた福祉法が、三者共通の障害者自立支援法として2006年度から施行されることにともない、精神保健福祉法が一部改正されたので、解説とともに文言を書きかえた。また痴呆は認知症、人格障害はパーソナリティ障害と呼称が変わったので、それぞれ書き直した。また新しく市販された向精神薬を記載した。

　しかしそれとは別に、再び改訂の必要性を感じたのは、精神医学・医療をめぐる情況の変化である。最近の科学技術や経済活動の進展、あるいはIT革命にともなう情報処理や対人交流の変化などによって、社会の仕組みや人々の暮らしまで変わってきた。それがさまざまな戸惑いを生み、こころの悩みや病いをいっそう複雑にしている。悩みのままにインターネットで検索した情報から、疑わしい病名を見いだし、あるいは特定の治療方法を求めて、診察や相談にみえる人たちが目立ってふえた。わずかの間に精神科の診療に対する関心やニーズは、急速に高まっている。一方で精神医学・医療は、各方面にわたって絶えず発展している。とくにうつ病や児童・青年期、老年期の諸分野などには、いくつも新しい動きがみられる。

　今回の改訂に当たっては、これらの状況をふまえて全体を見直し、不必要ないし冗長な記述を除くとともに、多数箇所で新しい知見を手短かに書き加えた。その間に念頭にあったのは、専門的で平易な「読める教科書」という本書の当初の方針である。前版につづいて、本書がひろく医療・保健・福祉・教育・司法・医療情報関係者および患者・家族の方々に役立つことを願うものである。

2007年1月

山下　格

[第5版]まえがき

　精神医学および精神科医療は急速に変わりつつあり、社会の関心も大きく広がっている。最近、その変化を象徴するような出来事が二つおきた。

　ひとつは2002年8月の日本精神神経学会で、長いあいだ使用された精神分裂病の診断名が統合失調症に変更されたことである。ギリシャ語に語源をもつ schizophrenia という用語は、現代の欧米諸国では意味不明の符号に近いが、その語意を直訳した精神分裂病という日本語病名は、強烈な印象をあたえ、多くの誤解と偏見を生んだ。統合失調症という診断名が提唱され、正式に採用されたあと急速に普及している背景には、患者・家族の方々の長年の願いとともに、精神医学・医療・福祉の進歩によって、最初から診断名を知らせて納得診療（インフォームド・コンセント）をもとに対応を進めようとする最近の医療・福祉事情がある。そのほか精神医学・医療には、いくつもの新しい知見がみられた。統合失調症への書き換えをおこなう機会に、これらの状況を考慮して、各箇所を部分的に書き直した。

　いまひとつの変化は、2003年7月に心神喪失者等医療観察法が成立したことである。これまで病気によって稀ながら生じる不幸な触法事件に対して、病者は不起訴ないし免責のまま精神科病院に入院し、通常の低医療費による治療をうけ、その後の対応は病院側の判断と責任にまかされるという、欧米諸国にはみられない状態がつづいていた。またそれは精神科病院に通院・入院する人は危険という、まったくの誤解をうむもとにもなった。本法の適切な運用により、不幸な病者がより良い医療をうけ、被害者・家族が多少とも慰められ、精神科病院の重荷が軽減され、精神科医療が改善されることを期待したい。今後の参考のために、本法の要旨を抜粋して記載するとともに、司法精神医学の別章を設けた。

2004年1月

山下　格

[第4版]まえがき

　本書の第3版の出版以後、新しい抗うつ薬、抗精神病薬、抗痴呆薬がいくつも使用認可され、日常の処方内容が大きく変わった。以前から向精神薬に対する患者・家族の関心がたかく、医療関係者の説明の大切さを痛感していたので、この機会に各章の薬物療法の部分を書き直した。その際、薬物の化学構造式などは薬理学の教科書にゆずり、服用する人へのわかりやすい説明のための基礎知識を中心にしるした。

　とくに最近、精神医学・医療に関連する出来事や用語がマスメディアをにぎわしている。たとえば心療内科、PTSD、ひきこもり、過労自殺、児童虐待、人格障害、精神障害をよそおった犯罪、あるいはこころのケア、カウンセリングなど。これらの各項目とその他必要と思われた箇所について、ある程度の加筆をした。ただし、どの問題の理解にも、関連する基礎的な知識が必要になる。関心をもつ箇所の前後も読んで、できるだけひろく問題をとらえることを期待したい。

　また最近、精神障害者の犯罪が不起訴ないし処罰を減免されることが話題をよんでいる。その対応が精神医学的な診断と治療であることが、不透明な印象をあたえるためであろう。しかし精神科に通院・入院する人たちが、いわゆる健康人よりも法律にふれる行為をおかす比率がずっと低く、一般診療科の場合と同じく、痛み・悩みに苦しんでいることに、ひろく社会の理解と共感をいただきたいと思う。

　実際に最近、町にメンタル・クリニックがふえ、精神科病院の開放化がすすんで、受診や相談が目立って多くなった。この動きがひろがって、精神医学の知識が、医療・福祉・教育・法律関係者はもちろん、一般市民にも身近かなものになることを願ってやまない。

2002年1月

山下　格

[第3版]まえがき

　本書が初版以来ひろく多くの人々に読まれていることに、筆者として喜びとともに大きな責任を感ずる。前回の新版化の折には、精神医学の各分野の専門家から助言をいただいたが、今回は医療・福祉・心理関係の学生、診療・相談にあたった患者・家族、学校や司法関係者、医師会や職場のメンタルヘルス講習会の参加者などから出された質問や意見を中心に、それまで筆者が気づかなかった不備、難解ないし誤解をまねきやすい多数の点について、加筆や書き直しをおこなった。

　また、1997年末には精神保健福祉士（精神科ソーシャルワーカー、PSW）の国家資格が法制化された。さらに1999年5月には精神保健福祉法が大幅に改正された。いずれも精神科医療および福祉にかかわる大きな出来事であるから、これまでの経緯や将来への期待もふくめて、条文の記載とともに解説をくわえた。

　最近、社会のあらゆる分野で、こころの問題が大きく取りあげられている。初版の「まえがき」にもしるしたように、精神医学は、せまい意味の精神科医療のみならず、内科や外科の診療にも、保健活動や心理的援助、福祉や教育・保育の現場にも、さらにすべての人々の心身の健康促進にも、深くかかわるものである。

　一方、精神医学および臨床心理学には、各学派により多少色合いの違う主張や学説がある。しかしそれらを羅列的に紹介することは、必ずしも読者に親切とはいえない。

　本書では、筆者が一定の見解のもとに、精神医学の「専門的常識」と思われることを、わかりやすく、かたよりなく伝えることを目標にしている。今後とも各分野の専門家、臨床従事者・学生、患者・家族、さらに一般読者から率直な意見や質問をいただけると幸いである。

1999年10月

山下　格

[新版]まえがき

　これまで本書の増刷のたびに多少の訂正をおこなったが、自分で気づかない記述の誤りや不足、かたよりが多いことを恐れていた。今回の新版化にあたって、各専門分野の方々から貴重なご意見、ご助言をいただいた。とくに伊藤哲寛、笠原敏彦、設楽雅代、鑪幹八郎、田辺等、傳田健三、中村文裕、山上皓の諸学兄姉に、こころからお礼を申し上げる。

　この機会に全体の見直しと加筆をおこない、司法精神医学の項目を加えたが、本書の当初の目標は変わらない。すなわち、精神医学の基礎知識（目安として医師国家試験に最小限必要な内容）を、実地臨床に役だつような形で、できるだけ読みやすく、医療・保健・臨床心理・社会福祉・教育・保育・法律関係者および学生諸君、さらに内容の一部は現実の悩みをもつ患者と家族および関心のふかい社会人の方々に、提供することである。

　従来、一般診療科の臨床に精神医学の知識・経験の必要なことが強調されながら、なお不十分な状態がつづいてきた。一方、精神科医も専門領域の医療にとどまっているという指摘に対し、いつも満足に答えてきたとはいえない。同じことは、医療のみならず、臨床心理、福祉、教育、法律などの諸分野にも当てはまる。これからの社会の高度な要請に応ずるには、各関係者がそれぞれ専門の知識・経験とともに、互いに関連する分野に関心をもち、密接なチームワークを組むことが望まれる。

　本書は、精神医学・医療の専門的知識を提供するもので、内容も必ずしも簡易ではない。ただ、学習の意欲をもつ関係者にとって、「読める教科書」であることを願うものである。

1997年2月

山下　格

まえがき

　精神医学の知識は、精神科医だけのものであってはならない。医学生や内科・外科の医師はもちろん、臨床心理士、保健師、看護師、作業療法士などの医療関係者、ソーシャルワーカー、社会福祉士をはじめとする福祉・行政関係者、教育・保育関係者、さらに現実の悩みをもつ患者と家族、それを援助するボランティア、さらに人間の心理に関心をもつ一般社会人の方々にも、それぞれの分野と目的に応じて、精神医学・保健・福祉の基礎的知識をもつことはたいへん有益と思われる。

　何故なら、こころの悩みは生きる限り誰も避けがたいもので、それが心身症や神経症とよばれる心身の苦痛、引きこもりや攻撃のような問題行動をおこすことが、日常的にみられるからである。

　また、ストレスが影響するうつ病や躁病や統合失調症、アルコールなどの乱用、あるいは高血圧や糖尿病などの後遺症や老齢による精神面の変化への対応は、いま医療・福祉の最大の課題のひとつで、社会全体の理解と援助が求められているからである。

　精神医学のくわしい教科書、個々の問題の解説書、心理療法・学説や保健・福祉関係の専門書はたくさんある。しかしその他に、精神医学・保健・福祉の全体を扱った、専門的で平易な本がほしいと、つねづね考えていた。

　その思いから、非才をかえりみず、医療・福祉関係者とともに教養と意欲のある社会人にも読み通せることを目標に、本書を執筆した。あえて教科書の形式をとったのは、初めて医療・福祉を学ぶ学生諸君のため、また各分野の方々が問題を全体としてかたよりなくとらえるために、便利と考えたためである。

　本書が多少とも所期の目的に役だつことがあるなら、これに過ぐる喜びはない。

1995年1月

山下　格

[orientation]

1．本書の趣旨から、暗記よりも理解、くわしい知識よりも通読の便宜を優先した。そのため全体の頁数を一定範囲にとどめ、文章も平易さを心がけた。

2．同じ趣旨から、学術用語は最小限必要なものに限った。

3．また、基礎医学や内科・外科などの臨床諸科でもあつかう事柄の再記述はさけ、医療関係以外の読者のために簡単な解説をくわえた。本書は医師国家試験にも、基礎および臨床学科をあわせて学習する限り、十分役だつ内容のものと信ずる。

4．精神医学の疾患・症状の分類・名称については、WHO が国際疾患分類第10回改訂版（ICD-10）を1992年に制定して以来、次第にこれが日本の医療・福祉関係者の共通用語となった。WHO はその後の医学の進歩を取り入れて、2018年に第11回改訂版（ICD-11）を発表している（☆）。また、その精神医学関連領域の日本語訳案は日本精神神経学会のホームページに公表されている（☆☆）。近いうちに公式病名は ICD-11に従うことになるので、本書では ICD-11の新病名を優先して使用している。しかし、当面は移行期となるため、旧病名が異なる場合にはそれを併記して読者の便宜を図った。ICD-11のコードを（括弧）に、ICD-10の対応するコードを [角括弧] に記した。

☆ https://icd.who.int/en

☆☆https://www.jspn.or.jp/uploads/uploads/files/activity/ICD-11Beta_Name_of_Mental_Disorders%20List（tentative）20180601.pdf

5．ICD-11は、米国の精神医学会が作った「診断と統計のマニュアル」（DSM-5）と重なりあう部分が多い。DSM の診断基準は操作的方法が徹底されているので、研究面ではよく用いられるが、本書の読者対象を考慮して引用は控えた。例外はパーソナリティ症の部分である。

6．本書では、記述の重複をさけて、総論をはぶいた。しかし、たとえば診察の方法は目次の 1 - 3 - Ⅰ、意識と意識障害は 3 - 1 - Ⅰ、知能と知能検査は 6 - 2 - Ⅴ のように、関連のふかい個所に説明がある。必要なときは、目次および索引を利用して、該当するところを参照されたい。実際には、各論で具体的な知識をもったうえで、それに関連づけて総論を読むほうが、理解しやすい。

7．本書の記述は、①基本的な説明は大きな文字で、②少しく立ち入った事項は小さな文字で、③補足的・注釈的な情報は [follow up] でおこなった。

CONTENTS

0　はじめに：原因と症状と診断・治療・支援 ……………………… 1

1　主に心因によるもの ……………………………………………………13

7　性格のかたより‥‥‥‥‥‥‥‥‥‥‥‥‥‥251

8　精神保健福祉法と司法精神医学‥‥‥‥‥‥267

8-1　精神保健福祉法‥‥‥‥‥‥‥‥‥269

0.

はじめに：原因と症状と診断・治療・支援

原因についての考えかた

　こころの悩み・病いの原因については、古くからいろいろな考えや学説がある。

　ある人は、生活環境とこころの持ちようが大切で、ストレスさえ解消すればどんな困難も乗りきれる、ノイローゼやうつ病になるのは工夫と努力が足りないためであるという。ある人は、現代のゆがんだ社会構造が根本的原因であるという。

　その一方では、親の遺伝が重要で、人間はみな遺伝子によって左右されるという人もいる。病気も性格も生まれつきの体質という考えである。脳といえども生命科学の原則に従って働いており、その仕組みが解明されれば、こころの病気の背景にある脳機能変化もすべて明らかになるという期待のもとに研究を進めている人たちがいる。

　あるいは、精神機能は脳構造なしには生じないから、その違いや異常がそれぞれ異なった人間および病いをつくるという考えがある。認知症をはじめとするいくつかの病気は、たしかに脳構造への侵襲や病変から始まる。

　いまあげた３つの考え、すなわちこころの悩み・病いには、心理社会的な要因（心因）、遺伝・体質的な背景と脳機能変化（内因）、あるいは脳への侵襲や病変（器質因）が重要であるという指摘は、多くの人々の直感や長い経験、医学的な調査や研究などにもとづくもので、それぞれ一面の真理をふくんでいる。伝統的な精神医学は、この３つの考えに、それぞれ心因、内因、器質因と名付けている。

　しかし人間は、脳をもつとともに、何らかの遺伝的特徴を受けつぎ、日々

さまざまな出来事にこころを乱しながら生きている存在である。

したがってどんなこころの悩み・病いにも、常に上記の心因、内因、器質因が多少ずつ関係しているのが実情である。

しかし言うまでもなく、その程度は人ごとに、その悩み・病いごとに、異なっている。そしてどの原因が主に関与するかによって、悩み・病いのありさま（臨床症状）やその後の成りゆき（経過）が違ってくる。

その症状や経過や原因に関する一応の基準にもとづいて、医療・福祉の対応の便宜のために、各種の診断名（病名）がつけられる。ただのちにも述べるように、健康と病気、正常と異常の厳密な区別は実際上むつかしいし、同じ診断名でも症状や経過は百人百様であることに注意しておかねばならない。

それでは心因・内因・器質因によって、どんな臨床症状が生じ、それがどんな診断名でよばれるであろうか。

症状と病気のさまざま

誰でもからだの具合が悪いとき、また自分では大丈夫と思っても周囲がいつもと違うというとき、医者のところにいく。

その具合の悪さは頭痛や食欲減退などかもしれない。また不安や恐怖かもしれない。医師はいろいろ訴えを聞いたうえで、必要に応じて血液の検査やX線撮影などをするであろう。

もしその具合の悪さに、病気に対する行きすぎた心配や家庭・職場の心労が関係しているなら、それを仮りに心身相関症状とよんでもよいであろう。そのうち身体的な症状が主な場合がおおまかに心身症、精神的な苦痛が主な場合がひろく神経症とよばれるものにあたる。

また頭痛や食欲減退などのほか、特別の心配ごともないのに気分が晴れず、仕事がおっくうで、能率があがらないことがあるかもしれない。あるいは反対に気分がたかまって、せかせかと行動するかもしれない。それは理由のはっきりしない気分の変動で、うつ病と躁病のときによくみられる。統合失調症のあるタイプでは、無関心、無感動という、少し違った形の変化がみ

られる。

　また統合失調症では、周囲の人々が自分の様子を探っているような、自分の噂をしているような考えにとりつかれ、ときには自分に話しかけ、指図する声を聞くことがある。すなわち妄想・幻覚である。

　この理由のはっきりしない気分の変動と、妄想・幻覚を、よく了解できない不可解な症状としてまとめておく。

　次に、不幸にして交通事故で重い脳外傷をうけたサラリーマンの場合を考えてみよう。病院に収容されたとき、問いかけには応ずるが、刺激がないとうとうとしている。その後、生命の危険が去ったあとも、脳画像で大きな空白部分がみられ、記憶や判断が不的確で、以前よりも簡単な仕事しかできなくなった。

　この場合、脳に明らかな侵襲と病変があり、急性期には意識の障害、慢性期には知的能力の低下をきたすのが特徴的である。この両者およびその他のいくつかの症状をあわせて、脳器質症状とよぶ。

　これまで述べたこと、すなわちこころの悩み・病いには、心因・内因・器質因があって、それぞれ異なった症状を生じ、いろいろな診断名でよばれるということを、次頁の図にまとめて示した。

　次にもういちど、原因と診断名（病名）の関係について説明する。

「主に」心因・内因・器質因という意味

　こころの悩み・病いの原因と、それにともなう臨床症状の特徴、病気の種類は、次頁の図にまとめた通りである。

　この「主に」心因・内因・器質因という意味については、各章のはじめの［outline］でそれぞれ解説（p.14、74、140）するが、原因のとらえかたは、治療の方針につながり、悩み・病いをもつ本人や家族の関心も深いので、誤解のないように、あらかじめ再度説明しておきたい。

　前記のように、「人間は、脳をもつとともに、何らかの遺伝的特徴を受けつぎ、日々さまざまな出来事にこころを乱しながら生きている存在」であるから、「どんなこころの悩み・病いにも、つねに心因、内因、器質因が多少

原因と症状と診断名の見取り図

		心身相関症状		了解困難な症状		脳器質症状	
		身体的	精神的	感情変化	妄想幻覚	意識障害	知能低下
主に心因	心身症						
	神経症						
主に内因	気分症						
	統合失調症						
主に器質因	急性脳障害						
	慢性脳障害						

■ 最も特徴的　　▨ しばしばみられる　　□ 時折みられる

　　この図は、こころの悩み・病いの原因、症状、診断名の見取り図であって、さらにくわしい描きこみと色づけによって、はじめて全体像が正しくとらえられる。ただし便宜上、今後の説明はこの図の順序で進めることにする。

ずつ関係しているのが実情」である。

　　この事情を、上の図にあわせて、以下のように書き表すこともできる。

主に心因：**心理環境要因**＞体質・脳機能変化＞脳侵襲・脳病変

主に内因：心理環境要因＜**体質・脳機能変化**＞脳侵襲・脳病変

主に器質因：心理環境要因＜体質・脳機能変化＜**脳侵襲・脳病変**

　　もう少し具体的に、次のように言い直すこともできる。たとえば、心身症や神経症には社会・心理的要因が大きな役割をもつが、生来的な性格が関係することも多い。また、ある症状には特定の薬理作用をもつ薬物が有効であることからみると、心因だけでなく内因（脳機能の変化）も関与していることもある。

　　気分症（うつ病・双極症）や統合失調症は、症状が正常心理とは懸け離れていて、治療には特定の薬物が有効であるところから、脳機能の病的変化が想定される。病気の成り立ちは主に体質的素因が関与するが、それだけで説

　明しきれるものではなく、社会・心理的要因によって症状や経過が大きく左右されるから、生活面の配慮が常に必要である。

　　感染などの脳侵襲によるせん妄の場合や、脳病変があきらかな認知症などの場合でも、素因や生活条件が複雑に関与し、周囲の人々の対応のしかたによって症状がめざましく変わることも稀でない。器質因だけでなく、心因やときには内因も関与している。

　このように「主に」という言葉を添えながら原因による分類をおこない、それに応じて治療や援助のありかたを考えるのは、精神医学におけるひとつの方式である。それは、いわゆる操作的診断基準のように、症状項目を中心に診断・分類を試みる方式、あるいは多少ともドグマ的な心因論、内因論、器質因論の各主張に対して、本書がめざす臨床の基本的指針でもある。

診断・治療・支援

　こころの悩み・病いのため医師のもとを訪れる人の訴えは、前記のように対象も内容も原因もさまざまである。それをできるだけ正しくとらえるために、診断という手続きが必要になる。ただこころの悩み・病いは、内科・外科の病気のように、X線撮影や血液検査などの物理・化学的手段によって原因をふくめて客観的に判定することが、ごく一部の疾患以外は期待できない。そこに精神科診断の宿命的課題があるといえる。

　医学的診断の確かさは、得られる情報の質と量と、それを判断する能力によって左右される。精神科の診断には、上記の理由から、物理・化学的所見よりも、患者本人の思いや感情や生活の様子などが、ほかの診療科よりいっそう重要な意味をもつ。

　そのため診断には、本人の語りを時間をかけてくわしく聴き、気持ちを感じとり、生活状況を尋ね、質問に答えるなどの方法がとられる。さらに話し合いの回数を重ねて、悩み・病いをもつ本人（必要なときは家族・関係者）と医師がたがいに問いつ問われつしながら、問題のありかと原因（心因・内因・器質因）をさぐり続けることによって、診断はより深く確かなものになる。その手続きは、医師と患者が気持ちを通じ合い、語り合う共同の作業と

いえる。診断名のレッテルは便宜上必要であるが、それは診断という共同作業の中の一部分に過ぎない。

このような診断の手続きを通して、こころの悩み・病いをどのようにとらえ、どのように治していくかという、治療の方針・方法が次第に（医師だけでなく患者・家族にも）見えてくる。その見通しについて、医師は自分の意見を述べ、質問にも答えるうちに、安心と納得のいく治療方法が組み立てられていく。すなわち診断を深める作業は、そのまま治療につながっていくといえる。

その診察の具体的な進め方はのちに述べる（p.51）。また各種の心理療法のまとめ（p.53〜65）や薬物療法の実際は各章（p.65、96、132、176）に紹介する。あらかじめ知っておかねばならないのは、どんな治療も医者まかせ、薬まかせでは，十分な効果が得られないことである。診断が医師と患者の共同作業であるように、治療も両者の理解と工夫と努力による共同の作業にほかならないからである。

また診断も治療も、診察室の中だけでおこなわれるとは限らない。通院中にも、必要に応じて医師以外の医療・福祉関係者が加わって、心理療法や生活面の援助、作業療法をふくむデイケア、定期的な訪問看護などを通して、問題の解決を助け、気持ちを整理し、住まいの環境をととのえ、時には復職・就職活動を支援する。入院する場合は、いっそう幅広い診断や治療の検討とともに、心理面の援助や生活指導、退院後の住まいの調整などがおこなわれる。

また通院・入院を問わず、事情に応じて精神保健福祉法その他の法律による支援の手続きがとられる。家族の協力による生活の立てなおし、学校や職場、行政機関などとの連携も大切である。同じ支援活動が、精神科の医療に限らず、保健・福祉・就労・その他の関係分野でも、それぞれの形でおこなわれ、今後もいっそう発展することが期待されているのである。

心因・内因・器質因の生理的関連——神経（刺激）伝達物質を中心に

　上記の診断と治療と支援に取りくむとき、心理・福祉関係者および患者・家族も、心因・内因・器質因の生理的側面を知っておくことが望まれる。その参考までに、神経（刺激）伝達物質の働きと向精神薬の作用をとりあげて、ごく簡単に説明する（次図）。

　神経細胞（A）は、線維を延ばして次の神経細胞（B）に情報を伝える。その際に細胞（A）の線維末端から、それぞれの細胞に特有な神経（刺激）伝達物質（図下段）が細胞間隙（シナプス）に放出され、それが細胞（B）の受容体に結合して、刺激が伝わる。残りの伝達物質は（A）の線維末端から再吸収・貯蔵される。

（シナプス間隙）

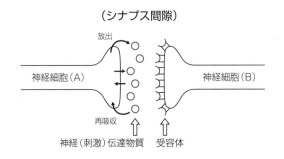

神経（刺激）伝達物質

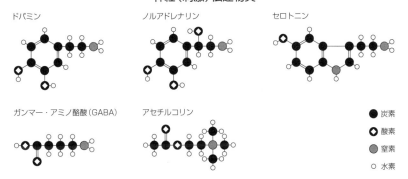

　向精神薬のうち、統合失調症の妄想・幻覚に有効な抗精神病薬は、細胞（A）からドパミンという神経（刺激）伝達物質が放出されて細胞（B）の受容体に結合する際に、同じ受容体に競り合って結合して、刺激伝達を妨

8

害・抑制する。抗うつ薬は、細胞（A）の線維末端からノルアドレナリンまたはセロトニンという神経（刺激）伝達物質が放出されるとき、（A）の末端の再吸収作用を抑制して、シナプス間隙中の伝達物質の濃度をたかめ、刺激伝達をさかんにする。抗不安薬（精神安定剤）および睡眠薬は別の神経（刺激）伝達物質のガンマー・アミノ酪酸の受容体の一部分に結合して、その作用をたかめる。認知症の薬は別の神経（刺激）伝達物質のアセチルコリンの分解を抑制して、知的機能の低下を遅らせる。

このように特定の薬理作用をもつ薬物がうつ病や統合失調症の症状を改善することは、そこに「脳の病気」としての何らかの遺伝体質的素因と脳機能変化（内因）が内在することをうかがわせる。

一方、上記のノルアドレナリンは主に血管、セロトニンは主に腸管に分布して、次章にしるすように、心身のストレスによって分泌が増加し、血圧上昇や腸管運動の亢進をきたす。同じく両者は脳内にも微量に存在して、ストレスにより代謝が変化することが知られている。したがって心理的ストレス（心因）によって遺伝体質的素因をもつ人にうつ病が誘発されるのは、生理的にも推測されることである。統合失調症の症状が悪化する場合にも、ある程度同じような事情がうかがわれる。したがって実際の予防・治療に、薬物とともに心理的な配慮が必要なことは、このような側面からも理解できるといえる。

また身体的疾患や認知症などによって、脳への侵襲や病変（器質因）が生ずるときには、上記の神経刺激伝達にも影響が及んで、関連した諸症状がおきる。その治療・援助にも、心理面、環境面の配慮が大切なことは後にくわしく述べる。

このような生理的仕組みからも、こころの悩み・病いの診断・治療・支援には、表面にあらわれた症状だけでなく、背景にある心因・内因・器質因にも目を向けて、総合的に取り組む必要があることが知られるのである。

付記：国際診断基準（ICD-10、ICD-11、DSM-5）
ICD-10　　医学の領域では早くから死因に関する国際的な分類・統計が試みられていたが、20世紀のなかころからWHO（世界保健機構）が中心になって疾患の国際分類基準が作られた。1992年に制定されたその第10版（ICD-10）の精神疾患の分類には詳細な説明が加えられ、独立した解説書の形とな

った（『精神および行動の障害―臨床記述と診断ガイドライン』）。その導入以来、わが国の公式文書には主に ICD-10の診断名が使用されてきている。

　ICD-10では、精神疾患は以下の10グループに分けられている。

　　Ｆ０　症状性を含む器質性精神障害
　　Ｆ１　精神作用物質使用による精神および行動の障害
　　Ｆ２　統合失調症、統合失調型障害および妄想性障害
　　Ｆ３　気分（感情）障害
　　Ｆ４　神経症性障害、ストレス関連障害および身体表現性障害
　　Ｆ５　生理的障害および身体的要因に関連した行動症候群
　　Ｆ６　成人のパーソナリティおよび行動の障害
　　Ｆ７　精神遅滞（知的障害）
　　Ｆ８　心理的発達の障害
　　Ｆ９　小児期および青年期に通常発症する行動および情緒の障害

　本書で採用している分類との関連では、Ｆ０およびＦ１が「主に器質因によるもの」、Ｆ２およびＦ３が「主に内因によるもの」、Ｆ４およびＦ５が「主に心因によるもの」、におおむね相応しており、対応関係が比較的明瞭である。ICD-10は、成因論や病態論を離れた記述的分類とされてはいたが、伝統的な分類構造がある程度下敷きとなっていた。

ICD-11　　WHO は ICD の第11版の準備を進め、その概要は、2018年6月に公表された。第10版では「精神および行動の障害」となっていた精神科領域のタイトルが、ICD-11では、「精神、行動、および神経発達の障害」と変更されている。タイトルに「神経発達」が加わっただけでなく、疾患記述の配列が神経発達と発症年齢を考慮した順番となり、発達の観点が重視されていることがわかる。ICD-10では「精神および行動の障害」に含まれていた睡眠障害と性の健康に関連する状態は、精神科領域とは別に章立てされている。

　近い将来、わが国の公式文書の診断名は ICD-11の診断名に変わるので、本書でも各疾患にその用語と該当番号を付記し、適宜 ICD-11の診断指針を参照している。

　ICD-11では、精神疾患は以下のグループに分けられている。

6A0　神経発達症群

6A2　統合失調症または他の一次性精神症群

6A4　カタトニア

6A6, 6A7　気分症群

　　　6A6　双極症または関連症群

　　　6A7　抑うつ症群

6B0　不安または恐怖関連症群

6B2　強迫症または関連症群

6B4　ストレス関連症群

6B6　解離症群

6B8　食行動症または摂食症群

6C0　排泄症群

6C2　身体的苦痛症群または身体的体験症群

6C4, 6C5　物質使用症群または嗜癖行動症群

　　　6C4　物質使用症群

　　　6C5　嗜癖行動症群

6C7　衝動制御症群

6C9　秩序破壊的または非社会的行動症群

6D1　パーソナリティ症群および関連特性

6D3　パラフィリア症群

6D5　作為症群

6D7　神経認知障害群

6E2　妊娠、出産、産褥に関連する精神と行動の障害

6E4　他に分類される疾患に影響する心理行動因子

6E6　他に分類される疾患と関連する2次性の精神と行動の障害

　実際のコードは、6A02自閉スペクトラム症、6A05注意欠如多動症のように、精神科領域を意味する最初の数字の6を含む英数4文字となる。日本語訳は日本精神神経学会に従っている。ICD-10では「障害」と訳していたDisorder は「症」と訳すのが原則となった。

　本書で採用している分類との関連では、せん妄と認知症を含む「神経認知障害群」と「物質使用症群」が「主に器質因によるもの」、「統合失調症または他の一次性精神症群」と「気分症群」が「主に内因によるもの」、「不安ま

たは恐怖関連症群」、「強迫症または関連症群」、「ストレス関連症群」、「解離
症群」、「身体的苦痛症群または身体的体験症群」が「主に心因によるもの」、
におおむね相応している。

DSM-5　　米国精神医学会は、ICD-10に先立つ1980年に，独自の診断基準
を制定した。それが DSM-Ⅲ（『精神障害の診断・統計マニュアル第3版』）
である。その後も改定をかさね、現在は2013年発行の DSM-5 が用いられ
る。各障害の具体的な症状を箇条書きにして、規定の症状数が認められると
き、それに該当する診断名をあたえるという操作的方法が徹底されている。
そのため ICD-10（および ICD-11）よりも診断方法が明確であり、疫学研
究、臨床研究、統計分析に適している。そのため米国に限らず国際的に使用
されている。
　疾患記述の配列や診断指針の概要は、先行した DSM-5 の影響下に ICD-
11の改訂作業は進められたので、両分類は類似性が高い。

　ICD と DSM という国際診断分類は、ひろく普及して、現在それなしに精
神科診断を語ることはできない。しかし実際の使用には、以下の利点および
注意点をよく知っていなければならない。

　利点：精神科の診断には、前記のように、ごく一部の疾患以外、一般診療
科における物理・化学的所見をもちいることができない。したがって臨床診
断は、診察者の主観的判断によるところが大きく、原因の判定も各学派の理
論によって違いがおきるなど、さまざまな混乱が生じていた。そのため上記
の国際診断基準は、診断に「主観」と「原因」と「理論」の使用を避けて、
具体的・客観的にとらえられる症状の数を指標に判定する方法（操作的診断
法）を採用した。それによって各国・各分野の医療関係者や基礎研究者が共
通の診断用語をもちいて交流することが容易になり、互いのコミュニケーシ
ョンが促進された。
　注意点：上記の利点は、そのまま注意点になる側面がある。稀ならずみら
れる誤りは、記載された症状の数をかぞえるだけで精神科の診断がすべて済
むと思うことである。しかし、たとえば DSM の箇条書きの症状は、該当す
る障害の多彩な現象の一部分で、診断の条件とする症状の数は、便宜的に設
けられた一応の目安である。またその記載は、十分な臨床経験がなければ意

味・内容を正確に読みとることができない。そのため、この操作的診断法を軽率に用いると、マニュアル的な診断と不適切な治療におちいるおそれがある。「これらの基準を正しく使用するためには、一定の知識と臨床技能を獲得するための特別な臨床研修が必要である」という手引き書の「注意書き」を読み落としてはならない。

　また前記のように、ICD の内容も DSM の症状記載も、客観的な症状が主な対象で、診察者の主観的判断や治療につながる成因への配慮がとぼしい。しかしすでに述べたように、精神科の診断および治療は、医療者と対象者が問いつ問われつする人間的交流を通して深められる。その間の彼・彼女の語り、表情・態度、性格傾向・行動、幼少時からの生活体験、その他一切の諸事情は、たとえ診察者の主観的な理解・判断が加わっても、診断および治療のための重要かつ不可欠な情報である。実際の臨床場面においては、上記のように、医師・患者の共同作業を通して、症状と原因の検討から治療の方針・長期の見通しにいたる診断が求められる。この従来からの常識的、伝統的な診断を十分におこなったうえで、所見の整理や統計的検討などの必要に応じて、共通用語としての国際診断基準を利用することが、必要かつ妥当な方法といえる。

主に心因によるもの

　およそ物事は、刺激が対象に働きかけて結果を生ずる。この刺激のうち、さまざまな社会・心理的刺激が心因となる。それをうける対象は、個々の人間である。結果は複雑であるが、さし当たり生ずるのは、まえに心身相関症状とよんだ諸症状といえる。

　社会・心理的刺激の例は、いくらでもあげられる。たとえば大学では、授業がつまらない、試験に落第した、好きな友達が離れていった、背の低いのが・高いのが恥ずかしいなど、悩みがつきない。高校・中学校・小学校・幼稚園も、人によってそれぞれ違った刺激にみちた生活の場である。

　社会にでると、また刺激の種類と程度が変わる。上司や同僚との折り合い、昇進と転勤、ときには倒産や失業の恐れなど、悲喜こもごもの出来事が少なくない。

　家庭は憩いの場と思われ、その通りのことも多いが、また男女、親子、同胞の愛と憎しみ、依存と独立の欲求が、せまい物理的・心理的空間のなかでせめぎあう場所でもある。

　また何によらず病気も、しばしば大きな心因となる。実際の苦痛や生活の支障があるときはもちろん、治ったあとも、再発の恐れ、病気や治療のつらい記憶などが、心理的な負担となる。

　このように人間の生活には感情をゆり動かす刺激が多く、その刺激をうける人間の側の条件によって、さまざまな結果を生ずる。

　この人間の側の条件には、①性格傾向や年齢、人生経験などのほか、②うつ病や統合失調症、あるいは③脳の病気や老齢化のいちじるしい場合などがあげられる。そのうち②、③の際の事情については、第2、3章でくわしく説明する。

　ここではまず、①を背景として、主に心因によって生ずる心身症と神経症の諸問題を取りあげる。

1-1

心身症
―心理的影響による身体的変化―

　本書で心身症を最初に取りあげるのは、ここにしめす心身両面からの理解、診断、治療のあり方が、のちにしるす神経症、気分症、統合失調症、さらに認知症などに対しても常に必要だからである。

Ⅰ. 定義と問題のありか

　日本心身医学会が定めた心身症の定義（1991）は、次の通りである。「心身症とは、身体疾患の中で、その発症や経過に心理社会的因子が密接に関与し、器質的ないし機能的障害が認められる病態をいう。ただし、神経症やうつ病など、他の精神障害に伴う身体症状は除外する」。

　言い換えると、心身症は特定の病気でも症状でもなく、社会・心理的要因（心因）によって生ずる身体的変化（病態）といえる。あるいは、精神的ストレスによる自覚的・他覚的なからだの変化と言ってもよい。それは健康な人にもおき、身体的な病気にもさまざまな悪影響を及ぼす。

　それでは、精神的ストレスによって具体的にどんな身体的変化がおきるか。それはあまりに複雑で、ただ列挙しても混乱をきたしかねないので、少し回り道になるが、ある動物実験の結果を紹介する。

　　20世紀のはじめ、生理学者のキャノンは猫に犬を吠えかけさせて、猫のからだにおこる変化をくわしく調べた。猫は全身の毛をさかだて、瞳孔を大きく見ひらき、足の裏に汗をにじませた。息づかいは激しく、心臓は速く大きく鼓動をうち、血圧は急激に上昇した。血液中の糖分はふえ、赤血球が増加

した。その一方、胃腸にいく血管は収縮し、胃腸の運動も消化液の分泌も抑制された。

　キャノンはこの一連の現象を、猫が「闘うか逃げる：fight or flight」ための生理的変化と考えた。犬に食い殺されないため、猫は全速力で走らねばならない。それには全身の筋肉に急いで燃料の糖分と酸素を送り、燃えかすと炭酸ガスと熱を運びださねばならない。そのため心臓は全力で働き、血圧をあげて大量の血液を筋肉に送り、血中には酸素を運ぶ赤血球と糖分が増加する。呼吸が増して酸素を取りいれ、瞳孔は開いて相手を見すえ、毛はさかだってからだを大きく見せ、足の裏には汗がにじんで滑りをとめる。危急の際に役だたない胃腸の消化活動は抑えられ、血液は筋肉に廻される。

　神経系には、筋肉を動かす運動神経系と視覚・痛覚などをつかさどる知覚神経系のほかに、心臓や血管、胃腸、呼吸、汗、瞳孔などの働きを調整する自律神経系がある。この自律神経系には交感神経系と副交感神経系があって、前者は上記の犬に襲われた猫のからだの変化をおこさせ、後者はその変化をもとに戻して、消化・吸収・貯蔵などの働きをたかめる。別の言いかたをすると、猫が犬に襲われるような危急の際には、感情的刺激によって、自律神経系のうちの交感神経系の機能が亢進するわけである。

　その後、同じく生理学者のセリエは、臓器の粗抽出液やホルマリンなどの毒物の注射、出血、寒さなどの身体的刺激、あるいは押さえこみなどの感情的刺激によって、実験動物に副腎皮質ホルモンの分泌増加という共通の変化が生ずることを発見した。セリエは、このように数々の異なった身体的および感情的刺激という「非特異的」刺激によって、副腎皮質ホルモンの分泌増加という「共通」の変化を生ずる現象を「ストレス」と名づけた。

　このストレスの研究が進むとともに、「非特異的刺激」（すなわち、前記の各種の感情的刺激とともに、過労や寒さ、薬物、出血などの物理・化学・生理学的な身体的刺激をふくむ、あらゆる非特異的な刺激）によって、副腎皮質ホルモンだけでなく、ほかのいろいろなホルモン、たとえばアドレナリン、成長ホルモン、甲状腺ホルモン、抗利尿ホルモンなどの分泌が増加し、一方、男性・女性ホルモンなどの分泌は低下することがわかった。

　これらのホルモンのうち、分泌が増加するホルモンは、ちょうどキャノンが指摘したように、犬に襲われた猫が「闘うか逃げる」ためのからだの変化、すなわち血圧をあげ、血流を増し、血中の燃料をふやして代謝をたかめる作用をもっている。また男性・女性ホルモンの分泌が抑制されるのは、危

急の際に役だたないから当然といえる。

　上述のような自律神経・ホルモン（内分泌）機能の変化は、犬に襲われた猫の命をまもる合理的な反射活動で、われわれ人間のからだにも同じ働きが遺伝的に組みこまれている。それは野山で危険にさらされながら生活する人類の生存に、大きな役割を果たしてきた。しかし近代になって、われわれの生活様式は根本から変化した。われわれは原始人のからだの仕組みをもちながら、現代人として生きている。現代社会のさまざまな刺激に対して、われわれのからだは十万年前と変わらない生理的変化をおこす。それは多くの場合、現在の生活刺激に適合した変化ではない。たとえば試験の答案を前にして心臓が高鳴り、血圧があがっても、実際の役にはたたない。しかしそれは現実におこる。そのあたりに、精神的ストレスから心身症という「病態」が生ずる問題の原点があるといえる。

II. 心身症のおきかた

　心身症が「心理社会的因子が密接に関与」する「病態」であるという意味を理解する糸口は、いま述べた身体的変化であるが、臨床の場面で実際におきることを理解するには、なおいくつかの知識が必要である。

a. ホメオステイシス（恒常性の保持）

　　社会・心理的刺激によって「闘うか逃げる」という生理的変化、すなわち交感神経系および一部のホルモンの機能亢進がおきることはすでに述べた。ところが生体は、刺激によって一方向の変化がおきると、すぐ反対の変化を生じて平衡をたもつ性質をもっている。たとえば生体に熱がくわわって体温があがると、すぐ発汗がおきて体温を一定の範囲に戻そうとする。これは、前記のキャノンがホメオステイシス（恒常性の保持）と名づけた、生体機能の重要な特性である。

　　前記のように自律神経系には交感神経系と副交感神経系があり、前者は「闘うか逃げる」ための諸変化をおこし、後者は反対に消化・吸収・貯蔵な

ど、修復のための諸機能をもつ。上記の身体的および感情的刺激によって前
者の交感神経機能が亢進してからだの変化がおきると、このホメオステイシ
スのからくりによって、すぐ副交感神経系の機能も亢進する。ホルモンの分
泌にも同じような変化がおきる。したがってこれらの刺激によって、実際に
は交感神経系と副交感神経系と各種ホルモンを全部あわせた、自律神経・内
分泌系全体の機能変調が生ずるといえる。

　日常生活のなかで、刺激は絶えずおき、自律神経・内分泌機能はそれに応
じて変化して、からだの働きを一定範囲にたもっている。しかし刺激があま
りに強く、あるいは長くつづくと、さまざまな支障を生ずるようになる。

b．筋肉運動

　猫に犬を吠えつかせるキャノンの実験の際に、猫は顔を引きつらせ、背を
まるめ、爪をむくとともに、全身の筋肉を細かくふるわせていた。すなわ
ち、「闘うか逃げる」ために、自律神経・内分泌系だけでなく、全身の筋肉
をふくむ運動系が緊張状態にあったわけである。現代のわれわれの日常生活
においても、同じことがおきているといえる。

c．免疫

　最近、免疫に関する研究の発展とともに、感情と免疫機能の関連が注目さ
れるようになった。免疫の働きは自律神経・内分泌系の影響をうけるので、
社会・心理的刺激により二次的に変化する。しかしときにはその変化が独自
におき、反対に自律神経・内分泌機能に影響を及ぼすことが知られている。

　ここで前記の身体的および感情的な「非特異的」刺激による「共通」の変
化というストレスの現象を、上記のa、b、cの変化をくわえて表現しなお
すと、ストレスとは、さまざまな物理・化学・生理・社会・心理的刺激によ
って自律神経・内分泌・運動・免疫機能の変調をきたす現象である、という
ことができる。そのうち社会・心理的刺激による変化が、心身症ととくに関
連がふかいわけである。

　しかし、これらの変化が実際の臨床面にあらわれるには、さらに次のよう
な要因がくわわることが多い。

図　ストレスと心身相関

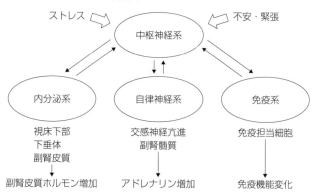

d．予期不安

　　人間は物事を記憶し予想する能力がすぐれているので、苦痛や危険に対していわゆる予期不安をいだきやすい。このためしばしば、以前に経験した痛みを思いだし、あるいは今後の苦しみを連想するだけで、現実の社会・心理的刺激に似た生理的変化および自覚症状を生ずることがある。

e．暗示

　　人間はまた、暗示によって同様の自覚症状を生じやすい。自ら意図して身体感覚や気分を作りだすのが自己暗示、他人が暗示の操作をして同様の効果を生みだすのが催眠である。しかし実際には自分の意図や他人の操作を意識しないうちに、何らかの暗示が働いていることが少なくない。たとえば偽薬（形や色は同じでも薬の入っていない錠剤など）の効果は、その１例である。

f．条件反射

　　予期不安や暗示よりもいっそう自動的におきるのが、各種の条件反射である。ある場所、ある人、ある香りだけで、反射的に特定の身体感覚や生理的変化がおきる。それは昼休みのチャイムを聞いて空腹をおぼえるように日常的な現象であるが、病気に関連してしばしば不都合な結果を生ずる。

　したがって、社会・心理的刺激による「闘うか逃げる」ためのからだの変化と、上記のａ、ｂ、ｃおよびｄ、ｅ、ｆの諸変化が一体になった現象が、

心身症（および一部の神経症）のもとになっていると考えることができる。

Ⅲ．臨床場面でみられるもの

　繰り返し述べるように、心身症は「病態」であって病気ではない。したがってふつうの病気のように、決まった症状があるわけではない。しかし、心身症には「心理社会的因子が密接に関与」するというだけでは、あまりに漠然としているので、説明の便宜上、いくつかの具体例をあげる。

　それはおおまかに、ａ．健康な人におきる変化、ｂ．精神的ストレスの影響をうけやすい病気の再発や症状悪化、ｃ．一般的な身体疾患への悪影響、という3種類に分けられる。

ａ．健康な人におきる変化

　この変化は、前記の自律神経・内分泌・運動・免疫機能の変調そのものである。

　誰でも感情がたかぶると心臓の鼓動がたかまり、息苦しさをおぼえ、血圧があがって顔面が紅潮し、からだが小きざみにふるえる。同じことを思いだし、あるいは連想するだけで、同じようなことがおこる。それを何かの病気の症状と見誤ってはならない（たとえば、診察場面で血圧があがる白衣高血圧）。

　これらの変化の多くは一過性であるが、相当長い期間つづくこともある。たとえば心配や悲しみによって、食欲がなくなり、体重がへることが多い。ときには激しい胃痛がおき、胃粘膜の浮腫や充血や多数の浅い不整形な潰瘍を生じ、相当量の吐血をきたす（急性胃粘膜病変）。"胃が痛い思い"という日常語は、多くの人々の体験から生まれたものである。また腹痛をともなう下痢と便秘が交替しながら長期間つづく場合（過敏性腸症候群）も少なくない。

　また生活面のストレスにともなって、月経周期が乱れることはよく知られている。ときには長期間の無月経がおこる。男性の心因性インポテンスもし

ばしばみられる。また幼児が施設などで放置されると、栄養は十分でも成長
ホルモンの分泌が少なくて身長がのびず、愛情ある取り扱いによって急に成
長する現象（愛情遮断性小人症）が早くから報告されている。

　また排尿にも種々の変化があり、緊張するとトイレに行きたくなる心因性
頻尿が日常的にみられる。精神的なショックのあと、子供が夜尿をおこすこ
とも稀ではない。

　筋緊張性頭痛は「頭の痛い問題」という言葉からも知られるように、非常
に多い訴えである。後頚・前頭・側頭の筋肉の痛みは頭痛として感じられ
る。肩こりをはじめ、全身の筋肉痛が、特別な病気がないのに長くつづくこ
とも少なくない。また字を書くときだけ手指に不自然な力が入って、手から
前・上腕に及ぶ痛みと字形の乱れをともなう書痙は、とくに字を書くことの
多い職業の人にしばしばみられる。同じくピアニスト、調理師、理髪師など
が、専門の仕事のときだけ、手や腕に筋肉のこわばりや痛みを生ずる。

　また上記の具体的・他覚的な症状以外に、とりとめない自覚症状のみ強く
訴えられることも非常に多い。それは定義上、神経症にふくまれるが、心身
症と神経症を無理に区別するのは実際的でないので、ここでも少し例をあげ
ておく。

　たとえばそれは、のどが詰まる感じ、何か物がささっている感じ、そのた
め絶えず咳払いをする癖、胸がちくちく痛む、胃のあたりがもやもやする、
下腹部がにやにやする、聴力障害をともなわない短時間の耳鳴り、めまい感
（軽いからだの揺れ、ふらつき、足が地につかない、血が引く感じなど）、そ
の他さまざまな訴えである。

　　これらの症状や訴えがみられるとき、次の2点に十分注意しなければなら
ない。
　(1)　ひとつは、言うまでもなく、軽々しく心身症あるいは神経症と診断し
ないことである。本人の訴えをくわしく聴くとともに、必要十分な身体的検
査をおこない、その訴えが身体的疾患によってはおきない性質のもので、し
かも上記の社会・心理的ストレスによって生じていると理解できることを、

繰りかえし確かめねばならない。また当然のことながら、身体因と心因の併存も考えておかねばならない。

　(2)　次は、社会・心理的ストレスとともに、物理・化学・生理的ストレスも、心身症と同じ諸症状を生じうることである。たとえば前記の急性胃粘膜病変による吐血は、長時間の過激な運動によってもおきる。筋緊張性頭痛も、寒さにふるえながら仕事をするときにおきやすい。その際にも、心身両面の刺激が同時に作用していることが多い。診断と治療には、両者をふくめた対応が必要である。

b．精神的ストレスの影響をうけやすい病気の再発や症状悪化

　日本心身医学会は、前記の心身症の定義とともに、「心身医学的配慮がとくに必要な疾患・病態（心身症）」の分類表を発表した。この表には、内科的疾患として呼吸・循環・消化・内分泌・代謝・神経・筋肉系、その他の疾患として皮膚科・外科・整形外科・泌尿器科・生殖器・産婦人科・眼科・耳鼻咽喉科・歯科について、きわめて多くの病気および症状があげられている。

　そのなかには、前項aの一部や神経症とみなされるものもあるが、本項bに相当する伝統的な心身症として、次のような病気ないし症状群がふくまれている。すなわち気管支喘息、本態性高血圧症、狭心症・心筋梗塞、胃・十二指腸潰瘍、片頭痛、慢性じん麻疹、アトピー性皮膚炎、頻回手術症、慢性関節リウマチ、頚肩腕症状群、いわゆる鞭打ち症、更年期障害、顎関節症などである。

　これらの病気が本項の心身症とみなされる理由を、最初にあげた気管支喘息を例に説明しよう。気管支喘息は周知のように元来はアレルギー関連疾患で、ちりや食物などのアレルゲン（アレルギー誘発物質）による抗原・抗体反応から生じた作用物質が、気管支の平滑筋の収縮と同粘膜の腫脹をきたし、気管支内腔をせばめて、呼吸困難の発作をおこすものである。しかしいちど病気がおきると、気管支が過敏になって、アレルゲンはもとより、物理・化学・生理・社会・心理的刺激によって、前述のような自律神経機能の変調をきたし、それが上記の生理的変化によって気管支をせばめ、呼吸困難

の発作をおこしやすくする。したがって、たとえば風邪、冷たい空気、タバコの煙、無理な運動、職場・家庭のいざこざや予期不安その他の刺激が、症状をおこす引き金になる。

　そのうちの社会・心理的刺激による発作の誘発に注目すると、気管支喘息は、前記の「身体疾患の中で、その発症や経過に心理社会的因子が密接に関与」するという、心身症の定義に合うわけである。

　上にしるしたその他の病気はみな、同じ身体的変化や予期不安・暗示・条件反射によって、症状の再発や悪化をきたしやすい。実際にこれらの病気は、がんや感染症などと違って、病気の背景に何らかの自律神経・内分泌・運動・免疫機能の変化をもっている。

　　ここで、ふたたび気管支喘息を例にとって、次の2点に注意しておきたい。
　(1)　気管支喘息が心身症であるということは、気管支喘息の患者がみな精神面に問題のある心身症であるということではない。言うまでもなくそれは、気管支喘息の患者のなかには精神的ストレスが誘因となって発作をおこすことのある人がいる、という意味である。そのような場合、気管支喘息（心身症）とカッコをつけた診断名をもちいると、診療に有用かつ便利である。
　(2)　この気管支喘息（心身症）の人も、ときには感情的刺激と関係なく、夜間睡眠中に、あるいは冷たい空気やタバコの煙によって、喘息発作をおこす。その場合でも、心身症は病気ではなく、ある患者のその折々の「病態」を指すのであるから、このカッコつき診断名と矛盾するわけではない。
　以上の2点は、前記の諸疾患にみな当てはまることである。

[follow up]　歴史的には1930〜60年代ころ、これらの病気の多くがそれぞれ特異的な無意識の心理過程によって生ずるという F. アレクザンダーの主張、あるいは特徴的な性格傾向をもつといういくつかの学説が注目されたことがある。タイプA行動（時間に追われ熱中しやすく野心的・行動的）が心臓の冠動脈硬化症と関係があるという所見は、性格傾向にともなう無理な生活様式に問題があると考えられる。またアレキシシミア（感情の認知や言語

表現が不十分で想像活動が貧困）が心身症に特徴的であるという考えは、必ずしも一般に承認されたものとはいえない。またその存在を、質問紙法などによって安易に判定してはならない。

なお、神経症やうつ病や統合失調症は、定義上、心身症とはよばないが、本項の病気と同じく、社会・心理的ストレスによって再発や症状悪化をきたしやすいことは言うまでもない。そのためそれぞれ適切な対応が必要なことは、のちに述べる通りである（p.28、92、122）。

ｃ．一般的な身体疾患への悪影響

前記の心身症の分類表には、各種のがんや感染症などの、いわゆる一般的な身体疾患はふくまれていない。

しかし病気になると、耐えがたい痛み、全身のだるさ、眠れぬ長い夜などに苦しむことが多い。検査も治療もしばしば苦痛をともなう。病気の見通しの不安、死や後遺症の恐れ、家族や職業や経済などへの心配は絶えることがない。病室はしばしば騒がしく、ときには孤独に過ぎる。幸い入院せずにすみ、あるいは軽快して退院しても、病気の記憶や不安は長くつきまとう。

このような病苦と生活環境の変化が心理的刺激となって、うえに述べた身体的諸変化を生じうることは、改めて指摘するまでもない。

その際の自律神経・内分泌・運動・免疫機能の変調は、前項ｂの病気のように、直接に病気のもとになる生理的変化をおこして、症状の再発や悪化をきたすものではない。しかしそれは、健康人に前記の諸症状を生ずるように、一般の病人にはいっそう重く、深い影響を及ぼして、食欲をうばい、眠りをさまたげ、さまざまな自覚・他覚症状をおこして、病状全体を悪化させる。

この現象は、「病いは気から」という昔からのことわざや、不用意ながんの告知のあと急に体調をくずす経験などから、すでに周知のことといえよう。

まえに一般的な身体疾患の例としてがんや感染症をあげたが、そのほかの

身体的および精神的苦痛をともなう病気は、すべてここにふくまれる。さらにさまざまな運動障害や言語障害、さらに失明、難聴などの知覚障害をもつ、いわゆる身体障害者の人たちも、しばしば同じ苦痛に悩むことを忘れてはならない。

このように考えてくると、心身症とは何かという定義や内容よりも、その「病態」の存在に気づき、医療および福祉の場でそれといかに取り組むかということが、いっそう大きな問題となる。

Ⅳ. 心身医学的配慮と医療のありかた

これまでくわしく述べたことを、次のように言いなおすこともできる。

社会・心理的刺激は、物理・化学・生理的刺激と同じく、ストレスとして生体に働く。たとえば対人関係の不安や怒りは、健康な人の血圧を上昇させ、本態性高血圧症の症状をすすめ、がんで弱ったからだの状態を悪化させる。もちろん血圧だけでなく、自律神経・内分泌・運動・免疫機能全体にわたって、さまざまな変化をひきおこす。それはたとえば寒さという物理的刺激が、からだの働きに大きな影響を及ぼすのと同じである。

　　WHO による国際診断基準には心身症という用語はない。ICD-10の序文には、「心身症的という言葉は、そのような記載がない疾病には心理的要因が全く関与していないと受けとられかねないので、使用しない」という説明があった。ICD-11では、とくにそれに当たる場合には、「健康状態に影響する要因」の中の該当する項目と、身体的疾患（たとえば気管支喘息）を併記することになっている。米国精神医学会の診断基準（DSM-5）でも、「他の医学的疾患に影響する心理的要因：Psychological factors affecting other medical conditions」という表現がとられている。

　　このような記載のしかたは、臨床の実際に即している。日本では心身症という便利で歴史的背景をもつ用語があるばかりに、種々の誤解が生じているともいえる。その最大の誤解は、心身症という特殊な病気があるという考えである。

　ここで取りあげた心身症という病態は、国際診断基準がしめすように、あらゆる身体的状態（健康な状態をふくむ）に社会・心理的ストレスがくわわった情況をいう。医療関係者は、内科・外科を問わず、当然の医療行為の一部として、この情況を正しくとらえるとともに、そのストレスを少しでもやわらげることにつとめる。それは「病いを診るとともに病いをもつ人を診よ」という、医療の原則の再認識に通ずるものといえる。

　　実際に多くの臨床医は、それぞれの臨床経験をもとに、現実の必要に応じて、そのような医療をおこなってきた。とくに欧米のいわゆる家庭医は、そのような教育をうけ、そのような医療をきめ細かく実践していることが多い。諸外国で心身症や心身医学が改めて問題にされることが比較的少ないのは、家庭医が患者および家族とふかい人間的かかわりをたもちながら医療にあたる伝統が、自然に心身両面からのアプローチにつながっているためと思われる。

　　ひるがえって日本の情況をみると、身体的な診断・治療の進歩を取りいれることに熱心なあまり、病気をもつ人間としての病者に対する配慮に欠ける傾向があったことは否めない。診療報酬も身体的な診断・治療に重点がおかれ、精神面の診療は費用算定が困難なこともあって、経済的に報われるところが少なかった。

[follow up]　心療内科は日本独自の診療科で、上記の心身症を対象とするが、同時に、「病いを診るとともに病いをもつ人を診よ」という医療の実践を、あらゆる診療科において推進する使命をもっている。ただし、一般の病院が心療内科を標示すると、本来の心身症のほかに、各種の神経症、睡眠や摂食の障害、さまざまな重症度のうつ病、ときには統合失調症や素行・非社会的行動症の症例まで受診する。このため、心療内科専門医も精神医学の知識・経験を十分につむとともに、情況によって早めに精神科に紹介することが必要になる。一方、精神科の外来診療所（メンタル・クリニック）や病院が、精神科・神経科のほかに、心療内科を併せて標示することも多い。それには、精神科受診に対する心理的な抵抗（誤解や偏見による）をやわらげる意味合いもある。

　最近、病気の種類が変わって、医師の技術だけで治せる急性疾患がへり、患者や家族が病気の性質や治療の方法を医療関係者から十分に聴いたうえで、両者が協力して予防や治療に当たることが、現実に必要な場合がふえてきた。それとともに、そのような医療の進めかたが社会から求められ、次第に普及しつつある。すなわち、ひろい意味のインフォームド・コンセント（納得診療）にもとづく医療である。

　このインフォームド・コンセントは、がんの告知や治療の一方的説明のみを意味するものではない。それは医療者のくわしい説明と患者および家族の質問、そして両者の話し合いの継続という、ごくふつうの情報交換および感情交流の過程から成りたつ。もしそれが十分かつ適切におこなわれるなら、事情によって患者の不安や家庭・職場の情況などが話し合われ、うえに述べた諸症状・諸問題が取りあげられ、必要に応じて適切な対策がとられるであろう。

　このような医療は、いわば当然の日常的診療行為としての心身医学的配慮であり、ふつうの医学としての心身医学である。改めていうまでもなく、心身医学はすべての医療関係者の医学・医療でなければならないのである。

　とくにこの問題に関心のふかい内科・外科の医療関係者は、自分の専門科の知識・経験を十分につんだうえで、情況に応じて精神科医・心療内科医と連絡をとりながら、その専門科の範囲内でいわゆる心身症の症例を積極的に診療することが望まれる。精神科関係の医療者も、精神医学の専門分科のひとつとしてコンサルテーション・リエゾン（相談・共同）精神医学の経験をつみ、一般診療科との協力関係をふかめる努力をかさねなければならない。また当然のことながら、患者自身および家族も、心身症という病態についてよく知り、医療者とともに問題に取り組むことが期待される。このような医療者・患者関係は、今後の医療の新たな展開につながるものといえる。

1-2

神経症・ストレス関連障害

Ⅰ．定義と問題のありか

　心身症の項目で、心理・社会的刺激によって自律神経・内分泌・免疫機能の変化が生じ、それが身体機能や身体疾患に影響を及ぼし、心身症という病態を作りだすことを学んだ。言うまでもなく、心理・社会的刺激は、驚き、恐れ、緊張、不安などの心理面の変化をもたらすし、刺激が強いときは脳内の神経伝達系を含む神経機能にも大きな影響を及ぼすことが知られている。そのため心理・社会的要因は、すべての精神疾患の発症、症状、経過に少なからぬ影響を与える。その影響の程度はさまざまであるが、なかでも伝統的に神経症と呼ばれていた疾患群において相対的に顕著であるといえる。現在の疾患名でいうと、全般性不安症、パニック症、広場恐怖、社交不安症、強迫症、心的外傷後ストレス症、適応反応症、解離（転換）症、心気症などがこれに該当する。

　　[follow up]　歴史的に神経症という言葉は、カレンによって最初、運動麻痺、けいれん、精神病などをふくむ神経関連疾患の総称にもちいられた。その後、主に精神的原因によって生ずる諸症状を指し示すようになった。一方、精神分析学の立場から、無意識の葛藤が不安をひきおこし、それを防衛する心理機制が各症状を生ずるという、神経症の成因に関する理論が、一時期とくに米国で神経症の定義づけにもちいられた。
　　しかし、この理論が臨床の諸現象に必ずしも合致せず、それとは別の行動療法や森田療法などの理論が多数提唱された。また不安の神経生理・神経科学的研究がすすみ、いくつかの疾患では脳機能の変化も示唆されている。パ

ニック症、社交不安症、強迫症などの疾患では、セロトニン再取り込み阻害薬が治療において果たす役割からみても、これらの疾患の基盤にはセロトニン系を含む脳機能変化が存在することが推定される。また、不安・恐怖・強迫などの症状は、うつ病、統合失調症などの前駆ないし随伴症状としてあらわれることもある。これらの事情から、神経症をすべて無意識の葛藤から説明するのは無理なことが明らかになった。

　このため米国の精神医学会は、診断基準を一新したさいに（DSM-Ⅲ、1980）、精神分析理論の色彩をおびていた神経症（neurosis）という用語を廃止し、パニック障害や強迫性障害などと症状別に新しい用語による分類をおこなった。この方針は DSM-5（2013）まで一貫している。WHO の ICD–10（1992）では、ICD-9 では使用していた神経症という言葉は疾患名としては用いなくなったが、F4項「神経症性障害、ストレス関連障害および身体表現性障害」に「神経症性障害」という名称は残し、それまで神経症とよばれてきた諸状態を集めていた。しかし2018年に概要が発表された ICD-11では、これらの諸状態をひとまとめとする考え方はなくなり、神経症性障害に含まれていた疾患はいくつかの項目に分かれて記載されている。

　しかし、伝統的に神経症と呼ばれていた疾患群にはある程度共通に次のような特徴がある。1）症状は、心配、恐れ、不安、確認、回避など、誰にでも生じる心理の延長線上にあることが多い。2）症状の発生や持続には、生活上の出来事や困難が関連していることがよくある。3）症状の内容や出現は、本人の性格や生活経験などをくわしく聴くと、極端な場合は別として、自分の体験から推しはかってよくわかる。つまり、それはある程度まで了解が可能であることが少なくない。4）患者はかなりよく自分自身のことや周囲の現実をわかっていて、ふつう自分の病的な主観的体験と外界の現実を混同することはない。5）行為にかなり問題があるときも、社会に受け入れられる範囲にとどまり、人柄が変わってしまうことはない。すなわち神経症は、社会の規範のなかで自ら苦しむというニュアンスをもっている。6）患者の苦悩は深いが、通常は入院治療の必要はなく、外来治療で対応できることが多い。以上のような特徴は、幻覚妄想状態や躁状態や重症うつ病例ではしばしば失われる特徴である。

　本書では、このような特徴を有し、特定の諸症状を有する疾患群に対する包括的名称として、神経症という用語を使用している。これらの疾患に共通する、心理環境要因の関与が比較的大きいという特徴を尊重し、そのことを

疾患の理解と治療と援助に役立てることが臨床的に大切であると考えるからである。

Ⅱ．症状：さまざまな病型

ここで扱う疾患群に関しては、心配、恐れ、不安、確認、回避などの症状が、どのような時と場所で、どのような表現型をとってあらわれるかの解釈によって、さまざまな診断用語と分類がありうる。まだ統一的な見解には達してなく、ICD-11の分類はICD-10とは著しく異なるだけでなく、DSM-5ともいくらか異なっている。ここではICD-11の診断用語を用いて、一部は慣用的な診断用語と分類も参照しながら、順を追って説明する。

図　時と場所と状況による不安の出現様式と神経症の病型

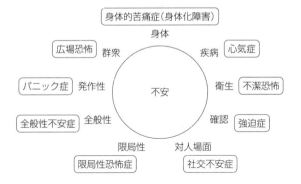

ａ．不安症と恐怖症

(1)　全般性不安症（6B00）［F41.1］

慢性的に続く心配と不安が主症状である。全人口の2～3％にみられ、女性にやや多い。人生のさまざまな不安を敏感に受けとめ、過剰に心配して悩む。たとえば初めて幼稚園に行くとき、母子とも不安を感ずる。その後も人前での発表、いじめ、試験、営業成績、自分や家族の病気、老後の経済まで、不安と心配の種は尽きない。これらの不安をその折々にひとつずつ、あるいは同時に2つ3つ、長く深刻に心配する。周囲の人からみると心配しな

くてもよいことまで心配しているのも特徴である。

　子供のころから心配性なことも多いが、元来のんきな人が就職、結婚、病気などのあとから、自信を失い、気弱で心配性になることもある。困ったことがあるたびに不安が強まり、解決するといくらか軽快するが、年余にわたってつづくことが多い。

　いったん不安になると、おろおろして仕事が手につかず、最悪のシナリオがいますぐおこるように思えて、じっとして居られない。夜もよく眠れず、食事ものどを通らず、からだが小きざみにふるえる。さらに不安がたかまると、次にしるすパニック発作が出現することがある。

　治療には、支持的な精神療法と、抗不安薬および睡眠薬が役立ち、また選択的セロトニン再取り込み阻害薬（SSRI）が有効であることがある。

　また不安症状は、しばしば後記の恐怖、強迫、解離・転換症状にも併発するが、診察時に前面にたつ症状により分類される。

(2)　パニック症（6B01）[F41.0]

　発作性の不安すなわちパニック発作が、特別の状況に限定せずに、繰り返し出現するのが特徴である。発作はふつう青年期に初発し、軽症例をふくめると、全人口の1～3％にみられ、女性にやや多い。

　パニック発作の症状は動悸・頻脈、息苦しさ・過呼吸、このまま死ぬという恐怖の3つが最も多く、かつ典型的で、そのほか吐き気、めまい感（物が急にゆれて見えるなど）、手足のしびれ（手掌や足首、ときには肘や膝までジンジンする感じや痛覚鈍麻）、冷や汗、気が狂う恐怖などもみられる。1回の発作は、ふつう数分から30分、長くとも1時間以内に自然に消失する。この発作が頻発して生活に種々の支障を生ずるのがパニック症である。息のつまる感じが強くて喘ぎ呼吸をするときは、過呼吸（過換気）症候群ともよばれる。

　この発作は、安定した性格の人にも、心理的誘因なしに突然おこるのが特徴的である。また臨床実験により炭酸ガスの吸入や過呼吸、乳酸ナトリウムの注射などの身体的操作によって発作が誘発される。またセロトニン再取り

込み抑制作用をもつ抗うつ薬（SSRI）（p.98）が、特異的に奏効する。これらの所見からも、パニック症は体質的素因がある程度関与する、自律神経の一過性の機能変化と考えられる。また長期の経過中にしばしば、うつ病エピソードがパニック発作に先行、併存あるいは後発して出現する。

　これらの点からみると、パニック症は脳機能（自律神経機能）の変化が基盤にあるともいえる。しかし実際には、最初の発作は過労や心労が誘因となることが少なくない。その後の発作も、以前に発作のおきた場所や生活情況、あるいは新たな心配ごとによって誘発されることが多い。また、発作自体が死の恐怖をともなう強い不安をひきおこすため、患者は絶えず発作の再発現におびえて（予期不安）、発作がおきても逃げ出せないような場所を避けるようになり（広場恐怖）、外出もままならなくなる。次第に日常生活が不安に満たされ、しばしばパニック発作と持続的不安が共存する状態におちいる。すなわち、パニック発作自体は自律神経機能の病気であっても、心理的要因がそれを誘発しやすく、またそれ自体が深刻な不安を二次的にひきおこす。発作の恐怖と生活の制約のため、実生活および精神面で悲惨な状態におちいることも珍しくない。

　パニック発作は、後記の限局性恐怖症や社交不安症（対人恐怖）の患者が恐怖の対象にさらされて、それを我慢ないし回避できないときにも生ずる。パニック症という診断は、パニック発作が特異的な情況に限定しないことが条件になる。

　パニック症の患者は、精神科のみならず、救急外来や内科を受診することが多い。さまざまな精神疾患や狭心症などとの鑑別診断をふくめ、プライマリー・ケアにおける的確な対応が望まれる。治療は、抗うつ薬および抗不安薬を適量使用しながら、心理社会的治療と支援によって予期不安や広場恐怖の改善を図る。

(3)　広場恐怖（6B02）［F40.0］

　ひとりで外出する行き先やその途中に、何か困ったことがおきてもすぐには戻れないところ、たとえば高速道路・広い野原・長い橋、雑踏・デパート・車の渋滞する道路、途中で降りられない飛行機・汽車・地下鉄・バス、

音楽会場・正式の宴席などがあるとき、想像するだけでも恐怖にかられる。

　しかし、相当重症でなければ、家族や知人が一緒に行くとき、あるいは近所への買い物、すいた道を自分の車やタクシーで走るときは、自由に出かけられる。一見奇異に、あるいはわがままに見えるかもしれないが、その恐怖は深刻で、生活空間がいちじるしくせばめられるため、抑うつ状態におちいることが少なくない。

　　　外出ができなくなる原因は、次の2つが主なものである。元来の性格傾向はあまり関係がない。
　　　1）パニック症によるもの。前記のようにパニック発作は激しい苦痛と瀕死感をともなうため、発作がおきたときすぐ病院に行くか自宅に帰れない場所は、恐怖の対象となる。とくに以前に外出先で発作がおきたことがあると、恐怖が強められる。
　　　2）それ以外の理由によるもの。たとえば遠距離バスで用便を我慢したり、デパートのなかで吐き気におそわれたりしたあとから、外出に困難を感ずる場合である。そのほか、限局性恐怖症から始まるものや、きっかけの不明瞭なものもある。

　治療は、パニック症が原因になっているときには、まず十分な薬物療法をおこなう。またいずれの場合にも認知行動療法（p.56）が有用である。

(4)　限局性恐怖症（6B03）[F40.2]
これは要するに、日常的な危険に対する過度の恐怖である。

　最もよくみられるのは高所恐怖や閉所恐怖で、飛行機やエレベーターにのれず、橋やトンネルが苦手である。暗闇、雷鳴、稲妻、地震、スピード、尖端、刃物などの恐怖も多い。

　蛇はたいていの人が気味悪がるが、小さい毛虫、くも、ゴキブリ、蜂などを、同じくらいこわがる人がいる。犬、猫、鳥などが、恐怖の対象になることもある。

　血、注射、怪我、外科手術などを極端に恐れ、血をみるだけで気分が悪くなり、吐き気、めまい、さらに失神までおこす人がいる。

　多くの場合、患者は生活のなかで恐怖の対象を避ける工夫をして暮らしている。その対象に直面するとき、恐怖の程度によってさまざまな不安や不快感を生ずるが、極端な場合には不安発作（パニック発作）をきたすことがある。

　これらの恐怖は、子供のふつうの恐怖が残存するか、あるいは偶然経験した恐怖がきっかけとなって出現する。しばしば生活に大きな支障をきたすが、愛すべき弱点として放置するうちに次第に軽減することも多い。治療には行動療法（p.57）がもちいられる。

b．社交不安症、醜形恐怖症、自己臭症または対人恐怖

　人間は社会的存在であるから、その存在がおびやかされるとき、大きな恐怖を感ずる。人前で立派に振る舞いたい、相手を楽しませ、気がねなくつき合いたい、自分がそのような社会的存在でありたい、と願うあまりに、それにふさわしい言動・態度をとらねばならないという緊張、自分がそれに欠けるため周囲から嫌悪・忌避されるという不安が、人とのまじわりに恐怖と困難を生じさせる。日本では対人恐怖として古くから知られていたが、国際的にはICD-10で社会恐怖が導入されてひろく知られるようになり、ICD-11でさらに醜形恐怖症と自己臭症が加わった。

　(1)　社交不安（6B04）［F40.1］（緊張型対人恐怖）

　人の集まるところで、自分の言動が不適切なため、人に軽蔑され、ばかにされるのではないかという恐れから、緊張がたかまって、言葉がつまり、手がふるえる。レストランでは食事がのどにつかえ、公衆トイレが使えない。自分では、恥ずかしがらなくてよいと思い、緊張しすぎると感じているが、恐怖が先だって外出や社交を避けてしまう。

　(2)　醜形恐怖症（6B21）と自己臭症（6B22）（確信型対人恐怖）

　自分が何か相手を不愉快にさせ、嫌悪感をひきおこすような、身体的欠陥・表情・態度・雰囲気をもっている。そのため周囲の人たちが、目をそら

したり、咳ばらいをしたり、鼻に手をやったり、ひそひそ自分のことを話したり、ときには我慢できないという様子で席を立ったりする。まわりの人たちがそのような行動をとるのは、自分の緊張した表情、きびしい目つき、赤面、顔やからだの醜さ（醜形恐怖症）、あるいは口臭・汗・わきが・おなら・尿・精液などの臭いなど（自己臭症）、各種各様の"欠陥"のためである。その欠陥の存在は、まわりの人々の上記の表情・動作・話声から、直感的に、明瞭に感じとられる。その確信は非常に強い。

　いずれの状態とも中学・高校から20代前半ころに、わずかなきっかけから発展して、恐怖のため学校・職場に行けなくなることも多い。しばしば抑うつ気分をともない、長期間のひきこもりをきたしやすいので、早い時期からの治療が望まれる。

　対人恐怖の苦しみは、本人以外にはなかなか十分にはわからない。その苦痛を同情をもって聞きとりながら、抗不安薬や抗うつ薬の助けをかりて、生活の範囲をひろげるように援助することが大切である。森田療法（p.59）の基本的方針は、いずれの症例の治療にも役だつ。

　　[follow up]　確信型対人恐怖は、ICD-10には該当する診断名がなかったが、ICD-11ではほぼこれに該当する醜形恐怖症と自己臭症という診断名が新たに加わった。ただし、確信型対人恐怖では自己の弱点をまわりの人々の視線や態度の中に確信するという対人関係性に力点が置かれているのに対し、醜形恐怖症と自己臭症では、醜形や自己臭という病的観念への強迫的こだわりという点が強調されていて、強迫関連症に位置付けられており、概念は若干ことなる。なお類似の症状は統合失調症の初期にもみられるので、慎重な鑑別診断が必要である。

　　確信型の対人恐怖は、主に日本や韓国で古くから報告されてきたことなどから、社会文化的背景の影響が推定されている。米国のように、明確な自己主張、理由の説明、能力による序列などが重視される社会と、自己主張とともに適度の遠慮、理由の説明とともに相手の感情への心づかい、能力とともに集団内の不文律の序列などが重んじられる社会では、自分に対する相手の感情や思惑への敏感さが異なっている。この対人関係における過敏性が、確

信型対人恐怖の根底にあると推定される。DSM-5にも文化関連疾患概念の一例として Taijin Kyofusho が紹介され、「他の特定できる強迫症および関連症」として Shubo-kyofu と Jikoshu-kyofu の名が挙げられている。

c. 心気症（疾病恐怖）

　人間は、社会的存在であるとともに、身体的存在でもある。その存在への脅威は、病気と死の恐怖につながる。病気と死は誰も避けられないから、この恐怖は、古今東西を問わず最も日常的にみられる。臨床医はどの診療科においても、常にこの恐怖と、それにもとづく多種多様な愁訴と取り組んでいる。

　この恐怖と愁訴は、体のことを気に病むという意味で伝統的に心気症とよびならわされてきた。その定義は、あらゆる身体的検査によって異常所見がみとめられないにもかかわらず、身体的自覚症状が執拗に訴えられることである。本章の心身症の項に、病気に対する予期不安、暗示、条件反射の影響をしるしたが（p.19）、それは心気症にもあてはまる。心身症と心気症の違いは、前者が他覚的変化をきたすのに対し、後者は自覚的訴えにとどまる点にある。もちろん両者の混在や併発は常にみられるので、厳密な区別は無理である。

　日本でよくもちいられる自律神経失調症という診断名は、更年期障害などのように実際に自律神経機能の変調をきたす場合のほか、身体的検査で異常所見がみられないのに訴えがつづくとき、便宜的に使用されることが多い。

　ICD-11では、これまで広い意味で心気症と言われていた状態を、身体的苦痛症と狭義の心気症に区別している。

（1）　身体的苦痛症（6C20）［身体化障害 F45.0］

　これまで身体表現性障害あるいはその一部である身体化障害といわれていたもので、ICD-11では身体的苦痛症と名称が変わった。「身体表現性」や「身体化」は心理的なものが身体的なものへ転化するという理論を含意するので、それを避けたと推察される。

　　からだの具合の悪さが、長年月にわたり、さまざまな形で多数訴えられる
ものである。胃のもやもや・ちくちく、胸やけなどに始まり、手先のしびれ
感、皮膚の表面のぴくぴく・ちりちり、頭痛・腰痛など、ほとんどとどまる
ところを知らない。心身症の項にしるした「とりとめない自覚症状」(p.21)
も、言葉の定義上、ここにふくまれる。病気の恐怖は常に背景にあるが、特
定の病気に固執するより漠然と苦痛および不安が訴えられることが多い。痛
みが中心に訴えられものは慢性疼痛ないし疼痛症ともいわれる。中年以降の
女性に典型的にみられる。

(2)　心気症 (6B23) [F45.2]

　ひとつないし少数の重篤な病気にかかっているという強固な信念にもとづ
く恐怖。以前は結核と梅毒が主であったが、いまは各種のがん、エイズ、認
知症などが多い。ICD-11では強迫的なとらわれを重視して強迫症関連に分
類されている。

　　　たとえばある患者は、下腹部が張るので大腸がんに違いない（大腸がんだ
　　った友人と同じ症状だから）と訴える。しかし、医学的な精密検査を繰り返
　　しても、がんは見いだされない。また訴えのもとになる自覚症状は、がんの
　　それに一致しない。しかし、そのような医学的説明は、容易に患者を納得さ
　　せない。下腹部の張る感じがあることが、がんがあることの何よりの証拠で
　　ある。どこの病院に行っても、それを理解されず、病気を見つけてもらえな
　　いのは残念であると思う。したがって医師の説明は、患者に失望をあたえ、
　　ときには怒りをひきおこす。精神科受診を勧められても、なかなか納得でき
　　ないことが多い。発症は身体的苦痛症よりもやや若く中年期までが多い。

　身体的苦痛症でも心気症でも、本人の苦痛は深刻で、しばしば不安状態や
抑うつ状態をともなう。
　治療には、患者の身体的訴えを十分な同情と関心をもってくわしく聴きと
り、適切な対症療法をおこなって苦痛の軽減につとめることがまず必要であ
る。そのうえで情況に応じて、各種検査所見をわかりやすく繰り返し説明す
る。また本病型は、対人恐怖とともに、森田療法 (p.59) の最もよい対象で
ある。

d．強迫症（6B20）[F42]

　人は時折、物忘れや間違いをしなかったか、記憶がさだかでなくなることがある。たとえば急いで外出したが鍵をかけたか、大事な試験に間違った答えを書かなかったか、記憶をさぐっても絶対確実といえない。きっと間違いないと思いながら多少不安になるが、ほかに確かめようがない。この不安感を極端にしたものが、強迫の心理といえよう。

　その症状は、大丈夫と思っても万に一つの危険を恐れる気持ち（強迫観念）と、その危険をのぞき、不安を打ち消すための動作や行動（強迫行為）に分けられる。

　強迫観念の内容は、その人ごとに異なって、複雑多様である。

　　最もよくみられる不潔恐怖についても、対象は汚れ、ほこり、細菌、尿便などのひとつあるいは多数、範囲も手から全身、食器や炊事道具、ときには衣服や部屋全体におよび、程度も入浴を毎日欠かさない程度から、食器を毎回熱湯消毒して夜中まで拭いている主婦、用便のたびにトイレットペーパーを1巻つかい1時間もトイレから出られない若者まで、さまざまである。不潔物の存在は目で確かめられないので、必ず5回拭くなどの規則ないし儀式によって安心を得ようとする。しかし身のまわりのすべてを清潔にするのではなく、食器洗いには熱中するが、部屋は汚れたまま放置するようなことが多い。

　その他の恐怖についても、同じ特徴がみられる。たとえば鍵やガス栓の点検を繰り返し、衣服を裏がえしに着ていないかいくども着なおし、本を読んでも字を書いても計算をしても間違いの有無を調べつづける。このため何事にも時間がかかり、本人も疲れ、学校や職場にも毎日遅刻してしまう。

　この強迫観念の内容が空想めいたものに発展し、打ち消し行為がまじない的な色彩をおびると、周囲からはいっそう理解しにくいものになる。

　この強迫観念・行為に対して、本人も平静なときは無意味で不必要なものと思っているが、ときには本当にそれがおきるという不安にかられる。そのときは必死に、危険がないことを繰り返し他人に確かめ、心配のいらない理由をいくども自分に言いきかす。

　症例によって、ひとつの恐怖が持続する場合、それが他の恐怖といれ替わる場合、同時に多数の恐怖が存在する場合などがある。実際には恐怖の種類や数よりも、そのため日常生活がどの程度制約されるかが大きな問題である。症状が重いと、強迫との戦いに疲れはて、自己嫌悪を感じ、抑うつ状態におちいって、ひきこもりの生活を送ることがある。

　　強迫観念と行為はふつう併存するが、前者が主なこと（たとえば人前で大声をあげるのではないか、女性が愛児を殺すのではないかなど）や、後者が主なこと（自分でもほとんど理由のわからない習慣的な反復行為など）もある。

　[follow up]　強迫状態の成因は、十分明らかでない。元来きれい好きで几帳面な人に多いが、まったくその傾向のない人にもおきる。家族内で多発する場合もある。青少年期に心理的に困難な生活情況におかれたときにおきることが多いが、細菌感染の映画をみるなどの比較的簡単なきっかけから、中年以降に急におきることもある。また、統合失調症、自閉スペクトラム症、トゥーレット症候群などにも、重い強迫症状が併発することがある。選択的セロトニン再取り込み阻害薬（SSRI）が特異的に症状改善をきたすことから、この症状の背景にある神経機能変化が関心をよんでいる。

　治療には、この薬物の長期服用とともに、根気づよい認知行動療法が試みられる。しかし改めて言うまでもなく、すべてに先だって、強迫症状の苦痛に対する十分な理解と同情と心理的支持がなければならない。

e．解離症 ［F44］

　この状態は、むかしヒステリーとよばれた諸症状にほぼ相当する。ヒステリーという言葉が歴史的にもさまざま違った意味にもちいられ、もはや学術用語として適切でないことは国際的に合意されている。それに代えて解離という用語が使われるが、ここでは従来の慣習にしたがって、(1)精神症状を解離症、(2)身体症状を転換症とよんでおく。

　解離・転換両障害の内容はきわめて複雑であるが、共通する特徴として、いずれも意識的に真似しようと思えばできるものでありながら、本人自身の

自覚的意志が関与しないところで生じている点が指摘される。したがって本人の性格や生活情況をくわしくみると、周囲からは症状の内容・発現経過がほぼ了解できるが、患者本人は原則としてそれを自覚しない。

(1) 解離症（6B61-5）［F44.0-3］

およそ生活上きわめて困難な事態に直面するとき、われわれはそれが夢で消えてなくなればよいと思い、あるいはそれを忘れて別世界に住みたいと願う。そこで解離とよばれる心理作用によって、当人は記憶と意志を失い、当面の困難からのがれる。この記憶喪失は短期間にせまい範囲（たとえば入院中の数日間の特定の行動）でおきることも、全生涯および家族をふくむ全生活範囲に及ぶこともある（解離性健忘 6B61［F44.0］）。さらに完全ないし部分的な健忘をともないながら、また稀には明瞭な意識をもちながら、抵抗しがたい力に引かれて、近所ないし遠方に旅行・放浪することがある（解離性遁走 6B61.0［F44.1］）。その間、外見的にはほぼ通常の生活行動をとり、数日中あるいは数週後に、ふつう突然に我にかえる。失われた記憶は、いずれも徐々に大部分思いだされることが多い。

また同じような生活情況で、突然に眠りこんだようになって、あらゆる呼びかけや刺激に応じないこともある。深い意識障害のようにみえるが、呼吸や各種反射は保たれ、脳波も正常である（解離性昏迷）。また後述する意識障害のせん妄状態に似て、落ちつきなく歩きまわり、呼びかけに不相応な反応をしめすこともある。その間の記憶はいずれも不明瞭である。

　　［follow up］　人は催眠操作によって、通常の情況認知や自発的行動ができず、他者の指示通りの認知・行動をとる場合がある。また宗教的儀式などの最中に、霊や動物が乗りうつって、それになり切ったような言動をしめすことがある。それ自体はとくに病的なものではないが、そのような周囲からの働きかけがないにもかかわらず、あるいはそれが終わったあとにも、その状態を呈するときは、憑依トランス症（6B63）とよばれる。
　　むかしアイヌ民族の中年女性などにみられたイム、蒙古民族のベレンチ、

マレーシアのラターなどは、驚愕その他の刺激によって一過性に感情統制が失われ、周囲の指示通りあるいはそれと反対の動作をするなどの変化をしめすもので、上記の心理状態に似た現象と考えられる。

　また比較的稀ではあるが、2つ以上の独立した人格が、別々の記憶、感情、行動様式をもって、1人の人間に交代して出現することがある（解離性同一性症 6B64［F44.81］）。多重人格ともよばれる状態である。また完全な交代ではなく、別人格が侵入してきて主人格が一過性に自己のコントロールを失うこともある（部分的解離性同一性症 6B65）。また拘禁などの心理的に追いつめられた情況下で、質問を理解しながら、1 + 1 = 3、馬の足は2本などのような「的はずれ応答」を繰り返す場合があり、ガンザー症候群とよばれる。

　これらの諸症状と厳密な鑑別診断を要するのは、脳器質疾患および各種の身体疾患である。これらの疾患によってごく軽度の意識水準低下がおきると、的はずれな応答や行動をとり、記憶も不確かで、解離症状に似た状態をしめすことがある。本人の平生からの悩みなどを過大に評価すると、誤診につながりかねない。また長い闘病生活に苦しむとき、ストレスに対する耐性が低下して、比較的わずかな刺激で解離症状をしめすこともあるので注意を要する。

［follow up］離人感・現実感喪失症（6B66）［F48.1］　　解離状態に関連して、離人感・現実感喪失症（離人症）とよばれる状態がある。本人の意志や記憶は保たれ、判断力、理解力も障害されていない。しかし自分が考え、感じ、行動しているという実感がなく、そのことに対して本人は違和感をおぼえ、強い苦痛を訴える。たとえば美しい景色と知りながら美しいという感じが、なつかしい人に会ってもなつかしさが、悲しむべき出来事を理解しながら悲しさが、こころに湧いてこない。また周囲の情況に即して行動しながら、自分が行動しているという感覚がもてない。しばしば身体感覚も失われ、頭の重さが感じられず、空腹感や尿意や便意もなく、時計をみて食事をとり、トイレにいく。

　困難な生活情況のなかで極限まで努力しているときに、突然発現することが多い。比較的稀な病型で、「実感がない」というあいまいな訴えから安易に診断してはならない。またうつ病や統合失調症にも類似の症状がみられる

ので、慎重な鑑別診断が必要である。

(2) 転換症または解離性神経症状症（6B60）［F44.4-6］

　解決の困難な生活のストレスにさらされるとき、われわれはそれと取り組む気力・体力の限界を感じて、一時的にもそれとは別の休息の場所や時間をもちたいと願う。そのとき自分の意志とは無関係に、からだの各部位の運動や感覚・知覚がまひして、結果的に当面の課題から一時解放される状態がおきる。それが転換症状である。

　　一般にこの症状は、生活経験のとぼしい青少年や、忍従を強いられて他に解決の手段をもたない女性などに生じやすい。しかし生活の重荷の質量と周囲の情況によっては、どんな強者にもおこりうる。とくに重い身体疾患で苦痛のつよいときなどには、わずかなストレスの追加によって、前記の解離症と同じく、この症状が生ずることがある。それが現実逃避あるいは疾病による二次的利得とうけとられる場合もあるが、常にそうばかりとはいえない。また重大な症状が生じていても、それを気にかける様子がなく、「こころよい無関心」が指摘されることもあるが、診断の目安になるほど多いものではない。

　実際に最もよくみられるのは、両上下肢の種々の程度および範囲のまひ・脱力である。それが神経および筋肉の解剖学的分布に一致しないことは、この病型の特徴で、鑑別診断の手がかりのひとつになる。脱力は特定の指、手首から先（垂手）、片方あるいは両方の上肢、さらに両方の下肢に及んで、起立・歩行ができなくなることがある（失立・失歩）。また発声ができず、あるいはささやき声しかでない場合もある（失声）。特定の運動を指示すると、不必要な筋肉に力が入って円滑にできない。また手足がふらついて、運動失調を呈することもある。この状態の患者は怪我をしないように転ぶといわれるが、実際に怪我をすることも少なくない。また脱力とは反対に、腕や全身を不規則に激しくふるわせ、ときにはてんかん発作との鑑別が問題になることもある（解離性けいれん）。

　またこれらの運動障害と同時・同部位に、あるいはまったく独立して、

種々の広がりをもつ感覚・知覚の変化がみとめられる。多くは手足の触覚や痛覚の鈍さであるが、反対に痛みや冷感が訴えられることもある。視覚障害も時折みられるが、多くは視野の極端な狭さや暗さで、日常行動にはふつう大きな支障はない。稀に聴力の低下も訴えられるが、必要なことは聞こえるなど、症状の変動が大きい（解離性知覚麻痺および脱失）。

　　　これらの症状と慎重な鑑別診断が必要なのは、いうまでもなく各種の神経疾患である。たとえ重大な生活環境の変化につづいて、解剖学的な神経分布に一致しない症状がみられても、徹底した神経学的検査を怠ってはならない。また経過の観察も重要である。しかし解離性運動まひを放置すると、高度の廃用性筋萎縮や関節硬直をきたし、いっそう診断や治療が困難になる。

　治療には、症状発現の事情や経過をふくめたくわしい診断が必要である。患者本人および周囲の様子が明らかになり、具体的な対応がなされると、症状は比較的はやく消失する。しかし本人の性格に主な問題があると、症状の長期化ないし再発をきたしやすい。

ｆ．ストレス関連症

　上記の神経症の諸状態の発現に、生活環境や心理的ストレスが重要なことは言うまでもない。しかし診断・分類のもとになる臨床病像は、本人の性格や生活経験の個人差によって大きく左右される。しかし、この個人差を越えるほどはげしい心理的ストレスが加わると、誰にもある程度共通する精神状態および経過が生じる。

　この心理的ストレスには、生命や安全に対する重大な脅威、たとえば自然災害、肉親の急死、自宅の火災、さらに戦闘、暴行、強姦、脅迫、あるいは監禁や難民生活、ときには交通災害、重い外傷や疾患などがあげられる。

(1)　急性ストレス反応（QE84）［F43.0］

　このような精神的ショックをうけると、人はしばしば感情がまひして、周囲に何がおきたかはっきり理解できず、行動にもとまどって、「呆然自失」

の状態におちいる。時には亡くなった人の影を見、声を聞き、対話する。それに引きつづいて不安、落ちこみ、いらいら、一種の昂揚した気分などが交錯してあらわれる。不眠、頻脈、発汗などの自律神経症状も顕著である。これが急性ストレス反応で、衝撃をうけた直後からはじまり、数日以内にほぼ消失するが、状況によっては1ヵ月程度続くこともある。過大なストレスに対する正常な反応であり、ICD-11では診断名ではなく、「健康状態に影響する要因」のひとつに位置付けられている。

(2) 心的外傷後ストレス症（6B40）［F43.1］

上記の激しい心理的ストレスのあと、しばしば数週間たってから（通常3ヵ月以内）、特異な症状が出現することがあり、心的外傷後ストレス症（PTSD）とよばれる。

その特徴は、主に災害、暴行、殺傷、脅迫などの外傷的な体験をともなう事件の情景が、夢のなか、あるいは覚醒時にも、自動的に、またはそれを連想させる刺激に誘発されて、突然にありありと、当時の感情および身体感覚をともなって再現することである（フラッシュ・バックなどの再体験）。そのたびに非常な苦痛を再体験するため、気分が落ちこみ、あるいはいらだちやすく、怒りっぽくなる。

ときには引き金になる刺激を避けようとして、ひきこもりがちな生活を送る。また苦痛から逃れるため、アルコールなどの乱用に走りやすい（回避行動）。

しばしば神経過敏で過覚醒状態が続き、ちょっとした物音にも驚愕反応を示す。また不安、落ちつきなさ、集中困難、理解力の減退などの精神症状、あるいは強い不眠、頭痛、食欲減退、全身倦怠感などの多彩な身体症状が、長期間にわたって訴えられる（過覚醒、心身過敏性）。

その一方、急性ストレス反応の場合に似た感情のまひ、刺激に対する無感動、快感のとぼしさ、あるいは解離症（p.40）に類似する外傷的出来事の部分的記憶喪失や無意識的回避などがみられることもある。

［follow up］　長い人生のなかでは、誰でもある程度の外傷的な心理的ストレスを体験する。また痛ましい追憶は、折にふれて心によみがえる。たとえば愛児を失った母親は、いつまでもその面影を眼前にえがいて悲しみを新たにする。しかし再体験は単なる追憶ではなく、恐怖に満ちた体験の痛切な再現である。苦痛な追憶とその回避、刺激に対する過敏反応という3つの診断項目だけで、安易に本障害と診断してはならない。

　また、PTSDという言葉を安易に用いて、たとえば職場の上司に叱られたあと、その様子を思い出すだけで、あるいは職場の方向の地下鉄に乗るだけで、気分が悪く、息苦しくなるような状態を、本人および関係者がPTSDと考えて心配することがある。それは実際には、日常生活における避けがたい苦痛、あるいは性格要因の関与した神経症の状態と考えられる。

　PTSDの典型例はいわゆるベトナム戦争後遺症であるが、それまでの戦争や災害でも多数経験され、解離・転換症状が主症状の場合もふくめて、戦争神経症、災害神経症、外傷神経症、あるいは誤って賠償神経症などとよばれてきた。また海難事故や炭鉱爆発のあとにも集団的に生じた。当時の経験では、早期に労災を認定して生活の安定をはかり、苦痛に耐えながら新しい職場で働けるよう援助することが有益であった。

［follow up］　複雑性心的外傷後ストレス症（複雑性PTSD）（6B41）

　長期間の家庭内暴力や幼児期の性的・身体的虐待に繰り返しさらされた人に出現するもので、再体験、回避行動、心身過敏性などのPTSDに特徴的な症状に悩まされるだけでなく、感情制御ができず、無価値感や恥辱感にさいなまれて、親密な対人関係を保つことが難しくなる。最近になって提唱された概念であるが、ICD-11に診断名として導入された。

(3)　遷延性悲嘆症（6B42）［ICD-10未収載］と適応反応症（6B43）［適応障害43.2］

　大きな不幸や損失、苦痛を体験すると、外見的には落ちつきを取り戻したようにみえても、本人の耐えがたい悲哀感や空虚感は、不幸のおきた当初よりいっそう切実になることが少なくない。とくに孤独な状態におかれると、さびしさや自責の念が深まり、ときには周囲の対応への怒りにかられ、あるいは将来への行きすぎた不安から、平生の人柄とは多少違う感情的言動をと

ることもある。これがいわゆる悲嘆反応をふくむ重度ストレス反応で、家族
や親しい友人が悲しみをともにし、ともに家事や仕事にはげむなかで、追憶
の痛みをもちつづけながらも、長時間のうちに次第に回復にむかう。その間
に医療・福祉関係者も、本人および家族の求めに応じて、痛ましい訴えに耳
をかたむけ、必要なときは適切な薬物をもちいて、積極的な援助をおこなう
ことが望まれる。親しい人の死のあとの悲嘆反応が、通常よりも長く（6カ
月以上）続き、程度が想定される範囲を著しく超えているときには、遷延性
悲嘆症という診断を下すことができる。

　日常的な社会生活における環境の変化、たとえば入学、転校、就職、失
業、離婚、疾病罹患、事故、家庭や職場での葛藤などの際にも、特に対人関
係をめぐって、きびしい心理的ストレスにさらされることが少なくない。周
囲からのサポートや良好な交友関係があると時間の経つうちに解決してゆく
こともあるが、ストレスとなる出来事の程度や性質によっては、その出来事
のことがいつも頭から離れず、不安、心配、憂うつな気分、いらいらなどが
続き、社会生活や日常生活が妨げられる。この状態を、これまでは適応障害
と呼んでいたが、本人の適応力不足という誤解を避けるために、ICD-11で
は適応反応症という訳語があてられている。通常、症状は出来事から1か月
以内に現れ、ストレス要因が消失ないし解決すれば6か月以内には軽快す
る。それ以上長く続くときは別の診断名も考慮する必要があるし、症状の内
容がうつ病など他の病気の基準を満たすときは、その診断が優先となる。

　　　[follow up]　ストレス要因は、個人の体質や素因、性格傾向や生活経験な
　　　ども関連して、さまざまな精神疾患の発症を促進するが、ストレス要因が個
　　　人差を越えて発症の主要因となり、症状が特定の疾患にいたらないときに
　　　は、適応反応症を考慮して、生活環境の改変をふくむ具体的な対応をはかる
　　　必要がある。

　治療の基本は、PTSD、遷延性悲嘆症、適応反応症とも同様である。必要
に応じて十分な向精神薬をもちいながら、心理的援助もふくめて、新しい生
活をきずくための支援を積極的におこなうことが大切である。

g．抑うつ状態と妄想状態

（1）　抑うつ状態（抑うつ神経症・反応性うつ病、抑うつ反応）

　人生には病気をふくめてさまざまな不幸がおき、失意や不遇に見舞われ、悲しみや口惜しさにくれる日々がある。そのとき人は憂うつになり、自分の能力を疑い、意欲を失う。言葉も笑いも少なく、ときには食欲がなく、眠りも浅く、からだも重く感じられる。

　その憂うつが、当人の元来の性格、失意にいたる事情、周囲の情況、将来の見込みなどから、十分によく了解でき、かつ事情の変化や本人の決心、周囲の援助などによって明らかに軽快するならば、心理環境要因（心因）が主に関与して生じる抑うつ状態とみなすことができる。歴史的には抑うつ神経症・反応性うつ病、抑うつ反応などと呼ばれてきた。

　この神経症性の抑うつ状態では、後述する体質的素因と脳機能変化（内因）が関与する内因性うつ病と比べて、重症度では比較的軽症であることが多く、病像としては、動作が比較的機敏だったり、休日には趣味を楽しめたり、気を許した人とはくつろげたり、自責感には乏しかったり、などの特徴がみられることが多いが、両者を明確に区別することはしばしば困難である。感情的なストレスにひきつづいて生じても、臨床症状が定型的な内因性うつ病の性質をおびているなら、内因性うつ病のストレスによる誘発を考えるほうが、治療をすすめるうえでも合理的である（p.81）。

　また、身体疾患で苦痛がはげしく、見通しも暗いとき、また重い障害をのこして生活面の困難が大きいときにも抑うつ的になることが少なくない。医療・福祉関係者は、当然ながらこのような精神面の苦痛にも十分な配慮を尽くさねばならない。

　治療には、情況に応じた支援をつづけながら、対症的に抗不安薬や睡眠薬をもちい、必要に応じて抗うつ薬も処方する。抑うつ状態は、強迫症、摂食症、アルコール依存症などさまざまな精神疾患に二次的に生じることも多い。

　　［follow up］　心理環境要因が主に関与する抑うつ状態（神経症性の抑うつ

状態）については、のちに気分障害の項目（p.83）で再度とりあげる。本来のうつ病は体質的素因が関与する「脳の病気」で、脳内の神経伝達物質（セロトニンやノルアドレナリン）の代謝の変化が想定されている（p.83）。この脳内神経伝達物質は、前記の心身症の項目で説明した自律神経・内分泌機能を調節する物質で、社会・心理的ストレスによって大きな影響をうける。心理環境要因が主に関与する了解可能な抑うつ状態の場合にも、この神経伝達物質の代謝に何らかの変化が生じている可能性は否定できない（同様のストレスが、素因のある人に内因性うつ病を誘発することは後に（p.81）述べる）。

[follow up] 混合抑うつ不安症（6A73）　気分の落ち込みや、興味の減退などの抑うつ症状と、緊張、心配、焦燥、恐怖、自律神経症状などの不安症状が混在しているが、うつ病や特定の不安症の診断には至らない。ICD-10では混合性不安抑うつ障害［F41.2］と呼ばれていた。あまり使用されてこなかったが、実際には診断例は多いという報告もある。

(2)　妄想状態

　　妄想はしばしば幻覚をともない、多くは内因（素因と脳機能変化）の関与が大きい病気あるいは器質因（脳侵襲と脳病変）の関与が大きい病気の際にあらわれる。しかし心身両面にわたる十分な検討によっても、それらしい徴候がとらえられず、むしろ本人のおかれた生活情況や心理的動機から、主に心因（心理環境要因）の関与の大きい妄想と考えるほうがよい場合がある。

　その好例は、親密な家族（母娘など）の片方がたとえば統合失調症になり、周囲から隔絶された生活環境で長期間寝食をともにするうちに、病者のしめす妄想と同じ内容・形式の妄想を当人も確信し、それにもとづく言動をとるようになる場合である（感応性妄想性障害：または二人組精神病、共有精神病性障害）。生活環境が変わると、比較的はやく回復する。

　また、不慣れな環境で孤立して過ごしていると、ともすれば周囲の人たちから注目され、うわさされているように感じ、それが関係妄想の水準にまでたかまることがある。より日常的な生活環境においても、自分の信仰や道徳

心の不足を疑われ、あるいは不義理を非難される恐れから、周囲の人たちの言動を妄想的に解釈することもある（クレッチマーが報告した敏感関係妄想は、そのひとつである）。

　この妄想的解釈が、夫婦の貞操をめぐっておこると嫉妬妄想とよばれる。いちど疑惑の目をもって相手を見ると、数分間の帰宅のおくれも何げない笑いも疑いない浮気の証拠となり、釈明はますます疑惑をふかめ、互いにいらだって救いのない状態におちいる。また特定の人の言動が間違いなく自分に恋をしている結果であるという恋愛妄想、あるいは自分に特殊な悪意をいだいているという被害妄想も、時折みられる。

　同じ建物内のピアノの音、上階の足音、扉の開閉音などを、意図的な嫌がらせと確信して、説明にも納得せず、苦情や非難をくり返す場合も少なくない。

　　[follow up]　これらの妄想はみな、ICD-11では妄想症（6A24）にふくまれる。温和な性格で順調な社会生活を送ってきた人にもおきるが、元来の性格のかたよりに問題があると思われる場合もある。また長期間経過するうちに、統合失調症などの症状が明瞭にあらわれることも少なくない。心理環境要因が関与して生じたと思われる妄想に対しては、必要な治療をすすめる一方で、絶えず診断の再吟味を欠かしてはならない。

1-3

治療と援助

　主に心因によっておこる苦痛や困難をやわらげるには、こころに働きかける治療や援助が必要である。その治療と援助は、ふつうの内科・外科の診療

からはじまって、精神科の診療、いわゆるカウンセリング、さらにいろいろな名前のついた体系的心理療法などを、全部ふくむものといえる。

その内容をこまかく説明することはできないが、それを与える側（医者や公認心理師・臨床心理士だけでなく、看護師はもちろん、作業療法士やソーシャルワーカー、ときには家族や患者同士まで）とそれをうける側が、互いにおおよその見当をもっていることが望まれる。

また、いろいろな薬物も、症状や生活情況によって、ときには特異的に、ときには不安をやわらげて生活の良い循環を生みだすために、すぐれた治療効果をもっている。その効果と使用範囲と副作用について、処方する側も服用する側も、常識的なことを知っておくと、互いに便利である。

本章の心身症や神経症の治療や援助には、いわゆる体系的な心理療法よりも、ごくふつうの臨床的配慮、あるいは常識的な診療が必要かつ十分である場合が多い。体系的心理療法ももちろん有用であるが、その対象と用法と限界と"副作用"をよく知ってもちいねばならない。

Ⅰ. 心理的な治療と援助

a. 内科・外科の診察

すでに繰り返し述べたように、内科・外科の病気も、濃淡の違いはあってもしばしば心身症や神経症の色どりをおびている。また人間は感情の動物で、先取りをして不必要なことまで心配し、前記の予期不安、暗示、条件反射（p.19）をもちやすい。その際、すでに強調した納得診療が十分よくおこなわれるなら、何より良い心理療法になるといえる。

言うまでもなく、患者の訴えをよく聞き、検査の目的と方法を説明し、結果は差しつかえない範囲でくわしく知らせ、治療については薬物の内容もふくめて十分説明し、あらゆる質問にていねいに答えることは、臨床医の常識および身についた習慣であるはずである。

　　　この当たり前のことを、医者はもちろんしているといい、患者はしてもら

っていないという。その食い違いの理由のひとつは、医者が患者の話を聞く時間より、病気の説明（ときに学術用語をつかう）をする時間のほうが長いことであろう。患者は自分の悩みや疑問を聞いてもらいたいのに、少ししか聞いてもらえなかった、一方的に説明されたという。もうひとつの理由は、医者は病気の医学的診断に、患者は痛みをなくすることに関心があるので、しばしば互いの話の半分くらいは相手の耳に入っていないことである。

　経験のゆたかな医療者は、この食い違いを知って、たとえば患者と家族の話を聞くのに6割、自分の説明に4割という時間の使いかたをする。その間に自然に質問に答え、沈黙の時間も静かにこころを通わせることができるなら、その医療者は立派な心理療法をおこなっているといえる。しばしば熟練した看護師やケースワーカーが、患者や家族の嘆きの聞き役もかねて、この役割をみごとに果たしているのは周知の通りである。

本章に記した各種の心身症や神経症は、このような診療をもとに、適当な向精神薬をもちい、必要に応じて後述のカウンセリングなどをおこなうことで、症状が目だって改善されることが多い。

b．精神医学的診察

精神科の診察は、もちろん必要に応じて身体的な検査もするが、主に患者や家族の話を聞くことによっておこなわれる。

すなわち、ふつう内科・外科の診察は、患者が痛みや苦しさを手短かに述べたあとは、自分のからだを医者にあずけ、医者がからだを押したり、曲げたり、写真をとったりして、あとでその結果を聞くという形をとる。つまり患者は、横になって目をつぶっていると、役目がすむわけである。

これに対して、精神科では、患者が目をつぶって黙っていては診察ができない。そのとき医療者が求めるのは、「あなたの苦痛をやわらげるために、私は役にたちたいと思う。しかし、あなたの痛みや苦しみは、あなたしかわからない。どうぞそれを、くわしく、私にもわかるように、教えてください」ということである。

つまり患者は、最初の手短かな訴えのあと、横にならず、目をつぶらず、つづけて自分の痛みや苦しさ、あるいは自分の考えなどを話しつづけること

になる。また、医療者は患者が話しつづけられるようにしなければならない。そしてその場で患者が話し、家族や関係者が追加したことを、医療者がそれまでの経験にてらして整理した結果が、その場での診断になるわけである。

　　内科・外科の診察になれた医師には、この方法がむつかしく感じられるらしい。また内科・外科の"横になって目をつぶっている"役目になれた患者にも、とまどいがあることがある。しかし、この診察方法は本来、きわめて自然な成りゆきであって、少しもむつかしいところはない。

　　医師（または公認心理師・臨床心理士）は、患者や家族に挨拶して席をすすめてから、「どうなさったのでしょうか」と聞くだけでよい。もし「何から話したらよいか」ととまどう様子なら、少し間をおいて、「何でも一番お困りのことから……」と言葉をうながす。もし、不眠、頭痛、腹痛などがとりとめなく話されるなら、「眠れないのはつらいことですが、どういうふうに眠れないのでしょう。寝つきが悪い？　早く目がさめる？」、あるいは「その頭痛について、教えてください。それは……」と確かめの声がけをする。

　　この確かめは、症状をくわしく知るとともに、聞き手が熱心に話を聞こうとする態度を、自然に話し手に伝えることになる。

　　しかし、それは無理に聞く質問ではなく、熱心に聞こうとすれば、自然に出てくる言葉である。同じように、熱心に聞こうとすると、自然に相手の言葉に「……はい、……うん、……ははぁ」などという合いの手が入ってしまう。そのうち、話し手がとくに大事なことを口にすると、つい同じ言葉を繰り返して、たとえば「……それがずきんと胸にこたえて、……うん」とつぶやく。また、話が長くなって、こみ入ってくると、「……ということは、つまり……」などと言って、まとめて理解しようとする。

　　この間に話し手の表情、態度、感情の状態が自然に感じとられる。また、話し手にとって重要な事柄、たとえば家族との関係、現在の生活の問題、以前の出来事などが、必要な範囲で自然に語られることになる。

　　すなわち、その診察場面では患者が主役で、医療者は話の糸口をつけ、話されることを熱心にうけとめ、ためらうときは自然に力づけ、横にそれると

きはもとの道すじにもどし、うまく表現できないことには言葉をおぎなって、次第に患者の苦痛とその背景を描きだすことにつとめる。そのようにして明らかになることは、医療者が初めて知るだけでなく、話し手である患者や家族にも、それまで不明瞭であったことをはっきり見なおす経験でもある。

　診察という場面における関係から、やがて医療者はそれまでの話をまとめて、さらに必要な質問を追加して、それらを総合して、一応の診断をおこなうことになる。そのあとは診断の内容の説明とともに、次の手だてを相談する。それは1回の診察で終わること、薬をのみながら再来に通うこと、体系的な心理療法に移ること、あるいは入院することなどである。

　この診断と治療を別々のものと考えてはならない。内科・外科の診療では、診断と治療は操作が違うので、一応区別される。しかし、精神科の診断場面は、医療者と患者がこころを通い合わせる最初の機会であって、それはそのまま治療につながっていく。また、そのような診断でなければ、精神医学的な診断とはいえない。

　この精神医学的診察は、その実態において、次のカウンセリングに通ずるものといえる。

c．カウンセリング

　　世間では、カウンセリングという言葉を心理療法全体と同じ意味にもちいることがあるが、少なくとも臨床的には明瞭に区別される。すなわち、ここでいうカウンセリングは、C. ロジャーズがはじめた非指示的ないし来談者中心の面談を指す。この狭い意味のカウンセリングもさまざまな方向に発展しているが、ここでは基本のみを述べる。

　このカウンセリングは、医療・福祉・教育関係の専門家は、誰でもおこなうことができる。その原則を、かりに①無条件の積極的関心、②感情をふくめた理解、という2つの用語に要約して説明する。

　ふつうの会話や交渉では、冗談を言って笑ったり、張り合って意見を述べたり、きびしい要求をしたりする。そのような自分の感情や考えや主張とい

う、相手に対する条件を去って、相手の感情、考え、主張を、十分な時間を
とって、ひたすら熱心に聞くことが、①無条件の積極的関心である。

　ただし、いくら一生懸命聞いてくれても、まるきり感情がわかってもらえ
ないのでは、話す方も気抜けしてしまう。つまり、②感情をふくめた理解が
必要になる。

　このように、無条件の積極的関心をもち、感情をふくめて理解しようとす
る聞きかたは、ひと言でいうと“傾聴”という言葉に当たる。傾聴してもら
えると、話し手はいつの間にか思いのたけを存分に話し、それだけでもここ
ろが軽くなるのを感ずる。傾聴できる人は、したがって聞き上手の人であ
る。

　この聞き上手の人の具体的な聞きぶりは、うえに述べた精神科の診察の様
子に似通っていることが気づかれる。すなわち、何となく話の糸口をつく
り、「はい、うん」と自然に合いの手が入り、つよい調子の言葉は思わず繰
り返し、もっと知りたいことには質問をし、うまく言い廻せないところは
「つまり……」と別の表現をしてみる。

　　　このようなやりとりは、カウンセリングの用語で、形づくり、受容、支
　　持、繰り返し、質問、明確化など、いろいろな言葉でよばれる。しかし、大
　　切なのは言葉の定義ではなく、現実におきていることである。

　このカウンセリングは、程度の差こそあれ、各種の心身症や神経症の治療
に役だつ。その理由は、何よりもまず、話し手が良い聞き手と語るうちに、
自分のかかえる問題のありかや性質を、はじめてはっきりとらえることであ
る。まえに精神科の診察は基本においてカウンセリングに通ずると述べた
が、聞き手が話を聞いて問題のありかを理解するとともに、話し手も自分が
語るうちに、それを自ら理解するのである。それとともに、感情的なしがら
みからも次第に抜けだして、客観的なとらえかたができるようになる。それ
につれて、その問題とどのように取り組んでいくとよいか自分で考え、自分
で解決する手だてに気づくのである。

　その際に聞き手も、話し手の役にたつと思われる社会的あるいは医学的な

知識（たとえば人間のごくふつうの心理や判断の仕方、解剖・生理学や神経症の症状など、あるいは話し手のまったく誤った知識の修正）を、一般論として説明して、本人の判断の助けにすることは、非指示的というカウンセリングの原則に反するものではない。また、不安や不眠などが強いとき、適切な薬物を処方することも原則に反しない。実際に面接をする時間は1回1時間程度で、回数は原則として話し手の希望によって決められる。

　　カウンセリングが最も有効なのは、上記のことからも知られるように、問題ないし症状が比較的軽く、性格もかたよりが少なく、自分の内的な問題を言葉で表現することができる人である。したがってそれがもちいられる最も代表的は場所は、大学の相談室である。また、小・中・高校生の父母との相談、電話のこころの相談、その他あらゆる人生相談の基本はカウンセリングである。
　　また忘れてならない対象は、重いからだの病気、あるいは障害をもつ人、そしてその家族の人々の悩みである。しかし、その人々の悩み・苦しみは、それを実際に経験した人でなければ理解できないものがある。同じ経験をもつ人たちが集まって、話し合うことによって、知識を交換するとともに、気持ちが明るくなり、勇気がわいてくる。それが多くの「患者友の会」や家族会であって、その意義のひとつはカウンセリングに通ずるものである。

　上記のことからも知られるように、カウンセリングという聞き手と話し手の出会いの場面は、ただ苦しむだけでとらえどころのなかった心理的問題を、はじめて日の当たる場所に持ちだし、解決への道すじを見いだす最初の場所である。それはあらゆる心理療法の基礎であり、出発点でもあると考えられる。

　　[follow up]　カウンセリングは害（副作用）の少ない心理療法であるが、もし用心することがあるとすると、①カウンセリングの原則にとらわれて、必要なときに一般的な知識や常識的助言をあたえられず、そのために解決が遅れる場合、②カウンセリングの知識しかもたないために、ほかの方法や薬物などによって早く楽になる人、たとえばうつ病に苦しむ患者に、延々と面

接をつづける場合、などがあげられる。

　ただしときには、カウンセリングに関する誤解から混乱を生ずることがある。前述の受容や支持というのは、来談者（話し手）が自分の問題について語るのを中立的な立場から傾聴するときの態度であって、来談者の考えや行動そのものを受容し支持するものではない。また、問題のありかに気づき、解決に努力するのは、来談者自身であって、他人であるカウンセラーではない。面接や看護などの場面で、この基本的な点に誤解をあたえるような対応がつづくと、とくに来談者の依存的傾向が強く、感情の自制が不得手な場合、何事も許されるかのように感じて、過度に要求がましく、ときに攻撃的になり、逸脱した行動に走るようなことがおきる。

　一方、本項目の初めにしるしたように、カウンセリングという言葉を心理療法全体と同じ意味にもちいる世間の習慣にも、配慮する必要がある。最近、自然災害や犯罪事件に遭遇した人たちをはじめ、不登校、キレる子供、疲れる産業戦士、孤独な専業主婦などにも、心のケアやカウンセリングが必要なことが強調されている。実際に上記のように、「聞く耳をもった他人」であるカウンセラーが参加することによって、問題のありかがわかり、改善の糸口が開けることが多い。しかし、何でもカウンセリングだけで解決されるという過剰な期待が、かえって混乱や失望をまねくことにも注意しなければならない。

　また、うつ病や統合失調症に対しても、「薬ではなくカウンセリングで治してほしい」という希望が、本人・家族から述べられることが少なくない。彼らがしばしば熱心な心因論者であることは、後述の通りである（p.82、121）。それには無理からぬ事情もあるので、十分に理由を聞いたうえで、こころ遣いのある説明をしなければならない。

d．認知療法

　カウンセリングが順調にすすむと、話し手は問題のありかとともに、次第に自分の物事の受けとめかた・考えかた・自己評価などのかたよりに気づいて、それを自分で合理的なものに改めていく。その際に、聞き手も必要な援助をすることは前記の通りである。

　しかし、話し手の精神状態や生活経験などから、そのような自己理解や「気づき」が困難なとき、聞き手のいっそう積極的な手助けが必要になる。

それには話し手の訴えをくわしく記録して整理したうえで、たとえば、わずかなことから全体を一方的に判断していないか、他の可能性を無視していないか、自分自身や周囲の人々について誤った先入感をもっていないか、などの問題点を指摘して、話し手の訴えと現実の事態を照らし合わせながら、合理的な判断ができるように援助していく。言い換えると、問題に直面したときのとっさの判断（自動思考）から距離をとって、その状況と自分の考えを振り返り、問題に対処するために必要な行動をとれるように手助けする。

　このような物事の受けとめかた・考えかた・自己評価などのかたより、すなわち自動思考の背後にある「認知の歪み」に気づかせる治療法をひろく認知療法とよぶ。「認知の歪み」の例としては、二分割思考（ものごとを全か無かに決め込んでしまい、完全でなければ意味がないとしてしまう）、極端な一般化（ひとつ失敗すると自分はいつも失敗すると考える）、べき思考（こうすべきだ、ああすべきではなかった、などと自分の行動を制限してしまう）などがあげられる。認知療法の内部にも、いろいろな学説や具体的手段があるが、日常診療のなかで行うさいには、柔軟な取り組みが望まれる。応用範囲もひろいが、とくに不安や抑うつ状態におちいりやすい性格の症例に有用である。

　治療的良識の範囲でおこなう限り、害になることは少ないが、上記のカウンセリングの場合の ① と ② と同様の注意は必要である。また、認知療法は、カウンセリング的対応から始まり、課題解決的行動に移されて、はじめて実際の役にたつ。その意味で、認知行動療法という言葉がよく使われる。

ｅ．行動療法

　認知療法と合わせ、いま少なくとも先進国では最もひろくおこなわれている心理療法といえる。その対象は、簡単な恐怖症から最も治りにくい強迫症まで広範囲にわたる。しかし、それにもさまざまな術式があるので、ここでは基本的なことのみを述べる。

　たとえば典型的な強迫症で、鍵の確認、手の汚れなどが気になって、仕事にも行けず、誰かに確かめてもらわなければ外出もできなくなっている人が

いる。そのときカウンセリングによって、症状と苦痛の内容をくわしく聞き、十分な同情と理解をもったうえで、もし本人が努力すれば最も我慢しやすい症状を確かめる。もしそれが鍵の確認なら、はじめは誰かと一緒のとき、5回確認するのを3回で我慢することからはじめる。それがやがて3回から1回ですむようになると、今度はひとりで戸を開けることを試み、それもできて自信がつくと、抑うつ的な気分も少し軽くなる。こうしてやがて外出し、ドアの鍵を気にせずに歩ける距離がのび、ついに勤務につけるようになる。大切なことは、治療者と患者が苦痛の内容を十分にくわしく知り合ったうえで、両者が相談して、最も簡単なことからひとつずつやりとげ、それを治療者がともに喜び、記録して、支持することである。

　ふつうは同時に、セロトニン系に作用する抗うつ薬（p.98）や抗不安薬（p.66）を十分にあたえるが、薬がないときでも、このような方法で、ほかでは治療の困難な強迫症状が軽快することは、この治療法の有用性をしめすものといえる。

　行動療法には、ほかにもさまざまな術式がある。そのひとつは恐怖の段階表をつくる方法で、たとえば高所恐怖のときは、本人が恐ろしいと感ずる程度が弱い順に、2階の窓から顔をだす、次は3階、次第にあがって飛行機にのり、最も恐ろしい東京タワーから下をのぞく、という段階表をつくる。そして第1の段階を想像して恐怖を感ずると、自律訓練法（p.63）の操作をして不安感をしずめ、あるいは直接に現場に臨んで苦痛に慣れることを試み、恐怖が少なくなってから次の段階にすすむ。その操作を繰りかえして、実際に恐怖にうち克つように訓練する。

　あるいは反対に、すぐ東京タワーに一緒に行って、下をのぞいて恐怖に直面させる曝露療法もある。

　さらに単純な方法は、たとえば神経性無食欲症で食事をとらないとき、もしパンを食べたら点滴の回数を減らす、体重が2キロふえたら散歩を許可する、5キロ増したら外泊し、8キロで退院させる、というように、目標と報酬を取りきめて壁に貼りだすやりかたである。うまくいくと、体重は直線的に増加する。

[follow up]　この行動療法は、条件反射の原理を応用したものだけに、欠

点としては、①行動の改善を目標に、飴とむちの操作がおこなわれると、ときには患者の自尊心が傷つけられ、自発性がさまたげられる、②複雑な心理的葛藤があって、深い内省を必要とする場合にはむかない、などがあげられる。

　しかし行動療法は本来、はじめの強迫症の例にみるように、十分なカウンセリングのうえ、症状の問題点を明瞭に認知して、それに最も適した手段を治療者と患者が協力して見つけながらすすめる作業であって、治療者が単純な操作を患者に押しつけるものではない。たとえば上記の恐怖の段階表も、同じ配慮のもとに作られることは当然である。

f．森田療法

森田正馬が創始した、わが国独自のすぐれた治療法である。次第に国際的にも普及しつつある。

　その原理は、わかりやすく明快である。たとえば、雑念をいっさい払って勉強に打ちこもうとすると、それまで気にとめなかった隣室のテレビの音、車の走る音が気になる。その音を避けて公園に行くと、川の流れ、木々をわたる風の音がじゃまになる。音からのがれて林の奥に入ると、枯れ葉のおちる音まで耳にひびく。完全を求めるほど、完全から遠ざかる。むしろ雑念をもちながら、隣室のテレビの音を気にしながら、本を開いて勉強しているうちに、いつのまにか興味がのって、気がつくと、雑念も少なく、音もさほど気にならなくなっている。

　同じことは、からだの具合の悪さ、対人緊張などにもあてはまる。苦痛を早くすっかり無くしようと「こだわらず」、苦痛を「あるがまま」に感じながら、なすべきことを一生懸命する態度が、この悪循環を断つことにつながる。世の中に完全というものはないことを知って、欲を出さず、気分に流されず、姿勢を正して、その日その日を生きていくことが、人間のあるべき姿であり、症状を「治さずに治す」道である。

　正式には専門の施設に入院して、各1～2週間の治療期を体験する。第1期には個室で何もせず、煩悶するままに時をすごす。ようやく退屈を感じはじめるころ第2期に移り、グループで簡単な手仕事などの軽作業をする。第

3期には掃除、木工などを積極的におこない、第4期にはふつうの生活にかえる準備をする。この間に上記の原理を体得するわけであるが、施設でほかの患者と生活をともにする集団療法や、恐怖を感じながらも必要なことを実行するという行動療法の効果もある。また、その原理と方法を、外来診療でも症状との取り組みに生かすことができる。

　森田療法は健康な人が学んでも参考になるところが大きいが、各種の恐怖症に有効で、一部の不安症や強迫症にも役だつ場合が多い。とくに前記の対人恐怖や疾病恐怖には、カウンセリング的に訴えを十分聞きながら、抗不安薬をもちいて不安をやわらげる一方、症状をすぐ解決することではなく、それに耐えながら生活をひろげるという、森田療法の治療方針が有用である。

　　[follow up]　森田療法がとくに害になることはないが、①理論だけ勉強して、「あるがまま」になることに「こだわって」苦しむという現象がみられることがある。また、②原理と方法が一定なので、神経症の症状の森田的心理機制（不安を感じて注意をむけると、症状がいっそうはっきり感じられ、そのためさらに不安になるという精神交互作用の悪循環）には有効であるが、そのほかの心理機制には二次的な効果しか望めない、という限界がある。

g．交流分析

　ここで交流分析を取りあげるのは、それが次の精神分析の口語版ともいわれ、同じ長所も欠点ももっているため、またそれが日本でひろく関心をもたれているためである。

　　交流分析そのものは相当に複雑であるが、もとになる図式は比較的わかりやすい。人間の心理には、とくに他人とのつき合いや仕事との取り組みの際に、親が子供に対するようなこころの態度をとるときも、大人として接するときも、子供のような気持ちになるときもある。それは各人で異なるが、自分でも周囲からもある程度判断できる。それを自分について直感的に、あるいは質問紙法によって、批判する親（CP）、やさしく育てる親（NP）、大人（A）、自由にふるまう子供（FC）、順応した子供（AC）の各部分の、それ

ぞれの強さを記入して、自分のこころの癖ともいえるエゴグラムをつくる。生活のなかで人に接するときは、互いの各部分でふれ合っている（たとえばFC → NP に対して CP → AC など）。もちろんその裏で別の部分も同時に働いている。そのような働きを知ることにより、自分が人に接するときの気持ちや態度について、ある傾向のあることを自覚できる。それが自分を知るひとつの手がかりになり、反省や問題解決や安心につながる。

[follow up]　このあたりまでの理論はわかりやすく、誰でも思い当たることである。しかし、交流分析そのものは、さらにゲーム、ラケット、脚本などの概念を展開し、それにまた多くのパターンを分け、多数の特殊用語をもちいて、人間の感情、行動、対人態度を説明する。それは人間のすべてを説明する理論（それが可能なものと仮定して）へとつづいていくかのようである。

　日本でひろめられている交流分析は、上記のエゴグラムを中心とした、わかりやすい部分にとどまることが多いようである。臨床とともに、一般健康人がグループで学習して、自分の意外な側面を知り、相手の気持ちにも気づいて、職場の対人関係などに役だてることもできる。しかし、重症の神経症やうつ病の患者は、正しいエゴグラムをつくること自体がむつかしい。また、症状そのものの分析に応用するには、よほど慎重でなければならない。

[follow up]　交流分析が精神分析の長所も短所ももつと述べたが、長所としては、①自分がふだん気づかずにいることに、たとえ一面的であれ、気づく機会があたえられること、②相手の言動にも、ただ腹を立てたりせず、冷静に"科学的"に受けとめられること、などがあげられる。その短所は、未熟な学習段階では、①この理論が描きだす人間の姿を、そのまま本当の姿と誤解すること、②その理論のなかだけで、人間を理解し、説明することに終始する危険があることであろう。

　たとえば、カウンセリングがすすむなかで時折語られる凄惨な人生ドラマ、女性として男性としての喜びや悲しみ、少年少女の一途さ、年老いることの寂しさと静けさ、その他もろもろの人間模様を、すべて交流分析の術語の糸で編みつづろうと試みてはならない。

h. 精神分析

　19世紀末、説得と催眠しかなかった心理療法の世界に、自由連想と無意識の理解という独創的な方法をもたらしたS.フロイトの功績はきわめて大きい。彼の創始した精神分析が、心理療法にとどまらず、精神医学や心理学、さらに社会、文化、思想に大きな影響を及ぼしたことは周知の通りである。現在の心理療法はほとんど皆、フロイトに学ぶか、フロイトを批判するところから生まれたと言っても過言ではない。

　　精神分析が上記の諸療法（交流分析をのぞく）と異なる点は、それが人間のこころの科学であることを主張することであると思われる。フロイトは寝椅子に"横になって目をつぶっている"患者に、X線撮影をする代わりに、こころに浮かぶことを何もかくさず話す自由連想をさせて、そこにあらわれた映像を、X線の映像を医者が患者に説明するように、説明しようとした。

　　映像を読みとるには、解剖・生理・病理学が必要である。彼はこころの解剖・生理・病理学をつくろうとしたようにみえる。からだの場合は、正しいことは1つであるから、それ以外の仮説は消滅して、われわれは唯一の学問を学ぶことができる。こころの場合には、無数の仮説が生まれる。彼は自分の考えを科学と考えたので、アドラーもユングも破門せざるをえなかった。その後も破門に値する人々がたくさんあらわれたし、彼自身の学説も変化した。その詳細は、本書の範囲を越えるので、ここではふれない。

　　問題は、こころの解剖・生理・病理学がどこまで可能かという点にある。言うまでもなく、人間のこころの因果関係に関する心理学（人文科学のうちの力動的心理学）は、からだのそれをあつかう身体医学（物理・化学にもとづく自然科学のひとつ）にくらべて、その恒常性、普遍妥当性、共通性、再現性および再現予測可能性において、いちじるしく不確実であるという宿命をもつ。したがってそれは、身体医学の場合と違って、こころにおきる現象を常に正しく説明ないし予測するものではなく、ただそれをよりよく理解するための思考の枠組みや用語（思考モデル）を提供するものといえる。

　　精神分析の諸学説をそのようにとらえると、学説はいくつあってもよいことになる。筆者としては、精神分析の諸学派のうち、自分の好むところを自由に学んで、体験として身につけるものが、いろいろな形で臨床に生きると考える。

　精神分析の知識は、直接に症状を説明し、やわらげることにはあまり役だたないし、また無理に役だてようとしないほうが安全である。しかし、ごくわかりやすい心理的なからくり、たとえば、都合のわるいことは思い出さない抑圧、年長の男性に父親の影をみる転移、苦手な相手にはつい丁重になる過代償、子供っぽい言動をとる退行などは、厳密な分析用語よりも日常用語として利用することができる。

　本来の精神分析療法は、長時間の治療過程のあいだに、患者の人生で重要な人物が治療者に転移され、両者のあいだに再現する過去の対人経験を操作することによっておこなわれる。性格傾向や人生体験に大きな問題のあるとき、治療の有用性と治療継続に必要な条件を十分検討したうえで実施する。

　精神分析の長所と短所は、交流分析について述べたことに通ずるので省略する。決してしてはならないのは、フロイトの権威を借りて患者に接することとであろう。

i．催眠・自律訓練法

　催眠は最も古い心理療法であるが、消え去ったわけではない。催眠状態への導入は、相手がトランスに入りやすい人なら、きわめて簡単である。その間に指示通りの行動をとらせ、頭重感などの症状を除き、必要なら別の感覚をおこさせ、明るい気分で目覚めさせることができる。難点は、①その感覚や気分がふつう長つづきしないこと（ときには好ましくない感覚もふくめて、長くつづくこともある）、②患者の役割が受動的にとどまること、③したがって別の心理療法をおこなっているとき、患者が自分の役割について混乱をおこしやすいこと、などである。催眠で取れない症状はあるが、催眠でなければ取れない症状はない、といわれる。患者がとくに希望するときは、その効果と限界を説明したうえで、少数回おこなうのがよい。

　それにくらべると、自己催眠である自律訓練法は、簡単で安全である。楽な姿勢をとって、静かな深い呼吸に合わせて、「気持ちがずーと落ちつく」、「息がらくーにできる」と口のなかで繰り返す。そのうちに「右手がだるーくなる」という言葉を加え、それを左手、右足、左足に移し、やがて「右手があったかーくなる」という暗示に変える。毎日10分間くらい練習をつづけ

て、その感覚が容易におきるようになると、全身の筋肉のしこりをゆるめ、気持ちを落ちつけるのに役だつ。さらに腹部の熱感やひたいの涼しい感じまでだすこともできるが、治療的にはその必要はない。この自律訓練法の目的と効果は、心身をリラックスさせることで、それ以上のものではない。

j．実存分析

ほかに特記すべき治療法として、フランクルの実存分析があげられる。彼はナチスの強制収容所で生き抜いた体験をもとに、人間は生きる意味を見いだす限り、どんな苦痛にも耐えられることを説く。それは人間が過去の体験によって決定づけられるという精神分析理論に対して、自己の意志決定の重要さを強調するもので、心理療法のひとつの境地をしめすものといえる。

　　確かにこれまであげた各種の心理療法は、症状をやわらげ、理解や支持をあたえることによって安心をもたらす。しかし最後に、患者がひとりの人間として、何を生きがいとし、何を人生の目標とするか、どんな生きかたを選ぶか、という決定は、患者本人がくださねばならない。フランクルは、どんなことであれ、本人がそのために生きる意義を見いだすことの重要さを指摘する。そして治療者に、その意義を指し示す者であることを求めているようである。

　　ふつうの面接をかさねるうちに、いつの間にか話題が人生論に及ぶことが稀でない。治療者が、実存分析の求める強力な説得者になることは、困難でもあり、必ずしも常に必要とは思われない。しかし、患者が人生について語るとき、単なる心理療法の枠を越えて、関心と共感をもって聞く用意はなければならないであろう。

k．内観療法

　　吉本伊信が始めたわが国独自の治療法である。静かな部屋に座って、それまで母・父・配偶者などに①世話になったこと、②それにお返ししたこと、③迷惑をかけたことを考えつづけ、1〜2時間ごとに訪れるカウンセラーに、思い出した内容を手短かに話す。それを終日おこない、5〜7日ほどで終える。種々の神経症、不登校、非行などに応用され、症状および生活態度

の改善に役立つことが多い。ただし、たとえば家族が本人に治療を強制して
反感をかう場合などに、注意が必要である。

I. その他の治療法

　心理療法と名づけられるものが、数えきれないほど多いことは、よく知ら
れた通りである。うえにあげたものは、そのなかのごく代表的なものであ
る。

　このほか家族療法（p.247）や遊び療法（p.245）は、児童・青年期精神医
学の治療の頃で、それぞれ簡単にふれる。ほかにも、ゲシュタルト療法、ヨ
ガ、絶食療法などがもちいられるが、筆者は経験がとぼしいので省略する。

II. 薬物療法

　心身症や神経症のため、精神科を受診、あるいは紹介される患者には、薬
物の助けが必要なことが実際は多い。ただし、薬物のみですむこともほとん
どないので、薬物療法は心理療法と常に併用されることになる。公認心理師
あるいは臨床心理士が主に面接に当たる場合や、入院して看護師の働きかけ
が大きい役割をもつときも、ふつう薬物の服用は有益である。

　この薬物療法は、多くの病気に共通する睡眠薬と抗不安薬の使用と、パニ
ック症や強迫症などの特定の病気に対する選択的セロトニン再取り込み阻害
薬（SSRI）の使用に分けられる。

a. 不眠と不安に対する薬物療法

　本章に述べた心身症や神経症の患者の多くが不眠症状を持っている。その
改善のために、メラトニン受容体に作用する薬物、オレキシン受容体に作用
する薬物、またはベンゾディアゼピン系薬物（および同じ薬理作用をもつ薬
物）が使用される。また、不安や緊張も多くの患者に共通する症状であり、
その改善のためにはベンゾディアゼピン系薬物が使用される。

　これらの薬物は一般診療科でもひろく使用される。心身症や神経症の場合

はもちろん、精神科の診断名のつかない人にも困難な生活場面をのりきるために役立つことが多い。またうつ病、双極症、あるいは統合失調症にも、他の薬物と併用されることがある。

[follow up] ベンゾディアゼピン系薬物のほとんどはベンゾディアゼピンという化学構造を有している。ゾルピデム、ゾピクロン、エスゾピクロンは化学構造が異なるので非ベンゾディアゼピン系化合物と呼ばれることがあるが、基本の薬理作用は同じである。

[follow up] 抗不安薬として、タンドスピロン（セロトニン 1A 受容体刺激作用をもつ）ももちいられる。作用は比較的よわく、効果発現まで時間がかかるが、後述のベンゾディアゼピン系薬物の副作用がないことが大きな利点である。

(1) メラトニン受容体およびオレキシン受容体に作用する睡眠薬

メラトニン受容体に作用して睡眠リズムを調整するラメルテオンが2010年に導入された。さらに、オレキシンの受容体を阻害して覚醒レベルを下げて睡眠への移行を促進する薬物として、2014年にスボレキサントが、2020年にはレンボレキサントが導入された。

これらは次に述べるベンゾディアゼピン系薬物と異なって、不安や緊張を和らげる作用はないが、反跳性不眠、依存性、筋弛緩作用、健忘作用などの副作用がなく、より安全な睡眠薬として使用できる。

(2) ベンゾディアゼピン系薬物の臨床効果

① 抗不安作用

ベンゾディアゼピン系薬物は、すべて不安、緊張、恐怖感をやわらげ、ゆったりした気分、何となくほっとする感じを作りだす。また心身症の項に記した不安・緊張による血圧上昇や腹痛、手のふるえなどの身体症状を軽減する。

その作用を利用して、上記の心身症、不安症、各種の恐怖症、環境反応な

どに、ひろくもちいられる。しかしそれはあらゆる不安、恐怖をたちどころ
に取り去る力をもつものではない。その効用は、たとえば対人恐怖のため人
中に入れないとき、適量の抗不安薬を利用して外出につとめ、次第に自信を
取りもどす契機をつくることにある。元気に働いている人も、たとえば決算
期に緊張と過労が重なったとき、あるいは対人関係の苦痛から気持ちが乱れ
るときなどに、精神的疲労をやわらげ、おだやかな休息をとるために利用で
きる。

　ふつう食後の定期服用の形で処方されるが、そのときの心身の状態に応じ
て、処方された用量を必要なときだけ1～2回"頓服"として用いてもよ
い。むしろそのような利用法が、抗不安薬服用の原則といえる。

　また薬物の種類と用量は、最初は医師が選択するが、その後は服用した本
人が体験する効果と副作用をもとに、話し合いによって適宜調節することが
望ましい。

② 睡眠薬としての効果

　ベンゾディアゼピン系薬物は、抗不安作用とともに、みな睡眠誘導作用を
もっている。個人差が大きいので、実際にのんだときの眠気の有無や程度を
確かめて、運転などに支障がないよう注意する必要がある。またアルコール
の併用はその作用を強めるので、服薬中はとくに会合などでの飲酒を避けな
ければならない。

　この睡眠誘導作用を利用して、睡眠薬としてもひろく使用される。その効
果はおおよそ各薬剤の薬理作用の強さに一致するので、薬効が強く、持続時
間が短くて翌朝に影響が残らない薬剤が、とくに睡眠薬として薬局方に指定
されている。しかし抗不安薬と睡眠薬の区別は薬効と持続時間の程度の違い
であるから、抗不安薬に指定された薬物も睡眠薬として役立つことが多い。
ただし、睡眠薬を抗不安薬として日中もちいるのは危険である。

　この睡眠薬も、抗不安薬の場合と同じく、どんな心配も怒りも忘れて気持
ちよく眠らせる力をもつものではない。また、抗不安薬と同じく、睡眠薬も
必要なときだけもちいるのが原則である。たとえば夜おそくまで仕事をして
緊張がとれないとき、夜勤のあと寝つけないときなどが、その最もよい適応
である。

　しかし実際には、種々の理由から、長期間連用されることが多い。持続す
る不眠には、後述のように（p.183）、まず慎重な診断が必要である。それが

心因性ないし習慣性の不眠の場合には、十分な説明をして無用な不安をやわらげ、睡眠衛生の向上をはかり、日内リズムの調整をはかる工夫（p.184）をしたうえで、適量の睡眠薬を、上記の原則を守って、できるかぎり単剤で使用する。

③　安全性と使用時の注意点

　ベンゾディアゼピン系薬物は安全性がたかく、長期間つづけて服用しても肝臓や心臓に負担をかけることはない。またアルコール以外は、他の薬物との併用禁忌もない。自殺の目的で大量に服用しても、深く眠るだけで生命に危険をきたすことはない。またそれは抗てんかん作用ももっており、一部の薬剤（クロナゼパムなど）は早くから抗てんかん薬としてもちいられている。しかし、のみ過ぎによる過睡眠（p.201）のほかにも、次のような問題点があることを知っておかねばならない。

　1）ベンゾディアゼピン系薬物（とくに睡眠薬）は、持続的に使用すると耐性を生じて、効果がうすれやすい。強い不安や不眠が持続するとき、規定以上の服薬をつづけて、依存状態におちいり、減量が困難になることが多い。とくに性格的な問題が大きいときは、薬物依存に十分注意しなければならない（p.201）。ただ、適切な用量の抗不安薬を前記の原則にしたがって服用する限り、たとえ長期間服用しても、実際に大きな問題がおきることはほとんどない。（不正に入手して大量持続服用すると、急速中断時に重い離脱症状を生じることがある。p.148）。

　しかし、薬理作用がつよく作用時間の短い睡眠薬を連用すると、次第に効果が不十分になり、突然にやめると数日間は離脱症状としての入眠困難をきたす（反跳性不眠）。必要に応じて作用時間の長い抗不安薬を併用し、次第に減量するなど、情況に応じた工夫が試みられる。

　2）同じくベンゾディアゼピン系薬物に共通するのは、筋肉の弛緩作用である。新陳代謝の遅い高齢者に、とくに作用の持続する薬剤を必要以上にあたえると、歩行時によろめいて転びやすくなり、稀には立ち上がるのも困難なほどの筋力低下をきたすことがある。間もなく完全に回復するが、高齢者には用量をへらし、早く代謝される薬剤をもちいるなどの配慮が必要である。

　3）あらゆるベンゾディアゼピン系薬物（とくに睡眠薬）を薬用量より多くのむか、アルコールを相当量併用すると、外見的には普通に行動していな

がら翌日にはその記憶がないという現象（一過性健忘）が時折みられる（た
とえば睡眠薬をのんで眠ったあと、深夜に夜食を作って食べたことを、翌朝
には覚えていない）。大きな事故につながることは稀であるが、睡眠薬を常
用する人がこの現象を自覚して、不安に感じていることが珍しくない。誰で
も適切な服薬量を守り、飲酒の併用をさける注意が必要である。

　この現象の生理的機制は不明であるが、記憶障害とともに周囲への注意や
理解も不確かになることが多いので、軽い意識水準の低下と考えるほうが実
際にちかい。

　また高齢者は、通常量の抗不安薬や睡眠薬でも、ときに軽度のせん妄状態
をきたし、記憶障害やまとまりない言動などから認知症を疑われることがあ
る。服用をやめると、すぐ完全に回復する。

④　ベンゾジアゼピン系薬物の種類

　ベンゾジアゼピン系薬物は、上記のように本質的に同じ作用をもつ薬物
であるが、薬局方によって抗不安薬と睡眠薬に区別されている（各薬剤の商
品名や常用量は巻末の表を参照、p.293）。

[follow up]　抗不安薬として用いられる薬剤は多いが、作用の弱いものも
用量をふやすと、副作用となる眠気をふくめて、強いものと同じ効果を生ず
る。ただ血中濃度の上昇および減退の早い短期作用型、いずれも遅い長期作
用型、両者の中間の中期作用型があって、以下のように分けられている。一
般に短期および中期作用型の薬剤は、作用も副作用もはっきり自覚されやす
い。しかし個人差も大きいので、治療者と患者がよく話し合って、互いに好
みの薬剤を適量もちいるのがよい。

　短期作用型：エチゾラム、クロチアゼパム、フルタゾラム、中期作用型：
ロラゼパム、アルプラゾラム、ブロマゼパム、長期作用型：ジアゼパム、フ
ルジアゼパム、クロルジアゼポキシド、メダゼパム、メキサゾラム、オキサ
ゾラム、クロラゼプ酸、超長期作用型：ロフラゼプ酸エチル、プラゼパム、
フルトプラゼパム。

　睡眠薬も抗不安薬と同じように、主に代謝速度の差異によって、以下の作
用型に分けられる。原則として入眠困難や早期覚醒などの不眠の様子に合わ
せて処方するが、効果には個人差が大きい。不眠に対する後述の治療対策
（p.184）をすすめるとともに、とくに超過用量の連続服用による依存形成に

十分注意しなければならない。中途覚醒には睡眠薬の追加服用を避け、就眠時に少量の抗精神病薬を併用するなどの工夫が必要である。

　超短時間型：トリアゾラム、ゾルピデム、ゾピクロン、エスゾピクロン、短時間型：エチゾラム、ブロチゾラム、ロルメタゼパム、リルマザホン、長時間型：ニトラゼパム、フルニトラゼパム、エストラゼパム、ニメタゼパム、グアゼパム、超長時間型：フルラゼパム、ハロキサゾラム。

b．特定の病気に対する抗うつ薬

(1)　適応となる病気

　パニック症、社交不安症、強迫症、PTSD などの病気では、選択的セロトニン再取り込み阻害薬（SSRI）をはじめとするセロトニン再取り込み阻害を有する抗うつ薬が有効である。この症状改善は、随伴することのある抑うつ症状への効果を介するわけではなく、パニック発作や対人不安や強迫症状にたいする直接の効果である。また、適応症として認可されている薬物はないが、全般性不安症、身体的苦痛症、心気症などにおいても SSRI は有効であることが知られている。

　身体的苦痛症のなかで、特に疼痛が主症状である場合は、セロトニンとノルアドレナリンの両方の再取り込み阻害作用のある薬物が有効である。いくつかの三環系抗うつ薬とセロトニン・ノルアドレナリン再取り込み阻害薬（SNRI）がこれにあたる。脳内への作用だけでなく、脊髄レベルの痛覚神経に対する作用が痛みの軽減効果発現に関連している。

　古くから、セロトニン再取り込み阻害作用の強い三環系抗うつ薬であるクロミプラミンがこれらの疾患に有効であることが知られていたが、しばしば副作用が有効量までの増量を妨げていた。副作用プロフィルに優れる SSRI や SNRI の導入が、これらの疾患への抗うつ薬療法の普及を促進した面がある。

(2)　使用方法と注意点

　抗不安薬のような即効性はなく、効果が出るまで少なくとも 2～4 週待たねばならない。吐き気や眠気などの初期に出現する副作用を回避するため、

少量で開始し、有効用量まで漸増するのがどの病気でも共通している。うつ病治療において述べるように（p.98）、まれにアクティベーションが生じ、特に児童青年期例では自殺念慮が増強することがあるので注意深い観察が必要である。また急にやめると不快な離脱症状が生じることに注意する。

　有効用量は、おおむねうつ病と同様であるが、強迫症では高用量を必要とすることが多い。効果発現までの期間では、PTSDではある程度の改善が期待できるのは4〜6週間後であり、3ヵ月から6ヵ月間使用を続けると、さらに症状の改善がすすむと言われている。

　どの病気においても、効果と副作用を勘案するとともに、個人の好みに合わせて、症例ごとに用量を調節することが望ましい。症状がある程度軽減してくると減量から中止に至ることもあるが、かなり長期間の服用が必要となることもある。

　抗うつ薬を薬物療法の主剤とするときにも、抗不安薬は即効性を活かして頓服として利用できる。たとえば、おちつかない感じなどからパニック発作が予感されるとき、広場恐怖のため外出に踏み出せないとき、緊張を強いられ強い社交不安が予想されるとき、などである。

(3)　心理療法との併用

　薬物によって不安を軽減しながら心理的な支援を続けることが大切である。不安が和らぐと心理療法も導入しやすくなる。たとえばパニック発作に対する「このまま死んでしまう」という破局的解釈を、「不安による発作であり必ず治まる」という合理的解釈へと導いてゆく認知療法や、予期不安と広場恐怖のため狭まってしまった行動範囲を拡大してゆく行動療法的アプローチも、不安が軽減すると導入しやすくなる。対人恐怖では、症状がある程度改善したあとは、症状の完全消失を目指す前に、生活面の充実を図るという森田療法的なアプローチを併用することが多い。強迫症状に対する認知療法や行動療法も、強迫観念や不安が薬物である程度改善すると円滑な導入を図りやすい。

2

主に内因によるもの

　ここで「主に内因による」という表現のうち、「主に」とは「症例により大きな違いがあるが、しばしば一定程度に」というほうが、より実際に近い。また「内因」とは、病気の成り立ちには遺伝体質的素因が関与し、病態には脳機能変調が関与することを意味している。

　遺伝という言葉は特殊な印象をあたえるが、遺伝疾患は大きく分けて2種類ある。ひとつは単独の特殊な遺伝子による病気（単因子遺伝疾患）で、メンデルの法則通り顕性（優性）・潜性（劣性）、常染色体性・伴性の条件にしたがって発病する。病気の種類は非常に多いが、各疾患の患者数はごく限られている。いまひとつは多数の遺伝子の各作用の促進・抑制のバランスがかたよる結果、たとえば背の高い両親から背の高い子供が比較的多く生まれるように、一般人口平均より近親者に比較的多くみられる病気（多因子遺伝疾患）で、メンデルの法則にしたがわず、環境要因により大きな影響をうける。すなわち誰でも（あなたも私も）、程度の違いはあれ、多少ともそのような素因をもっている。病気の種類は高血圧、糖尿病、各種のがんなどのごくありふれた病気で、患者数は非常に多い。

　多因子遺伝疾患のおきかたは、高血圧（本態性高血圧症）を例にとると理解しやすい。高血圧は誰でもなるが、近親者に高血圧の多い人は、そうでない人にくらべて、中年になると血圧調節機能に変化が生じ血圧が高くなりやすい。とくに塩分の取りすぎ、太りすぎなどがあると、その傾向が強くなる。さらに前章の心身症の項にしるしたように、種々のストレスが加わると、血圧はいっそう上昇する。とくに素因が大きければ、若いうちから血圧が高くて、薬が必要になり、それでも十分には抑えきれないこともおきる。

　気分症群や統合失調症でも、同じような事情がみられる。すなわち、気分症群や統合失調症は誰にでも生じるが、近親者にそれらの病気の人がいる人は、そうでない人にくらべて、思春期以降に気分、意欲、思考などと関連する脳機能に特有の変調が生じやすい。その変調の背景には多因子に規定される種々の程度の体質的素因があるが、発達段階を経て発症に至るまでの、精神的ストレスをふくむ環境要因によって大きな影響をうける。

　気分症群や統合失調症は、心身症や神経症と比べると相対的に遺伝体質的素因と脳機能変調の関与が強いので、「主に内因によるもの」に分類するが、特殊な遺伝疾患ではなく、高血圧や糖尿病と同様にあくまでも普通のよくある病気であることを、医療・福祉関係者はもちろん、患者本人および家族も銘記することが望まれる。

2-1

気分症群
(うつ病(6A7)と双極症(6A6))[F3]

　気分症群（気分障害）は、うつ病と双極症に分かれる。診察時点で躁状態の既往があれば双極症、なければうつ病と診断される。両者は共通する部分も大きいが、治療方針や処方薬剤が異なるので，できるだけ早く見分ける必要がある。しかし双極症の抑うつエピソードの症状は、うつ病のそれとほとんど変わらないので、初めて診察するときの状態だけから判断することはむつかしい。したがって、それまでの経過を尋ねるときに、以前の抑うつエピソードとともに躁エピソードの有無も確かめることが大切で、実際に診察の際の慣習になっている。しかしその確認は、のちに述べるような諸事情から困難なこともあって、抑うつ状態の治療中に何らかの躁症状に気づかれて診断が変わることも多い。

　定型的な躁エピソードを伴う双極症 I 型の発現頻度は、全人口の 1％前後といわれる。長期間にわたって躁エピソードしかみられない症例は比較的稀である。躁状態が軽度にとどまる双極症 II 型の頻度は I 型より多いとも少ないともいわれている。

　一方、うつ病ははるかに多く、とくに近年になって増加したことが、多くの報告者によって強調されている。WHO もうつ病を能力障害をきたす最大の健康課題とみなしている。総人口あたりの発病率は 7％程度といわれるが、はるかに高い頻度の報告もある。それが生活環境や経済事情の変化のため、これまでわからなかった病気が正しくうつ病と診断されたため、反対に軽率なうつ病の診断と安易な抗うつ薬の使用がふえたためなど、さまざまな推論がなされている。

　発病年齢は、双極症は10歳代前半に始まり、20歳代から30歳代前半までの

発症が多い。うつ病は10歳代前半に始まり、全世代にわたって発症し、高齢期に初発することも珍しくない。

　男女差は、双極症Ⅰ型では性差はなく、双極症Ⅱ型とうつ病で女性が男性の2倍ほど多い。

　双極症では、近親者の発病率が比較的たかい。双極症の一卵性双生児の発病一致率は約50％、二卵性双生児では15％前後といわれる。うつ病は後記のように環境による影響が大きく、正確な判定はむつかしい。

Ⅰ．うつ病

　抑うつ状態の病状・原因・経過は、後述のように複雑・多様であるが、まずうつ病の定型的症状を、(1)身体症状、(2)精神症状、(3)日内変動に分けて説明する。

ａ．症状

(1)　身体症状

　うつ病の症例は、まず身体症状を自覚し、それを主訴として受診（多くは最初は内科に）する。診断の目安および本人・家族の参考のため、最も頻度のたかい症状を3つあげる。

① 睡眠障害

　寝つきが悪く、眠りがあさく、ときには朝ふだんより2〜3時間も早く目がさめて、昼にも眠くならない。

② 食欲の変化

　何か食べたいという気持ちにならない。空腹感はあっても、食べたいと思わない。無理に食べると胃には入るが、好物もおいしいと感じないし、ときには味そのものがわからなくなる。そのためしばしば体重がかなり減る。（稀にはかえって食欲が昂進して、とくに甘いものを好むこともある）。

③ からだのだるさ

　何となく全身が重く、けだるい。からだの力が抜けたようで、すぐ横にな

ってしまう。ときには鎧でも着たように重苦しい。

④ その他の諸症状

　頭全体が重く痛む。胸が締められて息苦しい。いつも口がかわき、軽い吐き気がする。便秘がちになる。性欲および快感が減退し、インポテンスになる。寝汗をかいて、いくども着がえる。その他、多彩かつ多数。

　　　うつ病者は、たとえば頭痛がするために眠れず、食欲もないのだと考えて、医師には頭痛のみを訴えるようなことが多い。後述する精神症状も、からだの具合が悪いために元気がでないものと考えて、かなり重症のとき以外、自ら訴えることはほとんどない。

　　　諸報告によれば総合病院の内科の初診患者の5％前後はうつ病であるが、その多くは①軽い身体疾患、②どこも悪いところはないので単なる心配性、③いわゆる怠け病と誤診される。その理由は、うつ病者が上記のようなごくありふれた身体的訴えをもって一般診療医を訪れ、自分からは精神的苦痛を述べず、一見元気そうで表情・態度に問題を感じさせないからである。そのため十分な問診をせずに、主訴の身体的検査をすすめることが誤診につながりやすい。多少の身体的所見があれば慢性胃炎、肝機能障害、貧血、更年期障害などと診断される。所見がなければ、気弱になってくよくよ心配するうつ病者の様子から、性格的な心配性とみなされる。また、自分が怠け者になったといううつ病者の嘆きをそのままうけとって、怠け病と判断される。

　　　最近でも精神科を受診するうつ病者の多くが、すでにいくつもの病院をまわり、ときには長期間入院して精密検査をうけているのが実状である。その過ちを防ぐために、医療関係者はもとより、福祉関係者、本人・家族も、うつ病について必要な知識をもつことが望まれる。

　[follow up]　「仮面うつ病」という言葉が、身体症状の仮面によって精神症状が隠されるという意味でもちいられることがある。しかし実際にそれは、医師が精神症状に気づかず誤診した際の言いわけ病名、あるいはうつ病は恐ろしい精神病という患者・家族の誤信に配慮した気づかい病名であって、そのような特別のうつ病が存在するわけではない。

(2)　精神症状

うつ病の主な症状は精神面にあらわれる。その様相は複雑であるが、診断

に欠くことのできない中核症状を、身体症状と同じく、3つあげておきたい。

① 関心・興味の減退

日常生活のなかで、人はとくに自覚しないうちに、何かになにがしかの関心・興味をもっている。たとえば朝起きると、新聞を開いて前日の野球の勝敗をしらべ、町にでると魅力的な異性に自然に視線がむき、職場で同僚の笑い話につい引きこまれて笑う。ところが、うつ病になると、そのようなことに気持ちがむかなくなる。何故かわからないながら、何にも以前ほど興味がわかず、女性の美貌も男性の魅力も、十分にはこころに映らない。

② 意欲・気力の減退

何をするのも面倒でおっくうで、とくに頭をつかうのがいやになる。たとえば朝も目がさめてから起きだすのがおっくうで、やっと起きても、顔を洗い、ひげを剃り、ネクタイを選ぶのが、あるいは化粧をし、服を選ぶのが、ひどく面倒で、普段はおしゃれな人がいつも同じ格好をする。掃除や片づけがおっくうで、手紙の返事が面倒で、気にかかりながら後回しにするので、仕事の山ができてしまう。

③ 知的活動能力の減退

それまで苦もなくできたことが、なかなかできず、途方にくれる。新聞を読んでも頭に入らず、仕事の書類をいくども読みかえす。簡単なことが決められず、時間ばかりかかって能率があがらない。主婦は夕飯の献立が考えられず、スーパーに行っても何を買ってよいかわからず、つい出来合いのおかずで間に合わせる。

これらの諸症状は、うつ病の精神症状という1つの現象を3つの面から述べたのであって、実際にはそれらが全部一緒に体験される。たとえば新聞をよく読む人が急に読まなくなるのは、野球の勝敗などに興味がうすれ、活字を読むのがおっくうになり、読んでも頭に入らないためである。それを患者はただ、「新聞もテレビも見ない」という。その訴えをくわしく聞きただして、はじめて抑うつ症状の共通項が見えてくる。患者によって、①あるいは②、③がとくに顕著な場合があるが、どれか1つがまったく欠けることはほ

とんどない。

　　　また、これらの諸症状は、たとえば前記の適応反応症や遷延性悲嘆反応（p.45）のように、理由があって生ずる了解可能な性質のものではない。また自分で気を取りなおしたり、まわりから元気を出すように勧められたり、遊びに出かけたりすることによって、すぐ軽快するものでもない。このように症状の内容がよく了解できず、働きかけによって影響をうけないことは、うつ病が脳機能変調を基盤に持つ病気であることをしめす特徴といえる。

④ その他の症状

　うつ病者がふつう診察室で口にするのは、すでに述べたように、中核症状全体およびそれから二次的に派生した、日常生活の具体的な苦痛である。たとえば、仕事が何もできなくて情けない（無力感）、皆ができるのに自分だけできず残念だ（劣等感）、家族や同僚に迷惑をかけている（自責感）、本当にすまない、申しわけない（罪責感）、こんなことでは将来も見込みがない（自信喪失）、それを思うと（あるいは理由もなく）恐ろしくて、じっとしていられない（不安）、ひとりで焦って、いらいらしている（焦燥感）、自分にも周囲にも無性に腹がたつ（易怒傾向）、つくづく悲しくて涙がでる（悲哀感）、何とも言えずさびしい（寂莫感）など。

　　　[follow up]　抑うつ気分はうつ病の基本症状であるが、きわめて主観的な体験で、健康人も日常生活の中で折にふれて "憂うつ" という言葉を口にする（問診表の抑うつ気分の項目には、誰でもすぐ○印をつける）。その訴えを鵜呑みにせず、実際の体験の意味・内容を具体的・客観的にとらえねばならない。上記の諸症状から全体像を把握したうえで、改めて訊ねなおして、症状全体を覆う強い抑うつ気分の存在を確認する注意深さが望まれる。
　　　このような抑うつ症状がいっそう強まり、あるいは長くつづくと、患者は学校・職場に行くのが辛く、少しでも楽になりたいと思い、将来にも自信を失って、周囲の意見を聞くゆとりもないままに退学届・辞表をだす。

　あるいは毎日が味気なく、生きていてもつまらない、死んだほうがましだ、死んだほうがよい、死にたい、と気持ち（自殺念慮）がすすんで、一日

中死ぬ方法ばかり考え、ついにそれを実行することがある（自殺企図）。とくに早期および回復期には、その危険が大きい。

　あるいは、自分が貧乏で、病院の支払いもできない（貧困妄想）、罪深い人間で、警察がつかまえに来る（罪業妄想）、間違いなくがんになって、余命いくばくもない（心気妄想）などの妄想をいだき、説得にも応じないことがある（精神病（症）を伴ううつ病）。

　　　うつ病の精神症状に関して、注意すべき点が２つある。すなわち、①うつ病者がいかにも憂うつな表情で、口数も少なく、うなだれているというのは、かなり重症のうつ病の場合のみで、絶対多数を占める軽症ないし中等症のうつ病者は、苦痛に堪えながらも相手に気どられぬように努力して、なめらかに話し、にこやかに笑顔をうかべて応対することである。そのため家族・同僚・診察者も、本人がそれほど苦しんでいると思わない。それが上記の誤診をまねき、突然の退学届・辞表・自殺企図に周囲がおどろくもとになる。

　　　次は、②うつ病者が、自分は取り柄のない怠け者で皆に迷惑をかけていると言うとき、実際にはすぐれた才能をもち、勤勉で、皆の尊敬をあつめていることを、言葉を尽くして説明しても、容易に納得しないことである。過去の成功の事実をしめしても、それはただのまぐれ当たりであるという。すなわち、うつ病者は原則として病識をもたない。

　　　ただし、うつ病のエピソードを繰り返すと、現在の自分の判断が病気のためであることを、時には不完全ながら、認識するようになる。

（3）　日内変動

　うつ病の身体・精神症状を通じてみられる特有な変化に、日内変動があげられる。それはうつ病に必発ではなく、程度もさまざまであるが、多くの症例にかなり明瞭にみとめられる。しかし、前記の心理環境要因による抑うつ状態や遷延性悲嘆反応（p.45、47）、後述する脳器質疾患の抑うつ状態（p.156、163、200）には、原則としてみられない。したがって、もしそれが確認されるなら（確認できなくとも否定はできないが）、脳機能変化の関与の大きい内因性のうつ病と診断できる。

　その変化は、身体・精神症状全体が、朝目をさましたときに最も悪く、次第に軽快して、夕方から深夜には相当回復するものである。極端な場合には、朝はどうしても起きられず、朝食も口にできず、午前中はそのまま床についているが、昼には何とか起きだして、多少食事をとり、洗濯機も回し、夕方に家族が帰るとほっとした気分になり、まがりなりに食事を支度して、自分も食べ、テレビも見て、少し笑うこともでき、夜が更けるにつれていっそう元気がでて、明日からはきちんと生活しようと決心して寝るが、眠りがあさくて、翌朝はもとに戻り、ひたすら自分の意志薄弱をなげく、というパターンをとる。

　軽症例でも、午前中は頭がはっきりせず、午後から能率があがり、夕方以降は比較的快調という場合が多い。ただし、これを健康人の夜型の生活リズムと混同してはならない。

b．病気の起こりかた

　抑うつ状態の診断と治療には、前記の諸症状の評価とともに、抑うつ状態の発生における心因（心理環境性格要因）、内因（体質的素因と脳機能変調）、器質因（脳侵襲、脳病理）の関与について慎重に検討・判断することが必要と考えられる。このアプローチは、精神症状や経過を、その発現要因にさかのぼって判別し、より有効な治療につなげようとする診療のありかたであって、いわば伝統的な方式といえる。

図　うつ病の起こりかた

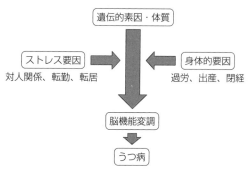

　心理環境性格要因から了解できる抑うつ状態は、本書では抑うつ神経症として前章に記載している。また遷延性悲嘆反応や抑うつ気分を伴う適応反応症も、心理環境要因から了解できる抑うつ状態である。器質因の関与の大きい抑うつ状態の代表的なものは、３章で述べる認知症に伴う抑うつ状態である。

　本章で扱っているうつ病は、伝統的に内因性うつ病と呼ばれているものであり、病気の成り立ちには体質的素因が関与し、病態には何らかの脳機能変調が推定され、症状は正常心理からのかけ離れが大きい。家族歴はあることもないこともある。

　このタイプのうつ病は、心理的な悩みやストレスがなくても起こることがあるのがひとつの特徴である。本人や家族が理由と思っていることも、よく聞くと不調が始まったために生じた問題であることがある。あるいは何かきっかけとなる出来事があっても、その出来事からは理解できないほど抑うつ状態が、強く、あるいは長く続く。周囲からみると、なぜそれほど悩むのか理解しにくい。

　　特別の理由がなくても気分変化が生じるというのは正常心理学からは理解しにくい現象であるが、比較的わかりやすい例としては、女性ホルモンの変動によって生じる月経前不快気分症を挙げることができる。ホルモンの変動が脳機能の微妙な変調につながり、それが気分の変化をもたらすのである。この気分変化についてはのちにもう少し具体的に紹介する（p.169）。

　　ただし、過度の疲労や心労によって内因性うつ病が誘発されることもある。たとえば、もともと細かいことも落ち度なくやり遂げようとする几帳面で熱心な性格（執着性格）の人が、新しい仕事にとりくんで過労を重ねるとき、次第に体がだるく能率があがらなくなっても、自分の我慢・努力が足りないためと思って休息・受診もせずにいるうちに、典型的な抑うつ状態におちいる。その結果おきる過労自殺が注目され、超過勤務が大きな問題になった。

　　近年では、仕事の疲労よりも対人関係にこだわって独り悩むなど、身体的過労よりも感情的な葛藤が目立つ場合が多くなった。また高齢化がすすむと

ともに家族構成も変わり、孤独な生活や働きながらの介護、育児など、新たな悩みもふえてきた。その悩みが深まるうちに、よく眠れず、頭の働きがわるく、いつもは気楽にできる仕事が耐え難く感ずるなど、定型的なうつ病の症状があらわれることがある。

　長く続く疲労や悩みやストレスが、それ自体で心理的な負担となるだけでなく、気分や意欲をつかさどる脳機能に変調をもたらして、うつ病という病気が誘発されると考えることができる。

　[follow up]　うつ病が、脳機能変調を伴う病気であることは、すでに述べた通りである。 本書の「はじめに」の章にふれたように（p.8）、うつ病にはセロトニンやノルアドレナリンという神経（刺激）伝達物質の代謝が関係している（モノアミン仮説）。この物質はホルモンと同じ系列のもので、心身のストレスによって大きな影響をうける。体質的素因に微妙な体調変化などが加わって特にきっかけなく脳機能変調が生じることもあるし、そこに心身のストレスが加わって誘発されることもあるのである。うつ病は、第1章にのべた「ストレスの影響をうけやすい病気」（たとえば本態性高血圧）と同様に考えると、この関係が理解しやすい。

　心理環境性格要因から生じる抑うつ状態（本書では抑うつ神経症と記載）と、体質的素因と脳機能変調により生じるうつ病（本書では内因性うつ病と記載）の区別は実際には難しい。抑うつ状態の内容やそれを生じた経緯が、生活面の事情や本人の性格傾向などから、よく了解できるなら抑うつ神経症である。きっかけが明瞭でない場合や、生活上の出来事が引き金とはなっても、出来事との関連が不明瞭であり、症状が日内変動などを伴う定型的な形をとっていれば内因性うつ病である。しかし、心理環境性格要因と体質的素因と脳機能変調のいずれもが関与する場合もある。はじめに述べたように（p.2）、どんなこころの悩み・病いにも、常に心因、内因、器質因が少しずつ関係しているのが実情である。

　それにもかかわらず、可能な限り両者を識別する努力が有意義と考えるのは、治療・援助の方針・方法・内容が基本的に異なるからである。主に心理

環境性格要因が関与しているなら、対症的な薬物療法とともに、面接をかさねて本人および関係者とともに症状のもとになった諸事情の解決をはかる工夫が大切となるし、主に内因が関与しているなら、本態性高血圧の場合と同様に、療養方針を説明しながら、積極的な薬物療法の導入が重要となる。

[**follow up**] ICD-11では成因や病態を問わずに抑うつエピソードを操作的に症状の数で定義している。成因や病態に関しては現時点では世界共通の合意には達していないからである。

ICD-11の抑うつエピソード　診断の必須の特徴（略述）

以下に示す特徴的な10症状のうち少なくとも5症状が、2週間以上にわたり、ほとんど1日中、ほぼ毎日、同時に出現すること。このうち少なくともひとつは感情クラスターに属するものでなければならない。

・感情クラスター（Affective cluster）
　　①抑うつ気分　②興味または喜びの減少
・認知行動クラスター（Cognitive-behavioural cluster）
　　③集中力低下または決断困難　④自己評価低下または罪責感　⑤将来に関する希望のなさ　⑥死に関する反復思考または自殺念慮
・自律神経クラスター（Neurovegetative cluster）
　　⑦睡眠変化　⑧食欲変化または体重変化　⑨精神運動焦燥または制止　⑩エネルギー低下、疲労感

注）ICD-11の診断ガイドライン最終版は未発表であるが、上述した診断に必須の特徴は、臨床実践グローバルネットワーク（Global Clinical Practice Network：https://gcp.network/）を参考にして記載した（2021年10月参照）。

このような診断基準を正しく使用するには、前記の操作的診断法の利点と注意点（p.11）をよく知ったうえで、とくに次の3点に注意しなければならない。

①　一般の解説書には、諸症状のくわしい文言（2週間以上にわたり、ほとんど1日中、ほぼ毎日、同時に出現すること、など）を省略して、10項目のうち5項目以上という症状の数だけを紹介していることが多い。本人・家族・知人がそれを読むだけで、あるいは経験のとぼしい

診察者がその項目を質問するだけで、安易にうつ病と考えると、誤った自己診断ないし軽率な過剰診断におちいりかねない。

② 症状項目は、相当に重い抑うつ状態の症状を適切に取り上げている。しかしうつ病の症状には、この項目にはしるされない症状および内容がたくさんみられる。たとえば身体症状では、頭痛・頭重や全身倦怠感などはよく訴えられるし、精神症状では緊張感や不安感をともなうことが多い。これらはうつ病に特異的な症状ではないため、診断基準からは省かれているが、実際には出現頻度が高く、本人には苦痛な症状である。診断基準だけがうつ病の症状と思いこまず、本人の訴えをありのままに聴きとることが大切である。

③ 症状数をもとに診断名を決める習慣が身につくと、表面に現れた症状だけに関心が向きがちとなる。しかし、経過をよく聞き、生活史、生活環境、性格傾向、身体状態などをくわしく知ることは、抑うつ症状の背景を確かめ、治療につなげるために大切な手続きである。それによって、症例ごとに薬物や心理的支援のきめ細かな対策をたてることが可能になる。操作的に症状の数を数えるだけが、診断ではないことを知っておかねばならない。

いま医学教育や一般市民への知識普及にも、しばしば国際診断基準がもちいられている。その際には、とくに上記の諸点について、十分な知識と注意が望まれる。

[follow up]　ICD-11のメランコリアを伴う抑うつエピソード

　ICD-11では、興味または喜びの喪失、通常なら喜びを感じる状況に対する情動反応の欠落、早朝覚醒、午前中に悪化する抑うつ気分、著しい精神運動制止または焦燥、著しい食欲減退または体重減少、のうちいくつかの症状がエピソードの特徴となっているとき、メランコリアを伴う抑うつエピソードと特定することができるとされている。

　メランコリアという言葉は、ヒポクラテスに由来する歴史的な用語で、内因性うつ病とほぼ同義で使用されてきた。ICD-11において、症状レベルで内因性うつ病に対応させようとしているのが、メランコリアを伴う抑うつエピソードと言うことができる。ただし、本書で念頭においている内因性うつ

病は、症候学的観点だけでなく、病気の成り立ちにおける体質的素因と脳機能変調の関与も考慮したものであり、ICD-11のメランコリアを伴ううつ病を含み、それよりも幅広い概念である。

c．重症度

　全体としてみれば、うつ病者の大部分は、自覚的な苦悩ははなはだしいものの、外来で服薬治療が可能である。家族は本人がそれほどつらい体験をしているとは気づかず、職場でも少し疲れているようだという程度に受け取られていることもある。

　しかし重症度が増すにつれ、出勤がおっくうで、勤務に出ても集中できず、うまく出来るような気がしない。主婦の場合は、献立が考えられず、掃除・洗濯もやる気がせず、テレビもつけず、電話にも出られない。次第に、いらいらしたり、自殺を思ったりすることがふえてくる。家族がいつも一緒にいるなら外来で治療できるが、状況によっては入院が必要となる。

　症状がいっそう重くなると、ほとんど口もきかず、表情もとぼしく、一日中横になって、将来について悲観的なことばかり考える。心気妄想、貧困妄想、罪業妄想など気分に一致した妄想だけでなく、時には被害妄想や関係妄想や幻聴なども現れる。昏迷などの緊張病症状が加わることもある。

d．経過と病型

　ICD-11では、初回のうつ病エピソードを単一エピソードうつ病（6A70）と呼び、エピソードを再発した場合は反復性うつ病（6A71）と呼んでいる。

　うつ病エピソードはふつう数ヵ月から1年程度続くが、個人差が大きく、時には数年間つづくこともある。後述するように、抗うつ薬はふつう2～4週間のうちに、うつ病の諸症状を顕著に改善する。しかし、うつ病エピソード自体が完治したわけではないので、中止すれば症状がぶり返す。したがって服薬の終了は、慎重におこなわれなければならない。

　うつ病エピソード自体も、多くの場合、いずれ完全ないしほぼ完全に治まる。その後、うつ病エピソードがおきるか否かは、簡単には予想できない。

初回うつ病エピソードに罹患した人の大半はいつか再発エピソードを経験し、再発した人は3回目のエピソードを経験する可能性は相当に高い。初回エピソードが完全に治まれば抗うつ薬は漸減中止するのがふつうだが、反復性うつ病では予防のために継続することが少なくない。

　明らかな生活上の誘因によって発病したとき、あるいはいつも同じ生活状況によってエピソードが反復するときには、生活のありかたを工夫しなければならない。それは高血圧で塩分摂取量と体重が問題となるときに、それを改める努力が必要なのと同じである。

　患者・家族および医療者を悩ませているのは、治療によっても症状がはかばかしく改善しないいわゆる難治性うつ病である。これも高血圧と同じく、遺伝素因・性格・生活状況などが関係している場合が多い。

　また、うつ病は、不安症、強迫症、摂食症、自閉スペクトラム症、ADHD、アルコール依存、認知症などのさまざまな精神疾患に併存することもあるし、さまざまな身体疾患に重なって生じることも多い。併存疾患への対応が抑うつ状態の改善につながることもあるし、うつ病に対する治療が優先となることもある。

　なお、うつ病エピソードを経験した人の一部に、後に軽躁エピソードや躁エピソードが出現する。その際は、診断は双極症と変わり、後述するように治療方針を再考しなくてはならない。

　　[follow up]　気分変調症（6A72）[F34.1]　日常生活は仕事も交際も一応できるが、軽度の抑うつ気分や意欲の減退が変動しながら長くつづいて、からだの具合がいつもはっきりしないような症状・経過に対して、気分変調症の診断名がもちいられる。　その合間に、相当長期間明るく過ごすことも、明瞭な抑うつエピソードがみられることもある（二重うつ病）。

　　[follow up]　季節性うつ病
　　日照時間の短い寒冷地で、抑うつ症状が11月ころから翌年の3～4月ころまでつづく季節性うつ病が時折みられる。睡眠過多、食欲昂進をしめし、精神症状は不活発で意欲の減退がめだつ。抗うつ薬はほとんど奏効せず、光照

射法（2,000ルクス程度の照明を毎日1-2時間見て、覚醒・睡眠リズムを
ととのえる）が有効なことが多い。しかし数年の経過中に季節性が不明瞭に
なることも、夏季に軽躁状態をしめすこともあるので、病型の特定には注意
が必要である。

［follow up］　診断基準がもたらした新たな「うつ病」
　　多少我慢のない性格の人が、各種症状を訴えて職場を休みがちなとき、う
　つ病の診断によって長期の有給休暇を与えられるとすぐ回復し、職場復帰す
　るかわりに旅行にでかけるようなケースが話題になったことがある。また小
　児・青年期を逆境に暮らし、仕事や暮らしが安定せず、困難な生活状況から
　自殺企図をくりかえすようなケースも少なからずみられる。これらのケース
　は、症状の成り立ちや内容を問わずに症状の数を数えると、ICD-11や
　DSM-5のうつ病の診断基準に合致することがあるが、その症状や経過は定
　型的なうつ病とはまったく異なっている。これらをうつ病と呼ぶかいなかは
　診断方法の問題となる。治療の基本方針は、生活面の諸事情にも対応しなが
　ら、症状のおきた経過と改善の方法について話し合いを重ねて、必要な支援
　をつづけることといえよう。

II. 双極症（躁うつ病）

　抑うつエピソードだけでなく、躁エピソードも出現するのが双極症であ
る。躁うつ病ともいわれるが、躁うつ病は、歴史的には現在の双極症とうつ
病を含む幅広い用語だった。双極症という用語が普通に使われるようになっ
たので、本書でも改訂第8版からは、双極症の用語を優先して使用すること
にする。

a. 双極症I型（6A60）［F31］

　日常生活、社会生活、対人関係に支障が生ずるような顕著な躁状態または
混合状態を示すのが双極症I型である。躁病エピソードや混合性エピソード
が一度でも出現すれば双極症I型と診断できる。実際には抑うつエピソード
が先行していることが多い。

図　気分症群の経過と病型

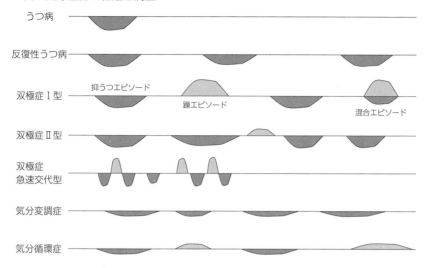

うつ病

反復性うつ病

双極症Ⅰ型　抑うつエピソード　躁エピソード　混合エピソード

双極症Ⅱ型

双極症
急速交代型

気分変調症

気分循環症

(1)　躁状態の症状

　躁状態のありさまは、身体・精神症状とも、抑うつ状態の裏返しと考えて
よい。

　睡眠は短くても元気で、しばしば朝早く起きて、早速に活動をはじめる
（睡眠欲求減少）。食欲もあるが、飲食の時間を惜しんで仕事や遊びにはげむ
ので、体重は減ることが多い。からだは軽く、どこにも悪いところがなく、
健康感に溢れている。

　あらゆることに関心がむけられ、何事も興味ぶかく、美しく、すぐれて価
値あるものに感じられる（気分高揚）。気力が盛んで、すべてに意欲的であ
る。頭の回転も速く、すぐ結論がでる。毎日が楽しく、将来も明るく、自信
に満ちて、積極的・活動的な生活をする（活動性亢進）。しかし、口数が多
く、声が大きく、せっかちで（談話促迫）、言うことが正論ではあるがきび
し過ぎるので、つき合う人が疲れてしまう。ときにはいらいらして怒りっぽ
く、わずかなことで相手をしつこく非難し、攻撃的になることもある。

　さらに調子があがると、早朝から友人たちに次々と電話をかけ、自作の俳
句を歴史的名句と自慢し、高価な宝石を注文し、新車を衝動買いし（抑制欠

如）、自分が一番偉いような気持ちになって上司や同僚を見下し（自尊心肥大）、異性関係が派手になってトラブルを起こす。誇大妄想や幻覚を伴うこともある。そうなると入院が必要になるが、躁病者はうつ病者以上に病識がないので、治療をうけるよう説得するのに苦労する。

(2) 混合状態の症状

躁状態と抑うつ状態の症状は対極的だが、両者は混合することがある。気分、意欲、思考、活動性などが、そろって低下すると典型的な抑うつ状態となり、そろって亢進すると典型的な躁状態となるが、そろわないと混合状態が出現すると考えることができる。

たとえば、意欲はあって、あれこれ手をだし、あちこちに電話し、頻回に外出するが、気分は不快で、調子が悪いと訴え、急に涙を流し、死ぬしかないなどと言ったり、自殺を試みたりする。あるいは、憂うつで、何もやる気がないと言いながら、考えは次々と思い浮かび、苛立った様子で、多弁にあれこれ要求したり、じっとしていられなくて急に遠出したりする。このような躁うつの混合のほかに、ICD-11では、日ごとにあるいは日内に躁と抑うつが急速に入れ替わる場合も混合性エピソードとみなしている。いずれにしても不安定な状態で、自殺のリスクも高く、早急の治療導入が必要となる。

(3) 双極症Ⅰ型の発症と経過

躁状態や混合状態は、正常心理とは質的に隔たる病的状態であり、遺伝体質的素因の関与が大きく、脳機能変調を伴う。抑うつ状態と違って、躁状態が心理環境性格要因によって生じることはきわめて稀である。ただし、転勤、開業、ときには災害時などに、責任を感じて意欲的に活動するうちに、次第にはずみがついて、明らかな躁状態に発展することがある。また徹夜など極端な睡眠不足がきっかけになることもある。

さいわい高度の躁状態は比較的稀で、躁エピソードはふつう数ヵ月で終わる。その後、寛解して平静にかえるか、抑うつエピソードに移行する。そのときは躁状態のときに自分がしたことを後悔し、恥じ入っている。再び躁状

態がはじまると、後悔したことを忘れて元気に振る舞う。エピソードを繰り
かえすうちに、躁状態の出現を警戒するようになる。

　ふつう、寛解期間をはさんで抑うつエピソードと躁エピソードが生涯に何
度か出現するが、抑うつエピソードのほうが、出現回数が多く期間も長いこ
とが多い。躁エピソードのみで終始することは稀である。

b．双極症II型（6A61）［ICD-10未収載］

(1)　軽躁エピソードの症状

　躁状態の軽度なものを軽躁状態という。上機嫌で、意欲的で、自信に満ち
ていて、活動的である。休日は趣味に没頭したり、急に思い立って小旅行に
出たりする。睡眠は短くても足りる。無駄な買い物や衝動的で無謀な行動が
増えてトラブルが生じることもある。ただし、本格的な躁状態とは違って、
仕事や社会活動や対人関係に大きな支障が生じない程度の状態である。ほど
ほどの軽躁状態にとどまると、交友関係が広まって生活に楽しみが増えた
り、その人の持つ才能が発揮されて優れた成果を上げたり、長年の懸案が
次々解決されて仕事が発展したりすることもある。

(2)　双極症II型の発症と経過

　軽躁状態も、躁状態や混合状態同様に、遺伝体質的素因の関与が大きく、
脳機能変調を伴う病的状態である。ただし、大きな達成、強い使命感、恋愛
体験などにおいて、高揚感を伴った類似の状態が出現することがある。その
ため、軽躁エピソード1回のみなら双極症の診断は控えることになってい
る。

　双極症II型は双極症I型の軽症型ではない。別名に、軽躁エピソードを
伴う反復性うつ病と言われることがあるように、反復する抑うつエピソード
の合間に稀に比較的短期間の軽躁エピソードが出現するのがよくある経過で
ある。

　［follow up］　気分循環症（6A62）［F34.0］　前記の気分変調症（6A72）

[F34.1]（p.87）とは対照的に、ごく軽い発揚気分が長くつづき、行動的で口数も多く社交的で世話好きな性格と思われている一方で、時折しばらく気分が晴れず体調もすぐれない時期がみられる状態である。この変調が生活上の出来事と無関係なことを、本人も自覚していることが多い。シュナイダーの性格分類の発揚者、クレッチマーの分類の循環病質者にほぼ該当し、医療の対象になることはほとんどないが、時には明瞭な躁または抑うつ症状をしめすことがある。

[follow up] 双極症Ⅰ型およびⅡ型において12ヵ月に4回以上のエピソードを認めるとき、急速交代型という。寛解期間をはさむこともあるし、はさまずに躁（または軽躁）と抑うつをくり返すこともある。

Ⅲ. 治療と援助

　うつ病と双極症の治療には、薬物が必要かつ有用である。しかし、心理面の支えは、薬物療法を成功させる必須条件といえる。診療の最初から最後の締めくくりまで、さらに再発予防のための生活の工夫にも、絶えず心理的な援助が求められる。それを「小精神療法」とよんで、その名称にふさわしい配慮をすることは、うつ病と双極症の診療にきわめて重要である。

a．心理的な支援

(1)　最初の診察場面

　患者本人および家族への心理的な支援は、うつ病や双極症においても、前章で述べた心身症や神経症の場合と同じように、最初の診察場面からはじまるといえる。

　そこでは何よりも、本人が自分のからだとこころの苦しさ（あるいは家族が自分たちの苦労）を十分に語り、語りつくせぬところを適切な質問に答えることによって、問題が明らかにされることが大切である。このように自分の苦痛が医療者に正しく十分に伝わり、理解されたという実感が、最初のこころの支えになる。

　そのうえで医療者は、それが抑うつ状態（あるいは躁状態）とよばれるもので、非常につらく苦しい（躁状態のときは周囲の苦労が非常に大きい）ことに同情をしめすとともに、薬物および生活面の工夫によって、間もなく回復にむかうことを説明する。

(2)　病気の説明

　薬物の服用をすすめる前置きとして、たとえばうつ病のおきる原因と治しかたについて、学問的には十分正しくなくとも、たとえばビタミンの不足などのような、患者・家族にわかりやすいたとえ話をすると、役にたつことが多い。

　また、最初の診察のとき、すなわち苦痛のはげしい急性期には、誰にもおきるからだの病気であるから、自分を責めず、周囲もむやみに励ましたりせず、できるなら仕事も1～2週間（重症のときはまず1～2ヵ月）休養ないし軽作業とするほうが、病気を治す早道であることを説明する。家族や友人は、まったくの好意から、患者を励ますとよくなると思って、無理に遊びや旅行に連れだそうとする。それも、そうすれば元気になるのではなく、本人が元気になれば自然にそうなることを説明する。

　もちろん、自殺の危険が大きいときや、貧困妄想などが強いときは、自分で判断できなくなっている患者を強く説得して、入院などの必要な手段をとらねばならない。

　躁状態の場合には、治療導入が難しいことが多い。家族や周囲の人ははらはらしているが、本人は自覚的には絶好調と感じている。「このままではオーバーヒートしてしまう」、「休養が必要な時期に来ている」、「これまで築いた人間関係や社会的地位を破壊してしまう」ことなどを家族の協力を得ながら説明する。身体疾患のさいに医療者の助言に耳を傾けるように、ここは精神科の専門家の助言に従うように促す。本人の同意が得られなくても、診断結果と見通しをよく説明して、入院をふくむ臨機な処置をとらねばならないこともある。以前に躁エピソードを経験しているなら、「残念ですが、また

始まりましたね」というだけで、服薬あるいは入院をすぐ納得する場合もある。

[follow up] 抑うつ状態の治療に、認知行動療法（p.56）が有効なことが知られている。その適用がとくに期待されるのは、前記の環境・心理的影響が重要な症例や、後記の遷延性うつ病の場合である。 面接をかさねて抑うつ症状を生じた生活事情や性格傾向をくわしく聞くうちに、抗うつ薬の効果に限界があると感じられるとき、あるいは通常の同情と理解を中心とする心理的アプローチだけでは効果が不十分なときは、時間をかけた認知行動療法を試みることが望まれる。

(3) 長期の援助

最初の診察のあとも、服薬が必要なあいだは、患者および家族との対話を絶えずつづけねばならない。経過が順調なとき、そのつき合いは気軽なものになる。困難を感ずるのは、全体からみると比較的少数であるが、次の2つの場合である。

① 遷延性うつ病

うつ病のエピソードが長びき、あるいは頻繁に反復するのは、病気のもとになる遺伝体質的素因と、病気を誘発する環境要因が大きい場合である。その治療と予防には、抗うつ薬を中心にさまざまな工夫がこらされる。

そのなかで、生活面の工夫はもちろん大切である。執着性格（p.82）の人が、重い責任を背負って休みなく努力する生活から気楽な仕事に移って、長年のうつ病から解放されることもある。ときには、職場の勤務場所や仕事の分担を変えるだけで、それまでの抑うつ症状が消えうせて、環境因性の抑うつ状態と区別がむつかしいようなこともある。

しかし、体質的素因が大きく、性格も細心で几帳面すぎると、なかなか日本晴れのように症状が消失しないことがおきる。その間にも、医療者は変わらぬ同情をもって訴えを聞きつづけるとともに、いまは曇り空でもいつか晴れる日を辛抱づよく待つこと、また待つあいだに少しでも楽しみをもつために、多少おっくうでも小さな集まりや小旅行には、誘われれば出かけることをすすめる。うつ病の急性期には周囲から無理な働きかけをしないことが大

事であるが、軽い抑うつ症状が長びくときには、状態によって多少の誘いかけがあるほうがよいことが多い。

② 躁うつ両エピソードの反復

　双極症では、後述のように薬物療法の工夫をこらすことによって、多くの場合、エピソードの出現を抑えることができる。

　また、生活リズムの維持が大切で、夜間に十分睡眠をとり、規則的な食事を心がけ、午前中に屋外や窓辺の明るい光を浴びることが、安定維持に役立つことがある。適度の運動を取り入れるのも役立つ。睡眠、食事、光、運動を通した一定の生活リズムが、身体機能のリズムの安定につながり、それが双極症の安定に役立つ。

　それでもなお、軽度のあるいは顕著なエピソードが抑えきれないことがある。また躁エピソードは抑えることができても、抑うつエピソードの遷延や再燃を抑えられないこともある。それが2年3年と続くと、しばしば本人も家族も根気が切れかける状態になる。そのときには改めて医療・福祉関係者の力量が問われる。ときには短期間の入院をはさみ、ときには後述のデイケア（p.129）に加わるなど、できるだけ本人が社会とのつながりを保つように、心理面および生活面の援助をつづける。その支えになるのは、医療・福祉スタッフと患者および家族との、最初の出会いからの信頼関係である。

　もし病気による生活の困難が大きいなら、上記の遷延性うつ病と同じく、精神障害者保健福祉手帳などを受給できるよう手続きをとることも必要である。

③ 休職および復職

　うつ病および双極症の症状が上記のように長引いて、長期の休職に入るときには、特別のこころ配りが必要になる。よくおきる問題は、大事をとって最初から長期休養が必要な旨の診断書を書き、ある程度回復すると「復職可能、ただし当分は軽作業が望ましい」などという意見書をだすことである。その際おきがちな不都合は4つある。ⅰ）職場には軽作業の規定がなく、どんな仕事をいつまでしてもらうとよいかわからない。ⅱ）本人も、たとえば郷里に帰って3ヵ月〜半年も静養すると、うつ病はよくなっても生活リズムや勤労意欲が戻っていない。ⅲ）休職中に職場の人事も仕事の内容も変わって、戸惑うことが多い。ⅳ）骨折事故などには周囲も援助の仕方を考えやすいが、うつ病にはどんな対応をしてよいかわからない。これらの事情が悪循環をきたして、出勤しても長続きせず、再び長期の休職から退職にいたるこ

とが珍しくない。

　いま職場の長期休職は身体疾患より精神科の病気が多く、その大半はうつ病の診断によるものである。この事態を改善する方策も、差し当たり4つ考えられる。ⅰ）本人のうつ病の実態について、職場の担当者（できるなら産業医）に早めに十分説明する。ⅱ）症状の重さや経過が許すかぎり、休職期間はできるだけ短くなるよう工夫する。（学校の不登校と同じく、欠勤が長いほど再出勤がしにくくなる）。ⅲ）長期休職に入ったあとも、職場に定期的な報告・連絡をつづける。ⅳ）症状が軽くなるにつれて、多少おっくうでも外出して体調をととのえ、職場にも顔をだして復職にそなえる。

　復職にさいしては、お試し出勤制度などのリワーク支援プログラムを用意している職場も増えてきている。

[follow up]　職場におけるうつ病とそれに関連する失職や自殺が、労務災害の認定対象になってから、申請数が大幅にふえた。各事例の判定は困難なことが多いが、労働時間の長短などだけでなく、可能な限り多くの資料をもとにうつ病の有無・程度・誘発要因などを検討することが必要である。

　2015年には、職場におけるストレスチェック制度が導入された。この制度は、定期的に労働者のストレスの状況について質問紙検査を行い、本人にその結果を通知して自らのストレスの状況について気付きを促し、個人のメンタルヘルス不調のリスクを低減させるとともに、検査結果を集団的に分析し、職場環境の改善につなげることによって、労働者がメンタルヘルス不調になることを未然に防止することを主な目的としている。

ｂ．薬物療法

　うつ病（内因性）や双極症は、くり返し述べたように、脳機能変調をもつ病気であるから、一部の人が信じているように、気持ちの持ちようだけで治そうとするのは無理である。うつ病と双極症にはそれぞれ特異的に奏効する薬物があるので、それを必要なだけ十分に使用することが合理的である。

(1)　単極性のうつ病の薬物療法

　単極性のうつ病の患者に抗うつ薬を処方するとき、薬の効果や副作用や使用方法について、まず十分な説明をしなければならない。また実際の薬物の

使いかたも、症状と経過によって、種々の工夫が必要になる。

　なお、双極症の抑うつエピソードに対しては、抗うつ薬は、無効であることが多いうえに、躁転や混合状態誘発のリスクがあるので、原則としては使用しない。

　① 服薬前の説明

　上に述べたような診察の結果、うつ病であることが明らかになると、そのことを患者や家族に話すとともに、すぐ治療薬の説明にはいる。その際に述べることは３つある。

　薬の有効性：まず薬をのむと、必ずよくなることを話す。うつ病の患者がしばしば病識をもたず、自分の病気は治るはずがないと考えていることはすでに述べた。その患者に薬をのんでもらうためには、まず薬が効くことを話さねばならない。幸い最近では軽症のうつ病者の受診がふえて、この点はすぐ納得することが多くなった。

　薬の副作用：うつ病の患者は何でも悪いほうに心配するし、家族は薬漬けなどという言葉を聞いているので、神経の薬というとすぐ副作用を問題にする。抗うつ薬は、用心さえすれば安全で、危険な副作用はないこと、のんでいるうちに効かなくなることはないこと、病気がよくなったらやがて止められることを、つけ加えねばならない。それとともに、副作用の有無を確かめるため、少量からのみ始めることをよく説明する。

　効果発現に時間がかかること：抗うつ薬の効果は、有効量を１～２週間のみつづけてはじめてあらわれる。当然ながらこの説明も欠かすことはできない。しかし、それまでにも、一番つらい不眠は安全な睡眠薬で今晩からでも、胸苦しさや寝汗、頭痛なども２～３日後からはよくなると話すことは、患者にとって大きな救いになる。

　② うつ病に使用する薬物

　　[follow up]　うつ病に有効な抗うつ薬は、非常に数が多く、最近も開発がすすめられている。それらを次の３群に分けて、簡単に説明する。（商品名や常用量は巻末の一覧表を参照、p.293）

　第1群は、1950年代から開発が始まった3環系抗うつ薬で、イミプラミン、クロミプラミン、ノルトリプチリンなどがある。抗うつ作用は強いが、口の渇き、眠気、立ちくらみ、目のかすみ、ときには便秘、排尿困難、性欲・性機能の低下、全身のけいれんなどの副作用がおきるため、治療に必要な用量を使いにくいことがある。

　第2群は、4環系抗うつ薬その他で、上記の副作用の軽減をめざして開発された薬物である。アモキサピン、ミアンセリン、トラゾドンなどがあり、副作用は比較的少ないが、なお十分とはいえない。

　第3群は、2000年前後から日本に導入され始めた、いわゆる新規抗うつ薬であり、選択的セロトニン再取り込み阻害薬（SSRI：フルボキサミン、パロキセチン、セルトラリン、シタロプラム）とセロトニン・ノルアドレナリン再取り込み阻害薬（SNRI：ミルナシプラン、デュロキセチン、ベンラファキシン）およびノルアドレナリンやセロトニンに独特の作用を持つミルタザピンとボルチオキセチンがこの群に含まれる。この第3群の薬物は、第1、2群にみられる多数の副作用がなく、臨床効果はほとんど変わらないので、現在では従来の薬物に代わってひろく使用されている。副作用には、服薬開始日から1～2週間ほど、種々の程度の悪心、吐き気、嘔吐などがみられることがあるが、その間だけ制吐剤を併用するか、食事のすぐ後に服用するなどの工夫でおさまることが多い。いっそう注意が必要なのは、服用早期におきる賦活症候群（アクチベーション・シンドローム）で、急に不安、不眠、いらいら、不機嫌などがあらわれ、稀ながら衝動行為や自殺もおきることが報告されて、大きな反響をよんだ。若年者への処方にはとくに注意が求められるが、うつ病そのものの症状変化、潜在的双極症における躁症状の誘発（躁転）などの可能性もふくめて、原因の再検討がおこなわれている。確実な診断および十分な説明とともに、抗うつ薬の処方を少量からはじめて、必要最小限の抗不安薬や睡眠薬を併用するなど、治療の原則をまもることが何より大切である。

　前記の服薬前の説明を十分おこなって、患者・家族の理解を得たうえで、早速に抗うつ薬を処方する。上記のたくさんの抗うつ薬には、抗うつ作用の程度および効果発現の早さに関して、特記に値するほどの大きな違いはないといえる。したがって、主に副作用に注意して、使い慣れた薬をもちいるの

がよい。

　　　　実際には、副作用の少ない上記の第3群の新規抗うつ薬をいずれも少量か
　　ら開始して、できるなら3日、おそくとも1週間後に、副作用の有無や程度
　　を確かめて、必要十分な用量まで増量する。抑うつ症状は本人の苦痛が甚だ
　　しく、抗うつ薬の効果発現までに時間がかかるので、できるだけ急いで対応
　　する必要があるからである。その際、薬品名を知らせ、作用および副作用を
　　よく説明することは、どの病気でも同じである。
　　　　また、うつ病患者は不眠や不安に苦しむことが多いので、前章にしるした
　　抗不安薬や睡眠薬を必要最小限に使用する。
　　　　さらに症状が重くて、身の回りの生活がほとんどできない状態、あるいは
　　自殺の危険が憂慮される場合には、時期を失せず入院の手続きをとることは
　　前記の通りである。その後は、情況に応じてクロミプラミンの点滴静注や電
　　気けいれん療法（p.100）などをおこなう。

③ 治療効果とその後の工夫

　前記の心理的支援や環境調整とともに、適切な薬物療法をおこなうことに
よって、うつ病は、程度と早さの違いはあっても、ほぼ確実に軽快にむか
う。ただ、病気の性質や環境要因によって、次の4つの経過がみられる。
　ひとつは、すみやかに発病前と同じ状態に回復する症例である。それで
も、一般に中等度以上の抑うつ症状がおきたあと、約6ヵ月間は再発をきた
しやすいので、治療量を服用しつづけ、さらに様子をみながら減量のうえ、
中止することがすすめられる。

　　　　常用量のSSRIを急に中止すると、吐き気、腹痛、頭痛、いらいら感、か
　　ぜに似た不快感などがおきることがある。SSRIの離脱症状で、服薬を再開
　　するとすぐ消失する。自分の判断でやめないよう、あらかじめ知らせておか
　　ねばならない。

　次の経過は、抑うつ症状は相当に改善されるが、発病以前のような元気が
なく、日常生活はなんとかできるものの、何事もおっくうで、こころから笑

うことがなく、気分も落ち込みがちな状態が、ある程度変動しながら持続する場合である。治療開始前にも、長期間抑うつ状態がつづいている症例に多くみられる。本人も服薬の継続を望むが、SSRI や SNRI は副作用が少ないので、長期間の使用に適している。

　　このような症例には、かなり長期的な対応が必要になる。心理的な支援を十分おこない、多少おっくうでも可能な範囲で仕事をし、つらくともできるだけ人にも会うことが、自信をつけるのに役立つことは前記の通りである（p.94）。

　3つ目の経過は、抗うつ薬治療がほとんどまたは部分的にしか奏功しない、難治性のうつ状態である。薬物治療として、まず試みられるのは、それまで服用していた薬物の増量である。あるいはセロトニンとノルアドレナリンに関して薬理作用の異なる薬物を、段階的に入れ替えてみてもよい。反応が部分的にとどまる際にはリチウムや非定型抗精神病薬の追加などの増強療法が有効なことも多い。幻覚・妄想を伴ううつ病や昏迷などの緊張病症状を伴ううつ病では、電気けいれん療法が有効である。

　　［follow up］　電気けいれん療法は、頭部に通電してけいれんをおこさせる治療法で、向精神薬が開発される前には、統合失調症、うつ病、双極症の治療にひろくもちいられた。全身けいれんが残酷な印象をあたえ、突然に意識を失う不快感や一時的に健忘や頭痛などをおこすため、一時期はあまりもちいられなくなった。しかし、短時間麻酔薬と筋弛緩薬をもちいる修正電気けいれん療法（麻酔専門医の協力による）が2000年前後から導入されて、安全性が格段にあがり、再評価されている。緊張病症状を伴ううつ病や難治性の抑うつ症状などの治療に推奨されている。薬物に反応しない統合失調症でも使用されることがある。

　4つ目の経過は、すっかり回復するが、服薬を中止すると再発する場合である。抗うつ薬の持続的服用は再発予防にも有効なので、本人と相談して予

防のために維持療法を開始する。

　(2)　双極症の薬物療法
　双極症の薬物療法は、3つに分けて考える。①躁エピソードに対する治療、② 抑うつエピソードに対する治療、③再発予防のための維持治療、である。
　① 躁エピソードに対する治療
　気分安定薬であるリチウムやバルプロ酸は躁エピソードに有効である。これらの薬物には予防効果もあるので、当初から長期治療を視野に入れた治療が可能となる点で優れている。しかし、両薬剤とも血中濃度をチェックしながらの段階的な用量設定が必要で、しかも効果発現に時間を要する。躁状態が激しくて早急の改善が求められるさいには、オランザピンやアリピプラゾールやリスペリドンなどの非定型抗精神病薬を併用することが多い。定型抗精神病薬のハロペリドールが使用されることもある。躁状態の激しいときには、副作用には注意しながら、必要な用量を使用しなければならない。
　混合性エピソードの治療は原則として躁エピソードの治療と同様である。
　② 抑うつエピソードに対する治療
　先にも述べたように、双極症抑うつエピソードの治療には、抗うつ薬は第一選択ではなく、少なくとも単剤使用は不適切である。第一選択は気分安定薬のリチウムやラモトリギンである。また非定型抗精神病薬のオランザピン、クエチアピン、ルラシドンは効果が証明され、保険適応も認められている。気分安定薬に非定型抗精神病薬を併用することもある。それでも効果が不十分であるさいに、新規抗うつ薬を上乗せするとある程度有効なことがあるが、混合状態の誘発や躁転などのリスクに十分注意する必要がある。
　③ 再発予防のための維持治療
　躁エピソードが一度出現すれば、その後に躁ないし抑うつエピソードが出現する確率は80％以上あり、維持療法の必要な症例は多い。リチウム、バルプロ酸、カルバマゼピン、ラモトリギンなどの気分安定薬、およびオランザピン、クエチアピン、ルラシドンなどの非定型抗精神病薬が再発予防に有効

とされる。なかでリチウムとバルプロ酸はもっともよく使用される。

　リチウムは有効量と中毒量の幅が比較的せまいので、特別の注意が必要である。服用開始当初の手指の軽いふるえはあまり気にしなくともよいが、けいれん、食欲減退、吐き気、意識障害などは、ただちに減量ないし中止を必要とする中毒症状である。服用中には定期的に血中濃度を測定し、0.4〜1.0 mEq/l 程度に保つように調整する。また腎臓および甲状腺機能の障害にも注意が必要である。バルプロ酸の副作用は、眠気、ふらつき、吐き気、体重増加などのほかに、高アンモニア血症や肝機能障害などがある。適宜血中濃度を測定し、50〜100 μg/ml に保つようにする。リチウム、バルプロ酸とも催奇形性があるので妊娠可能年齢の女性にはそれを十分に伝えておき、妊娠を望む際には使用を控える。

　気分安定薬の服用期間は、再発予防のためには長期が望ましいが、エピソードの程度とおきやすさも考慮して、本人・家族とよく相談する。毎年のように躁エピソードが生じ、それが薬物の服用によって完全に抑制されるか、明らかに軽くすむなら、本人も納得して毎日服用をつづけることができる。また、初発エピソードであっても、躁症状が非常にはげしく本人や家族の生活を破綻させるほどなら、長期間服薬をつづけることがすすめられる。双極症は、実際には抑うつエピソードのほうが頻回で期間も長いことが多く、本人にとっては苦痛となる。抑うつエピソードの予防にもリチウムやラモトリギンなどの気分安定薬、あるいはいくつかの非定型抗精神病薬が有効であるが、エピソードの完全抑制には年数を要することもある。

2-2

統合失調症(6A20)[F2]

　統合失調症の研究と治療は、医学の進歩とともに大きく発展したが、なお未解決の問題を数多く残している。

　歴史的に統合失調症という病気の存在は、近代精神医学の父といわれる E. クレペリンが19世紀の末、長い経過中に発病前の状態にかえる患者とかえらない患者があることを記載してから、一般に知られるようになった。前者はいまのうつ病と双極症、後者は統合失調症にあたる。クレペリンの発見は貴重であるが、医療関係者および一般市民に、統合失調症は治らない病気という誤った考えをあたえるもとになった。20世紀に入って間もなく E. ブロイラーが、経過によらなくとも現在の精神症状から統合失調症を診断できること、やがて回復する患者も多いことを指摘し、新たに統合失調症という診断名をもちいた。

　ブロイラーの考えは正しかったが、診断基準があいまいだったため、統合失調症と診断される患者の数が各国・各地方で大幅に異なるという現象がおきた。そこで WHO がわかりやすい共通の診断基準を作って国際的な共同調査をおこなった結果、総人口当たりの発病率がほぼ1％弱で、各民族や先進・発展途上国などの間に差はないことが確かめられた。1970年代はじめのことである。

　いま一定の基準にしたがって統合失調症を診断すると、うつ病や双極症と同じく、近親者の発病率に、多因子遺伝疾患に属する脳の病気としての特徴がみられる。すなわち、多くの調査結果を総合すると、統合失調症者の同胞や子供の発病率は10〜15％、一卵性双生児の場合はほぼ50％である。遺伝的にまったく同じ一卵性双生児のうち片方のみ発病するのは、うつ病や双極症と同じく環境要因の関与によると考えられるが、その詳細はまだ不明である。

　発病は10歳代前半にはじまって、同後半から20歳代前半に最も多いが、稀には40歳以降にもみられる。男女差はみとめられない。

Ⅰ．症状

　統合失調症には、うつ病と違って、一定の身体症状はみられない。しかし、長期間にわたって強い頭痛、全身のだるさ、不眠などを訴えて、一般診療科で検査や治療をうけることがある。また頭がしめられる、両足に電気が

かかるなどの体感幻覚（p.106）のため、各診療科をまわることもある。いずれも苦痛の大きな症状なので、診断を誤らぬよう注意しなければならない。

　精神症状はきわめて複雑、多彩、微妙、神秘的で、正確な説明はほとんど不可能である。ここでは理解の便宜のため、うつ病の説明にならって、主要症状を3つだけあげる。それらはうつ病の場合より、個人差がはるかに大きい。

a．妄想・幻覚（陽性症状）

　これは世にも不思議な、苦悩に満ちた体験で、一般の想像を越えている。しかし、共通の特徴として、世の中の出来事がすべて自分にどこか関連しているという関係妄想的意識を考えておくと、多少とも理解しやすい。定型的な経過（例外も多い）は、次のようである。

　ふつう最初、まわりの様子や出来事が、奇妙に恐ろしく感じられる。たとえば風にゆれる並木、車の走る音、人々の話し声が、ただ偶然におきているのではなく、何か自分に関係があって、何かを暗示するような、何か無気味な暗合があるような、ひどく恐ろしく不安な感じ（妄想気分）である。

　その一方で、いまおきていることの意味が、急にはっと感じとられるときがある。風にゆれる並木は身に迫る危険のサイン、車の走る音は町中が自分を追いかける響き、人々の話し声は自分への非難。みな理由はわからないが、意味だけははっきりと感じとられる（妄想知覚）。

　そのうちに、まわりでおこることに何となく見当がついて、それなりの意味づけができるようになる。何の目的で誰がしているかは確かでないが、家のなかに隠しカメラのようなものがあって、どこにいても、風呂場やトイレでも、壁をつきぬけて、絶えず自分の姿・行動が見られている。それが、町中に電波か何かで伝えられ、道で会う人がみな自分の考えや行動を知っていて（思考伝播）、探るようにこちらを見る（注察妄想）。バスに乗ると、みなが自分のうわさをする。それはみなの表情・仕草・笑い・話声・雰囲気などでピンとわかる。バスを降りても、見張り役のように誰かが自分のあとをつ

けてくる（追跡妄想）。職場ではもちろんみなが何でも知っていて、表情や仕草や言葉で暗示めいたサインを送るので、こちらもサインで返すと、相手にも意味が伝わる。自分が口で言わなくとも、考えるだけで、こころが相手に伝わる。それはテレビでも同じで、アナウンサーは自分のことを知って関係のあることを話すし、自分が何か思うと、それに対して返事をしてくる。放送の言葉そのものは変わらなくとも、言葉の裏の意味が伝わるので、テレビと対話ができる。あるいは恐ろしくて、テレビを見ることができない。

　まわりの雰囲気の変化も、それなりに理由がわかってくる。たとえば誰かがおそらく自分をねたんで、いやがらせをしていると思う。昔の友人たちに連絡してうわさを広げている。警察や暴力団にまで手をのばして、自分を監視させている。自分の様子を探るために、絶えず車で家のまわりを走り、窓からのぞきこむ。机の上の物がなくなったり置き場所が変わったりするのは、誰か手下の仕わざと思う。警察や新聞社に訴えても、真面目に取りあげてもらえないのが口惜しい（被害妄想）。しかし、これだけみなが騒ぐのは、自分が特別の人物であるからかもしれない。相手の考えがピンとわかり、こちらの意志もパッと伝えられるのは、自分が超能力者になったからだ。あるいはキリストの生まれ代わりではないか（誇大妄想）。

　この異様な意味づけ体験と関連して、しばしば相手の思い・考え・意図・返事が、ただの態度や身ぶりだけでなく、言葉になって伝わることがある（幻聴）。（ときには突然に明瞭な声が聞こえることから、病気がはじまることもある）。たとえば誰かが隠しカメラで自分の様子・行動を見て、「……着替えをしてる、……風呂に入る、……デブ、ブス」と、多くは非難めいたコメント入りの実況放送をする。それに答える動作をすると、すぐ声が反応する。ただ考えるだけでも、その考えがそのまま声になり（思考〔または考想〕化声）、あるいは本を読むと、目で見る少し先を声が読む。あるいは自分の考えにコメントする声が入り、反論するとまた言い返してくるので、いつまでも言い合いになる（対話形式の幻聴）。あるいは複数の人たちが自分のことをうわさする声のこともある。その声に聞き入り、あるいは言い合いをするため、つい無言で、あるいは反論を小声でぶつぶつ口にしながら、部

屋の隅に立ち尽くすようなこともある（独語）。

　声の主は、いつも特定の1人あるいは多数の知人、まったく知らない人、有名人、宇宙人、亡くなった父母など、さまざまである。声の発信・中継場所が隣室、特定の家、放送局などのこともあり、まったく不定のこともある。忙しいときより独りでぼんやりしているときに、いっそう活発に聞こえる。また水道や空調の音に乗って声が聞こえ、音が消えると声も止まることがある（機能性幻聴）。

　声が盛んに聞こえているときには、診察室でもそれを言葉通りに告げることができる。しかし多くは自分だけの内的な体験で、声自体も、耳に聞こえる声、頭にひびく考え、言葉にはならないが胸に伝わる知らせなどと、さまざまな種類がある。比較的稀であるが、声とともに、あるいは声の代わりに、相手の顔が見えたり、恐ろしい怪獣や奇妙な虫らしいものが視野に浮かんだりすることもある（幻視）。また、自分の考えにイエスの答えは右手、ノーは左手に電気が伝わる、淫らなことを思うと声とともに性器にいたずらされる（体感幻覚）などの訴えもみられる。

　　　これらの幻覚の性質、内容、出現様式は、聴覚、視覚、身体感覚の解剖・
　　　生理学にもとづく説明は困難で、むしろ上記の妄想と関連した一連の現象と
　　　してとらえられる。

　実際に幻覚の内容は、妄想のそれに一致して、病者のこころを見すかして批判したり、皮肉・非難・叱責するものが多い。あるいは思いがけないことを教えたり、ときには褒め言葉であったりする。多くは断片的、暗示的であるが、ときにはきわめて明瞭な声で、たとえば待ち合わせの場所と時間と服装を指定し、その場所に行った病者が相手が来ないので腹を立てるようなこともある。

　また、この指示的性質がいっそう強くなり、日常の生活内容までいちいち命令され、自分の考えや行動が誰かに操られているように感ずることがある（させられ体験）。病者は自分の脳が乗っとられた、意志の自由がなくなったなどと訴える。

　　上記の妄想と幻覚は、いずれか片方がより顕著にあらわれることはあるものの、幻聴のために妄想をいだくのでも、妄想に没入するために幻聴を聞くのでもない。意味・内容の通じ合う妄想と幻覚が、同時に病者の精神的内界に入りこむのである。

　これらの妄想・幻覚に対して、病者は最初のうちは半信半疑のときもあるが、明瞭な実感をともなうようになると、周囲からの指摘・説得によって判断を変えることはない（病識欠如）。その結果、妄想・幻覚にもとづいて相手を非難したり、警察に助けを求めたりすることもあるが、多くは人々に注目されるのを恐れ、周囲の物音におびえて、家ないし自室に閉じこもる生活を送るようになる。

　幻覚や妄想をまとめて、通常は経験しないことが生じるという意味で、陽性（positive）症状とよばれている。

b．感情と意欲の障害（陰性症状）

　上記の妄想・幻覚は世にも恐ろしい体験で、統合失調症者はその対応にこころを奪われ、日常の出来事や人づき合いには無関心になりがちになる。

　しかし、それだけの理由ではなく、彼らはおよそ世間のことに無関心になり、喜怒哀楽の感情がとぼしく、何事にも積極的に取り組もうとせず、毎日をぼんやり送り迎えて、呆然と年月をくらすことがある。

　初めは、たとえば特別の理由もないのに、学校をときどき休む。友達にいじめられているというが、はっきりした証拠もない。そのうち勉強もしなくなって、成績がさがっても、さほど気にかける様子がない。次第に朝起きる時間が遅くなり、服の着かたがだらしなく、ひげもそらず、風呂にも入りたがらない。父母が叱っても、なかなか改まらない。やがて部屋にこもって、食事以外は出てこなくなる。食事も黙って食べ、表情もとぼしい。いくども注意すると不機嫌になり、ますます口をきかなくなる。

　その後も、適切な介護がないと、いっそう生活がだらしなくなって、たとえば音楽好き文学好きスポーツ好きだった青年男女が、うつろな目つきで、

汗と垢にまみれて、何もしないのに退屈もせず、ベッドに終日ねそべっている。部屋は足のふみ場もないほど乱雑で、インスタント食品の食べかすがちらばり、悪臭が立ちこめている。家族が部屋を片づけ、本人を風呂に入れようとすると、人形のように言いなりになることもあり、ひどくいやがって抵抗することもある。

> うつ病者の関心・興味・意欲の低下と統合失調症者の本症状の違いがよく問題になるが、両者の表情・態度・生活ぶりは明瞭に異なっている。うつ病者がその症状を苦痛に感じ、それを克服できない自分を責め、周囲に申しわけないと訴えるのに対し、統合失調症者はいわばこの精神的状況のなかに没入して、生活そのものが無関心・感情鈍麻（平板化）・無感動・無為とよばれる状態におちいっているという印象がもたれる。

しかし、このように感情も意欲も失われた生活のようにみえる一面で、病者自身は上記の妄想・幻覚と関係づけながら、あるいは後記の思考障害のため思い迷いながら、まわりの人々の態度、言動を意外なほどよく見て、心配したり、安心したり、反発したりしている。その敏感さとともに、苦悩の深さにおどろくことも多いのである。

無関心、無感動、無為などをまとめて、本来あるべき物事への関心、感情の動き、活動性などが欠落するという意味で、陰性（negative）症状とよばれている。

c. 思考と認知の障害

統合失調症者には、せまい意味の知的障害はないと考えられている。かなり重症の患者でも、記憶は正しく、知識は豊富で、計算も多少時間はかかるが、間違うことはない。日常の短い会話もふつうにできる。

しかし、少し長い話をすると、道すじがあちこちにそれて、要するに何を言いたいのかわからないことがある。あるいは突然に結論をいうので、理由を聞くと、説明があちこちにそれて、何故そのように考えたか、道すじがたどれない。

これは昔から思路障害あるいは連合弛緩とよばれた現象である。ふつう考

えは、ある物事から生ずる多くの連想から、最も適切なものを選び、次に再び適切なものを選んで、順序よくすすめられていく。統合失調症者ではその働きがゆるんで、多くの連想のうち、ただ表面的なつながりで次々と選ばれるので、聞くほうには話し手の考えがわからなくなる。

> たとえば話がA→B→C→Dとすすむところで、Aから語音の似たA″へ、次にA″のそばにあったA¦、そのことから思い出したA¦へと、話の道すじがずれていく。あるいはそのような連想のままに結論を述べる。たとえば、「私は自由を愛する。スイスは自由な国だ。だから私はスイス人だ」。統合失調症者自身も、話しながら「何だか変ですね」とか、「どうも頭がまとまらなくて」などと言うこともある。もちろん自分で勝手に話して、自分だけ納得していることも多い。

また周囲から話しかけても、目をパチパチさせて一生懸命答えようとしながら、どうしても言葉が出てこない場合がある。回復したあとで聞くと、そのときは頭がボーッとして何も考えられなかったという。あるいは、病者が自分から「考えが急に止まって先に進まない」（思考途絶）、「考えが誰かに抜きとられる」（思考奪取）、「考えてもいないことが頭に入って困る」（思考挿入〔吹入〕）などと訴えることもある。

このような思考の流れの乱れは、とくに上記の妄想・幻覚について語るとき、いっそう顕著になる。また時折、とくにその異常体験に関連して、自分だけの言葉を作りだしたり（言語新作）、ふつうの言葉を自分だけの別の意味に使ったりする。そうなると、まわりからはいっそう意味のわからない話しかたになる（支離滅裂）。また稀ではあるが、興奮しながら独語するようなとき、何の関連もない言葉がごちゃまぜに並べられて、「言葉のサラダ」とよばれる状態がみられる。

これまで述べたのは、まわりからみた病者の思考・言語表現の乱れであるが、一方、病者自身も、まわりの人々の話や文章の理解に困難を感じていることが多い。病気になる前はカンのよかった文学青年が、友人たちの雑談についていけず、やさしい小説を読みかえしても意味がよくつかめないという。

また言葉だけでなく、仕事や生活上の判断にも、意外なほど苦労することがある。わりあい簡単な仕事でも、全体のバランスを考え、まわりと折り合いをつけながら、順序よく片づけていくのがむつかしくなる。個々の知識や技術はもっているが、応用問題がうまくできない。ひとつの仕事をしながら、時間の合間に機転をきかせて、別の仕事も同時に片づけてしまうという器用さがない。無理に要領よくやろうとすると、ひどく疲れてしまう。

> 統合失調症の思考障害について、連合弛緩や思考途絶とともに、病者自身がまわりの話をすばやく理解し、仕事や生活をうまくやりくりする能力の問題もふくめて考えることが、生活援助のためにも必要である。
> このような、周囲の状況の把握と機敏な判断、形態や色彩への注意や識別、相手の気持ちの察知、自分の置かれた事態の理解と適切な反応、その他の認知機能の障害を統合失調症の基本的な症状とみなす主張がみられる。重要な指摘であるが、認知機能は前記の感情・意欲の減退、幻覚・妄想への注意、向精神薬の鎮静作用や錐体外路症状、単調な生活習慣などの影響もうけるので、判定は慎重におこなわなければならない。

上記の妄想・幻覚、感情と意欲の障害、思考と認知の障害の３主要症状は、それぞれ異なった分野の障害で、その変化も健康者には想像しにくい性質のものである。それだけでも、統合失調症がうつ病や双極症よりはるかに複雑な病気であることがうかがわれる。

また、この３主要症状は、うつ病の３中核症状よりも、それぞれかなり独立してあらわれることが多い。たとえば、ある患者はもっぱら妄想・幻覚を訴えるが、いきいきと活動的で、考えもよくまとまっている。別の患者は最初から表情がとぼしく不活発であるが、妄想は黙って物陰にかくれる行動から推定されるのみである。また少数ではあるが、考えが妙にまとまらないことを主訴として受診する患者もいる。

> また後述するように、神経伝達物質（p.7）のひとつであるドパミンの後シナプス膜の受容体を抑制する薬物が、妄想・幻覚にはきわめて有効であるが、感情・意欲・思考・認知の障害にはほとんど効果がない。

d．その他の諸症状

　統合失調症者がしめす精神的な苦痛や異常な言動は、上記の３主要症状の
みならず、それらの発展・混合に加えて、緊張病とよばれる諸症状や双極症
の躁・うつ症状の合併をふくめて、きわめて複雑な様相を呈する。

⑴　３主要症状の発展・混合

　統合失調症の妄想・幻覚が世にも恐ろしい体験であることはすでに述べた
が、感情・意欲・思考・認知の障害が加わると、周囲への対応能力がいちじ
るしく弱まり、生活行動の乱れが目だつようになる。

　たとえば病者は、わずかな物音におびえ、緊張した表情で、おろおろと落
ちつきなく歩きまわる（不安）。あるいは人目を恐れて、用心ぶかく戸をし
め、カーテンを引いて部屋から出なくなる。それが周囲への無関心や相手と
の接触を避ける傾向とかさなると、行動面・精神面とも自分の世界に固く閉
じこもる態度（自閉）が顕著になる。

　反対に、妄想・幻覚のままに大声で誰かをののしり、あるいは窓を開けて
仮想敵に「やめろ」と絶叫し、制止しようとする家族を突きとばす（興奮）。
稀ではあるが、身をまもるために刃物をたずさえ、あるいは枕もとにおいて
寝る。

　あるいは幻聴の声の主を特定して、抗議の電話をする。あるいは家族がぐ
るになっていると言い張り、否定すると乱暴する。あるいはどこにいても伝
わってくる電波から逃れるため、地球の裏側のブラジルに移住し、失望して
帰国する人もいる。

　　　このような異常体験や興奮にもとづく他人への暴力、傷害、殺人などは、
　　遺憾ながらまったく稀とはいえないが、世間が恐れるいわゆる無差別の行き
　　ずり殺人・傷害はきわめて限られた事例である。暴力行為の対象の大部分は
　　家族ないし近親者で、病者は未治療または治療中断時の場合が多い。あらゆ
　　る暴力事故の防止対策は、病者の受診・治療・援助をすすめることが基本で
　　あって、医療・福祉関係者と家族の努力とともに、一般社会の理解と協力が
　　望まれる。このいわゆる触法患者に対して、欧米諸国では特定の法律および

施設が設けられている。わが国では不起訴、あるいは責任無能力ないし限定責任能力（p.286）として無罪ないし減刑となった場合にも、心神喪失者等医療観察法（p.290）が施行されるまでは、通常の措置入院（p.284）の扱いしかなかった。それは病院側に大きな負担を負わせ、時には患者自身にも不幸な処遇をもたらすことがあった。正しい医療の理念にもとづいて、十分な人員と診療報酬を用意し、ととのった生活環境のもとで手厚い治療およびソーシャルワークをおこなうことが必要である。また不幸な被害者には、正当な救済手段が講じられねばならない。

　また他人への暴力行為よりはるかに多いのは、病者の自傷および自殺である。入院・外泊・通院中にもおこり、しばしば病院関係者の悩みの種となる。長い妄想・幻覚との戦いの末であることも、わずかな病状の動揺が引き金になることもあるが、恐怖によるためらいが少なく、速やかに確実な自殺の手段をとるのが特徴的である。

　一方、周囲への無関心が極端になると、髪もひげも伸ばし放題にして、薄汚れた孤独な浮浪者となる。欲も恥じらいもなく、物乞いもせず、意味のわからない独語をもらしながら、物陰に立ち尽くす。病院に収容すると、身なりはきれいで健康になるが、同じように意味のわからない独語を口にしながら、部屋の隅に立っている。突然に一瞬にやりと薄気味のわるい笑い（空笑）をみせることもある。このような病者の介護も、医療・福祉関係者の大切な仕事のひとつである。

(2) 緊張病症状の合併

　妄想・幻覚などの統合失調症症状につづいて、あるいは理由のわからない不眠などのあとに、急にからだを固くして動かなくなり、よびかけても返事をしない（昏迷）。食事もとらず、風呂にも入らず、着替えなどをさせようとすると強く抵抗する（拒絶症）。ときには全身を曲げ、あるいは伸ばしたままじっとしている（硬直）。あるいは他動的に足や腕を曲げると、そのままの姿勢を保ちつづける（蝋屈症）。表情はうつろで、急に眉をひそめたり（しかめ顔）、口を突き出したり（尖り口）する。あるいは反対に、叫び声を

あげながら壁にぶつかり、戸をたたく（興奮）。あるいはからだを前後にゆすり、同じ動作を繰り返す（常同）。目のまえの相手と同じ動作をすることもある（反響動作）。これらの症状は、緊張病症状とよばれる。

　　［follow up］　緊張病症状は、もともとは統合失調症の症状と考えられていたが、最近の研究や調査によって、特に、昏迷、拒絶、反響動作などは、うつ病、双極症、自閉スペクトラム症、器質性疾患などでも見られることが知られるようになった。ICD-11では、緊張病症状（カタトニア）は、統合失調症の症状ではなく、さまざまな疾患で認められる症候群という位置づけに変わっている。実際の運用では、統合失調症やうつ病の診断とともにカタトニア（他の精神疾患と関連するカタトニア　6A40）の診断を併記する。

(3)　気分の諸症状の合併

　統合失調症症状の発現当初から、あるいはその経過中に、躁・うつ症状が種々の程度に合併することは日常的にみられるが、それがとくに顕著にあらわれ、統合失調症と双極症のどちらのカテゴリーにふくめるとよいか迷うことがある。ICD-11ではその状態に対して、統合失調感情症（6A21）という診断名をもうけている。

　　またこの状態とは別に、統合失調症症状が自然に、あるいは治療によって、ほとんど、あるいはまったく消失したのちに、明瞭な抑うつ症状があらわれ、しばしば長期間つづくことがあり、統合失調症後抑うつと呼ばれることがある。

(4)　いわゆる非定型精神病の問題

　上記のように統合失調症と双極症の症状が同時に、または別の時期に、同じ患者にあらわれるという臨床的経験から、両者の中間に位置する患者群、あるいは両者には分類しきれない特徴をもつ患者群について、多くの学説や分類方法が提唱された。

　　なかでもクライストとレオンハルトは、変質精神病あるいは循環病様精神

病という名称のもとに詳細な記述をおこない、多数の亜型を分けている（山下格監訳・ハミルトン改訂・フイッシュ著：精神分裂病、金剛出版、1980、参照）。またフランスには伝統的に急性錯乱という臨床単位があり、北欧には心因性急性精神病の診断カテゴリーがある。またメドゥナは夢幻精神病を記載した。いずれも急性ないし亜急性に発病し、定型的な統合失調症とはそれぞれ違った症状をしめし、原則として予後が良好である。

　ICD-11では、これらの諸病態をふくめて、症状が日々変動する急性多形性の精神病状態に関し、急性一過性精神症（6A23）という項目をもうけている。

　　わが国では早くから満田、黒沢、鳩谷らが、クライスト・レオンハルトの体系をもとに、ほぼ上記のような患者群を非定型精神病とよんで、臨床的な検討とともに遺伝、神経生理、内分泌関係の研究をおこなった。その一部には、ふつう月経周期に一致して短期間の昏迷や発揚状態をきたし、抗精神病薬ではなく各種ホルモンやカルバマゼピンなどが奏効する比較的稀な周期性の精神病（山下格：若年周期精神病、金剛出版、1989、参照）もふくまれている。国際分類には一致しないので、非定型精神病の診断名をもちいるときは、その対象を明確にしめす必要がある。

e．統合失調症の国際診断基準

　　統合失調症の診断基準は、精神医学の重要かつ論議の多い問題のひとつである。統合失調症の精神症状のまとめとして、参考までに国際診断基準をしめしておく。

　[follow up]　ICD-11は7つの診断に必須の特徴をあげている（略述）。
　(a)　持続性の妄想（誇大妄想、関係妄想、被害妄想など）
　(b)　持続性の幻覚（最も一般的には幻聴）
　(c)　解体した思考（思考形式の障害）
　(d)　被影響体験、させられ体験、作為体験
　(e)　陰性症状（感情平板化、発話量、意欲、社会性および快楽体験の喪失ないし大幅低下）

(f)　ひどく解体した行動

(g)　精神運動性障害

注）ICD-11の診断ガイドライン最終版は未発表であるが、上述した診断に必須の特徴は、臨床実践グローバルネットワーク（Global Clinical Practice Network：https://gcp.network/）を参考にして記載した（2021年10月参照）。

　ICD-11の基準によって統合失調症と診断するには、次の3条件が必要である。すなわち、上記の少なくとも2つの症状が、1ヵ月以上の間、ほとんどいつも出現していること、症状のうち少なくとも1つは(a)から(d)のいずれかであること、それらの症状が他の健康状態や脳に作用する物質や医薬品によるものではないこと、である。

　したがって、もしほかに身体疾患がなく、統合失調症症状が明らかに存在しても、その持続期間が1ヵ月に達しないときは、まず前記（p.114）の急性一過性精神症（6A23）と診断しておき、その期間を越えて症状がつづくとき、統合失調症と再分類することになる。

　米国のDSM-5の基準は、より簡単であるが、用語が多少異なる。すなわち、身体疾患などの除外のほか、A．(1)妄想、(2)幻覚、(3)まとまりない発語、(4)ひどくまとまりのないまたは緊張病性の行動、(5)陰性症状（すなわち感情の平板化、意欲欠如）、のうち2つ以上の項目（少なくとも1つが(1)か(2)か(3)）が1ヵ月間（または治療が成功した際はより短い期間）ほとんどいつも存在すること。B．社会的または職業的機能の低下、C．障害の持続的な徴候が6ヵ月間存在すること。この障害の持続期間が1ヵ月以上6ヵ月未満の間は、統合失調症様障害（"暫定"）という診断名をもちい、さらに持続するとき初めて統合失調症とよぶ。統合失調症症状が1ヵ月以内の場合には、1日以上1ヵ月未満の持続で、最終的に完全にもとにもどることを条件に、短期精神病性障害という診断名を適用する。

　ただし言うまでもなく、これらの診断基準はごく常識的な経験を整理したものである。臨床の実際場面では、前記の諸症状を繰り返しくわしく確かめ、生活の様子を十分によく調べ、さらに幼少時からの生活経歴や性格傾向

や最近の生活情況も聞きただし、また必要に応じて身体的な諸検査を十分に
おこなって、診断および鑑別診断につとめるのは当然である。そのうえで統
合失調症症状が明らかにみとめられる場合でも、まず統合失調症の"疑い"
として治療をはじめるのが通例である。

　国際診断基準は非専門家ないし一部の専門家が我流の診断をするのを避け
るため、また専門家が統計的調査や情報交換のために利用するものであっ
て、それにこだわり過ぎると、一人ひとりの患者の顔がしっかりと見えなく
なることがある（p.11）。

　臨床的にいっそう重要なのは、同じ統合失調症でも、その病気の型、経過
の特徴、また薬物や周囲からの働きかけによる回復のしかたなどである。

II. 病型・経過・症状のおきかた

a. 病型

　統合失調症は、伝統的に次の3病型に分類されてきた。実際には病型間に
明確な線引きはできないので、ICD-11やDSM-5は病型分類を廃止したが、
当面は理解の助けになるので簡単に紹介しておく。

(1)　妄想型統合失調症

　妄想・幻覚などの陽性症状が臨床病像の中心にあり、感情・意欲・思考・
認知の障害はほとんどないか、軽度にとどまり、緊張病症状はふつうみられ
ない。妄想・幻覚が他の症状より抗精神病薬によく反応するので、治療がす
すめやすい。しかし、症状が少量の薬物でほとんど完全に抑制される場合
も、長期間にわたって持続する場合もあり、長期予後はさまざまである。

　発病年齢は他の2型よりやや遅い。高年齢で発病するほど治療成績がよ
く、とくに中年女性の場合はふつう予後良好である。

(2)　破瓜型（解体型）統合失調症

　感情・意欲および思考・認知の障害などの陰性症状が中心にあり、ふつう

妄想・幻覚もともなうが、少なくもそれは顕著ではない。早くから生活行動の乱れが目だち、まわりのことに無関心である。働きかけに対する応答も真剣さに欠け、表情もとぼしく、態度もおざなりになりやすい。会話もまとまりがなく、自分勝手に話すので対話が困難である。

このため典型的な病者と接するとき、表面的なあいさつを交わすことはできても、それ以上に互いの感情や気持ちやこころが通じ合わない、すなわち「疎通性がとぼしい」という特有の印象がもたれる。このような人間的な接触のとぼしさが、統合失調症に最も特異的な障害であるという重要な指摘がある。

これらの症状のため、社会的な予後は不良になりがちである。生活指導を早くから根気づよくおこなう必要がある。

⑶ 緊張型統合失調症

緊張病症状をしめす病型である。典型的な興奮や昏迷の最中には、妄想・幻覚などを確かめることはできないが、ふつうその前後に明瞭な妄想型ないし破瓜型の統合失調症症状がみとめられる。発病は急激で、比較的短期間のうちに消失する。比較的稀にしかみられないが、感情的ストレスのあと急に緊張病症状をきたす場合があるので、注意が必要である。

[follow up] ICD-11では、病型分類を廃止したかわりに、陽性症状、陰性症状、抑うつ症状、躁症状、精神運動症状、認知症状をそれぞれ軽度、中等度、重度の３段階で特定する仕組みとしている。適切に利用すれば、３病型にわけるよりも正確な状態像の記述が可能となる。

b．経過（残遺状態をふくむ）

統合失調症者と家族の苦痛と苦労は、この病気の経過の違いによって大きく左右される。

経過は多様で、その分類は様々あるが、おおまかには４つに分けることができる。1）回復・寛解型：初回エピソード回復後は寛解ないしほぼ寛解が

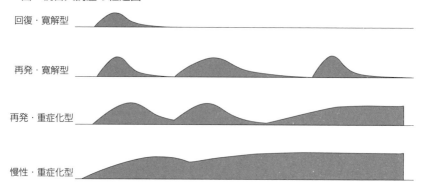

図　統合失調症の経過図

回復・寛解型

再発・寛解型

再発・重症化型

慢性・重症化型

続く、2）再発・寛解型：再発を繰り返すがその都度ほぼ寛解する、3）再発・重症化型：再発を繰り返して次第に重症化する、4）慢性・重症化型：症状が重症のまま慢性的に持続する、である。

　上記の4つの経過型の比率については、おおまかにそれぞれ4分の1ずつと考えておくとわかりやすい。実際にはどの程度よくなったときに寛解とみなすかという、用語の使いかたによって、比率も変わってくる。生活の自立・半自立を目安にするときも、生活援助の方法・程度によって差が生ずるので、厳密な区別はむつかしい。

　　　また薬物療法の発達による予後の改善も、総合的に判断する必要がある。
　　薬物療法の普及する前後で、上記の経過型の比率は結局変わらなかったという意見もある。しかし薬物によって再発が防止でき、生活支援が効果をあげ、残遺状態の病者にも働きかけが容易になった。経過型の比率は確かに変わらないかもしれないが、各型の内容（再発の頻度や症状の程度）は非常に改善されたと言ってよいであろう。

　臨床的に重要なのは、急性期を過ぎたあとの症状再発のしやすさと、残遺症状の程度である。医療・福祉関係者の努力目標も、いかに再発を防ぎ、いかに残遺症状をもつ病者の生活を援助するかという点にある。

　再発予防に関しては、抗精神病薬の持続的使用が何より大切で、加えて時と場合に応じた心理社会的支援が肝要である。

　残遺状態としては、感情・意欲面の障害を主とすることが多い。破瓜型
（解体型）統合失調症の慢性期ともいえる。精神科病院に長期間入院してい
る患者は、大部分がこの経過型に属する。残遺症状の程度により、精神症状
および生活行動はさまざまである。

　その具体像は、陰性症状が支配的であり、精神運動の緩慢、活動性の低
下、感情鈍麻、受動性と自発性欠如、会話量とその内容の貧困、表情、視
線、声の抑揚そして身振りによる非言語的なコミュニケーションの乏しさ、
自己管理と社会的遂行の能力の低下がみられる。その一方で、妄想・幻覚な
どの陽性症状は、少なくとも顕著ではないことが多い。

　身のまわりの生活管理ができず、病院からなかなか退院できない人、よう
やく共同住居に移っても、絶えず誰かが面倒をみなければ暮らしていけない
人たちが、このグループの定型的な重症例である。時間をかけた生活技能訓
練（p.126）によって、保護された環境でまとまった仕事ができる人、さら
に理解ある職場に就職まで果たす人もいるが、一般に生活行動が不器用で、
わずかな仕事でも意外なほど疲れやすいのが特徴的といえる。これは感情と
意欲の障害とともに、思考・認知障害が背景にあるためと考えられる。

　　[follow up]　統合失調型症（6A22）[F21]：これは昔から論議の多い状態
　　像である。ICD-11は、統合失調症の診断基準を満たす症状を一度もしめさ
　　ない（したがって統合失調症とはいえない）ことを、診断の条件としてい
　　る。また統合失調症者の近親者に多いので、統合失調症の遺伝的スペクトラ
　　ムの一部をなすともみなされている。米国のDSM-5では、これと同じ状
　　態をパーソナリティ症にふくめている（統合失調型パーソナリティ症、
　　p.258）。
　　　病像としては、行動、外見、話し方などに奇妙な偏りが目立ち、感受性や
　　考え方に歪みがあって、風変わりで偏執的な信念をもちやすい。疎通性が不
　　良で、対人関係に乏しい状態が長年続き、猜疑的となって関係妄想が加わる
　　こともある。
　　　統合失調症者の発病前あるいは軽く経過したと思われる病期ののちに、複
　　雑多様ではあるが統合失調症に近縁と思われる精神的変化が持続的にみられ

ることは、臨床医の共通の経験である。そのような状態も、臨床的には本病型にふくめて考えることもできる。

　ICD-11は、うつ病の診断基準に達しない抑うつ症状の持続を気分変調症（p.87）として、また双極症の診断基準に達しない持続的な気分の動揺を気分循環症（p.91）として、それぞれ独立の診断項目をもうけている。したがって、同様に、統合失調症の診断基準に達しない持続的な統合失調症的症状を、統合失調型症という本診断名のもとに1臨床単位としてとらえておくことは、それほど無理なことではないと思われる。

ｃ．症状のおきかた

　すでに述べたように、統合失調症はうつ病や双極症と同じく、精神症状を主とする脳機能の病気と考えられる。その証拠は、うつ病や双極症よりいっそう多く、より確実性がたかい。

　　すなわち、

　　(1)　特有の幻覚・妄想をはじめとする統合失調症の症状は、心理的に到底了解できないもので、背後に何らかの脳機能変化の存在が推定される。またその症状が多彩で、しばしば気分の症状などを合併し、慢性の経過をとりやすいことから、その変化はうつ病や双極症より広い範囲に及ぶものと想像される。それには前記（p.103）のように遺伝体質的素因が種々の程度に関与し、加えて胎生期における未だ不明の身体因が誘因となる可能性も想定されている。

　　(2)　脳内の神経伝達物質のドパミンの後シナプス膜の受容体を遮断して、その神経伝達を抑制する薬物（抗精神病薬）が、統合失調症の妄想・幻覚・興奮にきわめて有効である。

　　(3)　後述（p.202）のように、このドパミンの作用をたかめるメトアンフェタミン（ヒロポン）の連続使用が、統合失調症によく似た妄想・幻覚をひきおこす（したがって、統合失調症は脳内のドパミンの作用が強すぎるために生ずるという、ドパミン仮説が早くから提唱されている）。

　　(4)　ほかにも、ドパミンより広く分布する神経伝達物質のグルタミン酸の受容体を遮断するフェンサイクリジンという薬物も、統合失調症類似の精神状態を生ずる。脳内の神経伝達物質の変化は、かなり広範囲にわたる可能性

がある。

　(5)　統合失調症者の脳形態や脳機能について、20世紀はじめから真に膨大な研究が積みかさねられたが、統合失調症に特異的な異常は見いだされなかった。しかし最近、測定技術の進歩によって、いくつかの変化が確かめられている。たとえば、知覚刺激のあとにおきる脳波変化が健康対照者より小さい、対象図形をなぞる眼球の動きがせまい、さまざまな刺激の反復に対する慣れの現象がおきにくい、などである。これらの変化は、主に認知機能に関するもので、上記の統合失調症の思考障害や生活の不器用さ、疲れやすさなどとの関連が想定されている。ほかにも脳室の拡大をふくめてたくさんの異常所見の報告があるが、まだ十分な意見の一致がみられないので省略する。

　　これまで述べたのは身体面からみた症状のおきかたであるが、心理面からおこなわれた研究も少なくない。とくに幼少時の家族内人間関係をめぐって、偽相互性や二重拘束性などが統合失調症の病因となるという学説が話題をよんだ。しかしいずれも、実際に因果関係や治療的意義がみとめられたものではない。そのほかの多くの心因仮説も、多数の養子を対象とした大規模な研究などによって、繰り返し明瞭に否定された。自分の子供の育てかたが誤っていたため統合失調症になったという、統合失調症者の父母がしばしばいだく、はげしい後悔や自責や相互非難は、まことに同情に堪えないものであるが、科学的根拠はないと言って誤りはない。

　また発病前の社会・心理的ストレス、たとえば試験の失敗、職場の対人関係の困難、失恋や離婚などが原因のようにみえることもあるが、実際にはすでに病気がはじまっていたための失敗や困難であることが多い。むしろ子供のころから、感情の動きが少ない、ときに奇妙な言動をとるなど、統合失調型症に似た徴候がみられることが少なくない。このように統合失調症の発病自体には、うつ病における執着性格者の過労のような、明瞭な社会・心理的ストレスの関与は少ないと考えられる。

　しかし、一度発病したのちに、経過の項にしるしたような再発を防ぎ、残遺症状をもつ患者の生活を援助するために、両親や近親者、医療・福祉関係者、そして患者同士の心理的支えはきわめて重要である。それは単に心理的意義だけでなく、統合失調症の身体的レベルに働きかける生理的意義をもつものといえる。それは統合失調症の多くの症状、とくに再発しやすい諸症状

が、うつ病の症状の場合と類似して、脳内ドパミンなどの神経伝達物質の代謝の変動によって左右されるからである。その代謝に社会・心理的ストレスが大きな影響を及ぼすことは、すでに心身症（p.20）やうつ病（p.83）の項で説明した通りである。

Ⅲ．治療と援助

　統合失調症者の治療と援助は、これまで精神医学・医療・保健・福祉の最大の課題と言っても過言ではない。第8章にしるした精神科医療に関する法律の移り変わりも、また1995年の精神保健法から精神保健福祉法への改正も、統合失調症者を念頭においた精神障害者に対する国家の施策に関するものともいえる。

　統合失調症者は、医療の対象となる病気とともに、しばしば福祉の対象となる障害をもつので、その治療と援助には、医療・福祉関係者の一致した協力が必要である。また、都道府県・市町村の行政機関の理解と援助も欠かすことができない。

　ここでは、教科書としての記載の許す範囲で、統合失調症者の治療と福祉のありかたについて述べる。それは他の病気と同じく、心理・社会面の治療・援助と薬物療法に分けられる。

ａ．心理・社会面の治療と援助

(1) 診察・援助場面のこころ構え

　前章の心身症・神経症の治療と援助の項（p.51）で、精神科の診療が、内科・外科のように、"横になって目をつぶっている"患者を医療者が診断し、治療するのではなく、患者が自分から語ることを聞いて診断し、同じく患者から自覚症状の変化を聞いて治療効果を判断することを述べた。この診療方法は、うつ病や双極症についても同じである。それはまた、統合失調症者に対しても基本的に同じく保たれていなければならない。

　しかし、統合失調症者は、ときには何も語らず、ときには語っても意味が
よく理解できない。そのようなときには患者の表情、態度、行動や家族の訴
えから、症状の存在を疑うほかない。

　神経症者には、「あなたの痛みは、あなたしかわからない。それを私に話
してください」という、カウンセリング的態度をとることが自然におこなわ
れる。外来診療が主なうつ病者には、薬の効果と副作用をくわしく話すこと
によって、服薬が円滑につづけられる。しかし統合失調症者は、症状がある
程度重いときは、ひとまず入院のうえ、向精神薬によって鎮静をはからねば
ならないこともある。

　また、神経症はその人の悩みであり、うつ病でもその人自体は変わってい
ない。統合失調症はその人に、異質の病気がとりついているという印象がも
たれる。

　さらに、神経症者はみずから苦痛を訴え、うつ病者は苦痛について聞かれ
ることを好む。一般に統合失調症者は、思いだすのも恐ろしい体験について
繰り返し聞かれるのを必ずしも喜ばない。

　また、神経症者やうつ病者にカウンセリング的態度で話を聞くとき、聞き
手と話し手の視線は自然に同じ高さで交わる。統合失調症という病気を診断
し治療しようとするとき、医療者の視線はともすれば相手の視線と交わら
ず、病気そのものにむけられる。さらに統合失調症者に特有な疎通性のとぼ
しさは、その傾向を助長する。

　これらの諸事情から、統合失調症者とのかかわりは、神経症者やうつ病者
のそれと違って、病気の一時期には、なかなか対話が深まらず、こころが通
わないことが多い。実際に医療者の熱心な問いかけにも、しばしば素っ気な
い、おざなりな返答がもどってくる。

　しかし、周知のように、統合失調症者も神経症者やうつ病者と同じく、自
分の苦しみや悩みを理解されることを切に望んでいる。それはたとえば、患
者が妄想・幻覚のありさまをうまく説明できずに言いよどんでいるとき、的
を射た質問をすると、しばしば表情が急に明るくなって、はじめて理解者を
得たという様子で、次々と体験を語るようになることからも知られる。この
とき診察者がとっているのは、「無条件の積極的関心と感情をふくむ理解」

（p.53）をもって傾聴する態度である。

　さらに同じ態度で傾聴をつづけると、たとえば、感情が安定し、疎通性が保たれた妄想型の患者は、神経症やうつ病の際とほとんど同じように、妄想・幻覚の苦痛を詳細に語り、あるいは自殺企図に追いつめられた経緯まで明かしてくれる。また、薬によってそれがどのように変化するかも、副作用の内容とともに、くわしく教えてくれる。そのときは、神経症やうつ病の場合と同じく、医療者と患者の話し合いで、薬物の種類と服用量をきめることができる。

　　また、医療者が同じく傾聴の姿勢をとると、ある程度寛解したときの患者は、妄想・幻覚にとどまらず、前記の感情と意欲の障害や思考・認知障害まで、自分自身の言葉で語ることがある。たとえば、以前とはっきり違って、理由もわからず、朝起きるのが面倒で休んでいたい。歯をみがくのも風呂に入るのも、半分は気がついているが、誰かに言われなければ自分ではできない。ごみが落ちていても拾う気がおきない。本を読んでも意味がぱっと頭にわかない。仕事をしても楽しさがでてこない。少し込みいったことをすると我慢できないほど疲れる、など。それは、あるいは幻聴に気をとられて注意や意欲がそれにむかないため、あるいは単純にただ気がまわらないため、あるいはエネルギーが尽きてへとへとになっているためである。

　　もしできるなら、そのような患者のこころのありさまを聞き取って、決して彼らが「狂って」、あるいは「怠けて」、そのようなことを言い、そのように行動しているのではなく、彼らがまさに病気であるため、そうせざるをえない状態にあることを、医療・福祉関係者と患者とが、共感的に知り合っていると、その後の両者のかかわりがいっそう密接なものになる。またこのかかわりの姿勢が自然にできると、医療・福祉関係者と患者は、病気を持っていても同じ人間同士であって、同じ高さで視線を交わし、病気の症状や福祉の対象としての生活障害にも、一方的ではない心くばりが行きととどくようになる。

　　もちろん、そのように共感的に知り合えない統合失調症者も多いことは、改めて言うまでもない。しかし、かなり重症の患者でも、治療によって状態が落ちついたとき、そのようなかかわりが可能になるときがある。その機会を得るように心がけることが大切である。

　また、患者とこころを通わせるには、管理的立場もとらねばならない医師よりも、看護師、作業療法士、ソーシャルワーカー、公認心理師・臨床心理士などのほうが、かえって容易なことが少なくない。

　このかかわりの姿勢がとぼしいと、統合失調症者の治療に、ともすれば次の3つの方式が取られがちになる。すなわち、①統合失調症者をひとつの集団として扱う、②患者と相談して共同で生活や作業計画をつくるよりも、医療・福祉関係者同士の相談で実施プログラムをつくる、③個々の患者の好みや能力による選択より、医療・福祉関係者の指導や教育を優先させる。

　　しかしこの3つの方式を、いたずらに批判してはならない。数多い重症の慢性統合失調症者の生活改善には、この方式からはじめることが、しばしば適切かつ必要だからである。ただ、それが統合失調症に対する唯一最善の方式ではないことを互いに認識して、現実の状況に応じた工夫をこらすことが望まれる。

(2)　入院治療と療養と在宅ケアの準備

　　わが国では医療の国民皆保険が1961年にほぼ完成して、すぐれた医療体制がつくられた反面、入院の安易な長期化や、病院の生活環境の劣悪さが指摘されるようになった。その傾向は、精神科医療において、いっそう顕著であった。

　　このため、治療のための短期入院と、生活環境のととのった長期療養と、在宅ケアを促進する努力がすすめられている。

　　統合失調症の急性発病および再発時の治療は、敏速かつ積極的におこなう必要がある。はげしい不安、不眠、妄想・幻覚、興奮、自殺企図などには、十分な抗精神病薬治療を行わなくてはならない。

　急性期の諸症状がおさまったあとは、上記の経過の項にしるしたような、妄想・幻覚や不穏・興奮などの再発の防止と、残遺症状としての生活障害の援助が問題となる。

　このうち、再発の防止に抗精神病薬の持続服用が重要なことは後述の通りである。もう一方の残遺症状こそ、入院・在宅を通じて医療・福祉関係者の

取り組みの主な対象である。

　　この対応には、誰が主役ということはないと思われる。むかし医師や看護
　師があまり忙しくなかったころは、患者と一緒に卓球や五目並べをし、ピク
　ニックにでかけ、袋はりなどの内職仕事を手伝った。いまもそれは医師の重
　要な卒後研修のひとつである。また町の音楽家や画家やお茶の先生が、今で
　いうボランティアとして患者に教えにきてくれた。

　いまは作業療法士が中心になって、各患者に合わせて陶芸から竹細工な
ど、さまざまな工夫をこらし、生活を豊かにしている。また、看護師にソー
シャルワーカーも加わって、生活行動の苦手な患者に、必要な点をよく調べ
たうえで、集団でロールプレイ（役割練習）などをふくむ生活技能訓練
（SST）をおこない、あいさつのしかたや話しかた、薬の自己管理、買い物
などが自分でできるように援助する。

　　作業療法とデイケアは、ちょうど整形外科の理学療法のように、医師が指
　示箋をしめして、作業療法士や看護師が実務にあたる。その目的と種目は、
　たとえば以下のようである。（目的）：生活リズムの調整、気分転換、対人技
　術の向上、活動性の向上、自己の病状の把握、現実検討能力の改善、情動の
　安定化、社会性を養う、ひきこもりを防ぐ、居場所の提供、日常生活の支
　援、自己の健康管理・服薬管理、身体機能の改善、その他。（種目）：陶芸、
　手芸、革細工、木工、絵画、音楽、切り絵・折り絵、書道・ペン習字、調
　理、喫茶、ワープロ・パソコン、ゲーム、スポーツ、ウオーキング、カラオ
　ケ、生け花、園芸、お話の会、駒の会（将棋）、個人・自主活動、その他。

　病院にはたいてい運動場や作業療法室があり、作業療法士をもり立てなが
ら、病棟の全スタッフが、毎日の生活に四季折々の行事を加え、患者と絶え
ず話し合って希望や発想をとりいれながら、活気のある小社会をつくるよ
う、全員で努力している。

　しかし、それでも生活の自己管理ができず、まわりの人たちと表面的な接
触しかもてない患者も少なくない。しかし、彼らに生活援助の働きかけをや
めると、たちまち、前記のように部屋の隅で独語を口にしながら終日立ちつ
くす状態、ふとんをかぶって食事のとき以外はじっと寝ている状態など、第

　8章にしるす呉秀三の私宅監置の報告（p.271）にみるような無残な生活状況におちいる。そのような重症の患者は、ほかの条件がととのうまで、病院内で生活訓練をうけながら療養することが必要である。

　しかし、可能な限り多くの患者にできるだけ早く退院して、自宅あるいは共同住居や単身でくらす場所に移るよう、援助することは言うまでもない。それまでに家族と話し合い、外泊を繰り返し、できるならソーシャルワーカーをはじめスタッフが家庭や住居先をあらかじめ訪問して、患者の生活能力に合った住みかたを考えることが望ましい。

　　　それとは別に、患者のなかには、十分な生活能力をもって社会で活躍しながら、純粋に仕事や対人関係の疲れから、あるいは幻聴との争いの煩わしさから、休息のため自ら短期間の入院を希望する場合がある。その際には、上記のような援助は行きすぎになる。

　　　また、これまでは早急に入院を必要とする患者を中心に述べたが、最初から外来での服薬だけで十分に回復する患者も多いことは言うまでもない。上の経過の項にしるしたうち、回復・寛解型、再発・寛解型の患者であって、その際の対応は、大体うつ病の場合と同じ形を考えておいてよい。比較的早期に受診する患者が増えたこともあて、外来治療で十分対応できることが増えている。

(3)　在宅・デイケア・訪問・就労

　かなり重い症状と生活障害をもつ患者、すなわち上記の経過型では、再発・重症化型、慢性・重症化型に属する患者が退院するときは、いろいろ準備をしたうえで、最初はできるなら病院の近くに住むことができるとよい。

　退院先は、患者への愛情と理解と経済的なゆとりのある家庭が最も好ましいことは言うまでもない。それが家族の高齢化や患者の症状や生活能力などから困難なときは、精神保健福祉法にしるされた援護寮、福祉ホーム、グループホーム（p.277）などへの入居が期待される。ただそのための公立ないし法人立の施設は、全国的にははなはだ不足している。いま病者は生活保護や年金を頼りに、さまざまな困難をかかえながら、医療・福祉関係者の援助にも支えられて、ようやく居住先をみつけているのが実情である。

　住居および居住先には、医師の指示により、看護師とソーシャルワーカーが必要に応じて毎月１〜数回の訪問看護をおこなう。それによって、入院期間を短縮するとともに退院にともなう不安を軽くし、患者の在宅・社会生活を援助し、家族の不安・負担をやわらげ、症状の動きがあるときは早く対応することによって再入院を避け、あるいは早期に入院させて悪化を防ぐなど、多くの役割をはたすことが期待される。またそれは、看護師とソーシャルワーカー（および医師）にとっても、病棟にいるときとは違う患者の姿に接して、その後の治療や看護や生活援助に新しい認識をもつ貴重な経験となる。訪問看護は精神科病院の機能を施設から社会にひろげ、患者と家族のニーズに機敏に応ずるために、今後さらに発展が期待される分野である。

　また、退院した患者と生活をともにする家族は、患者に対する接しかたを、入院中に病院のスタッフからよく聞き、その後も家族会その他から学び、また体験を通して知っていることが望ましい。

　患者および家族にとって、各地の保健所および精神保健福祉センターは大切な場所である。そこでは各種のデイケアのほか、家族会の集まりや定期的な家族セミナー（病気や患者への接しかたなどの勉強会）などが開かれている。回復患者や家族は、そこで病院や主治医とは別の形の援助を得ることができる。

　　家族の態度が患者の感情的な安定や症状の再発と密接に関係することが、はやくから強調されている。それは要するに、患者を批判したり、叱ったり、励ましすぎたりせず、温かく理解し、受け入れよ、ということである。しかし、それを言うのはやすいが、実行はなかなかむつかしい。将来を嘱望されていた息子・娘が、突然に妄想・幻覚をしめし、仕事もせずにだらしなく寝起きするのを毎日見ざるをえない親の気持ちは、察するにあまりある。患者を支えるとともに、親を支えることも、医療・福祉関係者の仕事でなければならない。

　　ただ、参考までに、患者が家族に望むことを、全国精神障害者家族会のアンケート結果から引用する。①もっと気持ちをわかってほしい。②口やかましく指示しないでほしい。③傷つけるような言動をしないでほしい。④人間として大人として認めてほしい。⑤私を信頼してほしい。⑥世間体を気にし

ないでほしい。⑦私をそっとしておいてほしい。

　患者と家族の両方の苦情を聞く医療・福祉関係者は、患者の状態が薬物などで改善されると、家族の態度もおだやかになることを経験する。薬物が十分には奏効しない生活障害に対しては、退院後も絶えず援助をつづけねばならない。

　そのための工夫もたくさんあるが、そのひとつは前記のデイケアおよびナイトケアである。それは患者が病院あるいは診療所付属のデイケア部門、あるいは保健所や独立した公立・私立施設がおこなうデイケアに通って、ちょうど病院の作業療法に近い手仕事や遊びや話し合いの時間をもつことである。そこで友達ができ、お祭りや海水浴にも参加し、炊事なども習って、社会生活の技術を身につけていく。また、再発のきざしを早くとらえ、面接や服薬などをこまめにおこなって、入院を防止できることもある。

　また、回復した患者の団体や家族会や法人が自主的に運営し、ある程度の公費援助を得ているものに、いわゆる小規模作業所がある。その内容は施設の性質や状況によってさまざまである。参加する患者も、自分に合った仕事で多少の小遣いを得ることが励みになっている場合、仕事の合間の遊びにだけ加わっている場合、昼飯を食べに来ているような場合などがある。統合失調症者のもつ病気の重さや生活能力は各人ごとにさまざまであるから、さまざまな形の施設があることが望ましい。

　デイケアや小規模作業所に通うようになると、誰もが見ちがえるほど元気になり、笑顔や口数が多くなる。それは医者よりも誰よりも自分を理解し、こころの通じあう人たち、すなわち同じ患者に会えるからである。そこは患者同士が癒しあう場所でもある。

　さらに、就労は患者および家族の願いであって、はやくから公的な援助による職親制度が設けられている。職親側の理解と経験および熟練したソーシャルワーカーなどの尽力と患者自身の努力によって、なお不十分ながら貴重な成果がみられる。しかし本来、医療と福祉と就労は、精神障害者の社会参加の3本柱でなければならない。残念ながら精神障害者の就労には、なお2

つの大きな問題がある。すなわち、①就労には精神障害者に対する社会のいっそう十分な理解が求められる。たとえば職親や経営者が理解をもって採用しても、職場の同僚が受け入れをためらう場合がある。②統合失調症者は、前記のように、作業能力に微妙な困難をしめすことが多い。したがってデイケアや小規模作業所では立派に仕事ができても、毎日長時間の就労には疲労のため耐えられない場合がある。一般の職業安定所、都道府県の障害者職業センター、就労移行支援事業所、就労継続支援事業所などの援助を得て、たとえば短時間の作業や同じ職場への数人単位の就労など、障害者に適した仕事のありかたの検討と、職場に積極的な採用をよびかける努力が強く望まれる。

[follow up]　社会福祉学をもとにソーシャルワークをおこなう専門職として、精神保健福祉士（精神科ソーシャルワーカー、PSW。本書では上記のソーシャルワーカー）の国家資格が1997年末に法律化された。本来ソーシャルワークは、病気や障害をもつ人々の医療・福祉をすすめ、社会生活を援助するために必須の業務で、精神科領域においては本書にしるすあらゆる分野が対象になる。ただわが国の現状では、統合失調症との取り組みが緊急に必要であるから、ここでその概要にふれることにする（くわしくは専門書を参照）。

　ソーシャルワーカーの仕事の例を、具体的にかいつまんで述べる。①悩みをもつ本人や家族、職場の同僚などの相談にのり、感情的な調整をはかるとともに、必要なら受診につなげる。②初診の際には、家族関係をはじめとする生活状況について情報をあつめ、適切な対応を考える。③もし患者が入院するときは、環境の変化などによる不安や不満をうけとめて、治療が円滑にすすむよう配慮する。④入院と外来を問わず、前記の生活技能訓練（p.126）をはじめ種々の方法をもちいて、金銭の扱いや友達づくりなど、社会生活に必要な知識や経験を身につけるよう援助する。⑤同じく社会生活への適応とともに、実生活の保護・支援、再入院の防止などのために、病院、保健所、独立施設などでデイケアやナイトケアがおこなわれる。ソーシャルワーカーは、実質的にその企画、指導、運営などに当たる。⑥同様に、小規模作業所の運営に加わり、患者と同じ視線の高さを保ちながら、専門職としての援助をおこなう。⑦住居の確保のため、援護寮、福祉ホーム、グループホームな

どに入居をはかるほか、下宿やアパートを探して契約などの手続きを助け、その後も苦情の処理など、必要に応じて生活の面倒をみる。家族と同居するときは、患者とのつき合いかたなどについて理解を得られるよう助言する。⑧さらに就業が可能なときは、能力に応じた仕事をえらび、周囲の理解を得られるよう援助する。⑨訪問は、ソーシャルワーカーの重要な仕事のひとつである。本人の同意を得たうえで、家庭やアパート、さらに就業先などを定期的に訪れて、状況の把握や問題の解決につとめる。⑩患者や家族の経済面の相談にのり、必要なら各種制度を利用できるよう手続きをとる。⑪患者会、回復者クラブ、家族会などの結成や運営を援助する。⑫患者の居住する市町村の福祉関係部署や保健所などと連絡をとり、患者の利便をはかる。⑬その他、患者の人権を守り、生活を援助するため、必要なあらゆる対策をとる。

　以上は、統合失調症を中心にしたソーシャルワークである。社会生活上の支援を必要とする神経症、うつ病、双極症、薬物関連障害、性格のかたより、あるいは児童・青年期や老年期の諸問題の対応には、さらにさまざまな工夫と経験が必要である。

　上記のことからも、ソーシャルワークに重要な3点が指摘される。第1は、チームワークの必要性である。ソーシャルワーカーの業務は、当然ながら医師、保健師、看護師、作業療法士、社会福祉士、まだ国家資格は認められていないが実務についている医療ソーシャルワーカー、公認心理師（臨床心理士）、病院や市町村長の担当事務職員その他との協力のうえに成り立つ。その際のチームには、誰が主役ということはない（p.126）。患者の病状や問題の性質によって、主役が自然に決まり、また自然に交替することが望ましい。第2は、このチームワークを円滑におこなう環境づくりである。言うまでもなく、それには各専門職のあいだの相互理解が前提になる。とくに管理的立場にたつ医師が、ソーシャルワーカーの任務を理解し、支持することが大切である。第3は、ソーシャルワーカー自身の能力の向上である。医師その他の専門職と同じく、批判をうけながら絶えず研修につとめ、経験を積み重ね、その活躍によって医療・福祉の充実のために有用・不可欠な職務であることが具体的に認識されて、はじめて周囲の理解も深まる。

　なお、悩み・病いをもつ本人のよびかたは、医療・臨床心理・福祉系で多少異なる。すなわち、患者（または患者さん、以下同じ）、病者、障害（回復）者、ケース（症例、事例）、クライエント（来談者）、当事者、ユーザー

（利用者）、メンバー（スタッフに対して）などである。このよび名は、本人
の感情を傷つけないよう配慮しながら、病状や施設の状況によって自然に選
ばれるのがよい。

b．薬物療法

　前章の気分症群の治療に、心理的支援や環境調整とともに、薬物が常に必
要なように、統合失調症の治療にも薬物を欠くことができない。その薬物は
きわめて多種多様で、抗精神病薬と総称される（神経安定剤あるいは精神安
定剤などともよばれる。患者本人・家族への説明には、からだの病気と同じ
ような「普通の病気」による精神面の変化を静めるという意味で、神経安定
剤という用語をもちいることを勧めたい）。この薬物の薬理作用について、
はじめに① 抗精神病作用と副作用、② 鎮静作用と副作用、③ 一般的な副作
用について説明したのち、個々の薬物の特徴にふれる。

　　① 抗精神病作用は幻覚・妄想に対する効果で、その薬理作用の大部分は、
　神経（刺激）伝達物質のドパミン受容体（5種類：D1 - D5 のうち主に
　D2）に結合して刺激伝達を抑制することによって得られる。しかしこのド
　パミンは脳内にひろく分布して、運動・感情・内分泌など多くの機能に関係
　しているため、その働きを抑制すると、種々の副作用が生ずる。とくに運動
　に関する障害は、錐体外路症状とよばれる。それには、全身の筋肉がこわば
　って、姿勢が前かがみになり、歩行が小刻みで転びやすく、手の動きもおそ
　く、顔の表情もとぼしく、言葉も不明瞭になるとともに、手腕や下肢が律動
　的にふるえるパーキンソン症候群、腕、首、躯幹などが急にねじれるディス
　トニア、座ったり寝たりすると、名状し難い不快感からじっとしていられ
　ず、そわそわと立ち歩くアカシジア（静座不能）、高用量を長期間つづけて
　服用した後に、顔面や舌が不随意に動く遅発性ディスキネジアが挙げられ
　る。

　　また、比較的稀であるが、使用量を変更したときなどに、急に発熱、発
　汗、筋強剛、意識障害などをきたし、緊急処置を必要とする悪性症候群に
　も、ドパミンが関与すると考えられている。また同じドパミン機能の抑制に
　より、脳下垂体を介して乳汁分泌や月経閉止をきたすことがある。

　② 鎮静作用には、ドパミンとともに、ノルアドレナリン・アルファー1、ヒスタミンなどの受容体の抑制が関係している。この作用は、統合失調症のみならず、ひろく不穏、興奮、刺激性亢進、強い不安や不眠などの治療にもちいられる。しかし、医師が試みにこの薬を相当量のんでみると、頭がボーッとして、けだるく眠たく、何をするのも面倒な感じになることが経験される。したがってはげしい興奮や不安が一応おさまった後に、必要以上の用量を長期間もちいると、自発性や意欲が抑制され、感情の動きや表情もとぼしくなり、前記のパーキンソン症候群および刺激の少ない生活環境などともあいまって、統合失調症のいわゆる陰性症状（p.107）に似た精神状態がつくられることがある。

　③ 抗精神病薬は、上記の神経（刺激）伝達物質のほか、アセチルコリンやヒスタミンなどの受容体にも種々の程度に結合するため、さまざまな薬理作用（多くは臨床効果のない副作用）を生ずる。たとえば便秘、口渇、立ちくらみ、かすみ目、食欲昂進、飲水量増加、心臓・肝臓機能障害、性欲・性機能低下などである。種類も多く、個人差も大きいが、服薬前から肝障害や心臓疾患、緑内障などがあるときは、とくに注意が必要である。多くの患者の悩みは、肥満と飲水欲亢進で、その生理的機転および適切な対策はまだよくわかっていない。

　抗精神病薬が開発されてから半世紀のあいだ、新しい薬物の開発は、上記の抗幻覚・妄想作用や鎮静作用をいっそう確実に、その副作用をより少なくすることを目標に進められてきた。次に、その開発の経過をふくめて、抗精神病薬の分類と特徴を述べる。

[follow up]　抗精神病薬は大きく定型薬（第1世代薬）と非定型薬（第2世代薬）に分けられる。その区別は、前者が錐体外路症状を生ずるのに対し、後者にはそれがない（実際には少ない）点にある。ただしこの区別はあいまいで、定型には伝統的という意味合いもふくまれる。（商品名や常用量は巻末の一覧表を参照、p.293）。

　定型（第1世代）抗精神病薬：定型抗精神病薬の代表はクロルプロマジンで、向精神薬のなかで最も早く開発され、精神科医療に革命をもたらした薬物である。ドパミンのほか、各種の神経伝達物質の受容体を抑制するため、上記の①、②、③の薬理作用をすべて顕著に生ずる。化学構造が類似するフルフェナジンには、1ヵ月1回筋肉注射する持効性注射製剤がある。レボメ

プロマジンは②の鎮静作用が顕著で、就寝前によく使用された。

　いまひとつの代表が、ハロペリドールである。ドパミンに対する作用が選択的に強い。このため、①の抗幻覚・妄想作用が顕著で、錐体外路症状もおきやすく、②の鎮静作用も十分強いが、③の一般的な副作用がクロルプロマジンより少ない。非定型抗精神病薬導入前まで最もひろく用いられてきた。1ヵ月1回筋肉注射する持効性注射製剤もある。

　特徴的な薬物としてスルピリドがある。鎮静作用が少なく、少量では抗うつ薬としても使用される。錐体外路症状も少ないが、乳汁分泌や月経閉止には注意を要する。

　非定型（第2世代）抗精神病薬：前記のように、脳内のドパミン受容体を抑制すると、抗幻覚・妄想効果とともに、錐体外路症状が生ずる。しかしこの副作用は、同時にセロトニンあるいはアセチルコリン受容体を抑制すると、いちじるしく軽減されることが知られている。このため上記の諸薬剤を処方する際には、アセチルコリン受容体を抑制する抗アセチルコリン薬（抗コリン剤、あるいは抗パーキンソン薬・抗パ剤、薬剤はビペリデン、トリヘキシフェニジルなど）が併用されてきた。しかし一方で、抗幻覚・妄想作用をもちながら錐体外路症状がない（または少ない）薬物が開発された。それが非定型抗精神病薬である。大きく3群に分けることができる。

　第1群：ドパミンとともにセロトニンの受容体を強く抑制する薬物（セロトニン・ドパミン・アンタゴニスト、SDA）で、現在使用されているのはリスペリドン、その代謝産物であるパリペリドン、さらにブロナンセリン、ペロスピロン、ルラシドンである。十分な抗幻覚・妄想作用をもち、少量では抗セロトニン作用が錐体外路症状の出現を抑えるので、抗パ剤の併用を必ずしも必要としない。行き過ぎた鎮静作用もないため、国際的にも急速にハロペリドールなどに置き換わった。パリペリドンには1ヵ月に1回の持効性注射製剤と3ヵ月に1回の持効性注射製剤があり、ブロナンセリンには1日1回の貼付剤がある。

　第2群：ドパミンに対する作用が軽度であるため、錐体外路症状を生じない（あるいは少ない）にかかわらず、十分な抗幻覚・妄想効果をもつのが特徴である。

　その契機になったクロザピンは、セロトニンをはじめ多数の神経伝達物質の受容体を抑制するため、上記の③の副作用を顕著に生ずるほか、稀ながら

致死的な白血球減少症をきたしたため、使用が中断されていた。しかし、ク
ロルプロマジンやハロペリドールなどを大量に長期間もちいても改善をみな
い薬物抵抗性難治症例にしばしば有効なことから、再評価のうえ各国で再使
用されている。わが国でも、血液内科医と密接な連携をとれることを条件
に、最少量から慎重に増量することが指示されている。

　その後、クロザピンに似た薬理作用をもちながら、安全で必ずしも難治症
例を対象としない薬物が開発された。オランザピンとクエチアピンは、リス
ペリドンにさほど劣らない抗幻覚・妄想作用をもつ一方、錐体外路症状は明
らかに少ない。また従来治療が困難だった陰性症状（p.107）にも有効な症
例がみられる。しかし肥満をきたしやすく、糖尿病を誘発することが多いの
で、血糖値を使用開始時には頻回に、その後も定期的に測定する必要があ
る。また糖尿病の症例には使用が禁止されている。この群に属するが、アセ
ナピンは体重増加が起きにくい。

　第3群：ドパミン活性が高すぎる脳部位ではその受容体機能を抑制し、低
い部位では亢進させる作用（パーシャル・アゴニスト）をもつ薬物（ドパミ
ン系安定薬）で、2006年にアリピプラゾールが、2018年にブレクスピプラゾ
ールが発売された。その作用特性から、錐体外路症状や食欲増加などを生じ
ないので、臨床的有用性が注目されている。アリピプラゾールには1ヵ月に
1回の持効性注射製剤がある。

　統合失調症の薬物療法で最も大切なのは、患者が納得して長期間服薬をつ
づけることである。それには、前記のように（p.124）、また神経症やうつ病
の場合のように、医療者と患者が共同で処方をつくるような関係をもてるこ
とが、最も望ましい。しかしそれが困難なときでも、医療者が薬の種類と用
量を患者につたえ、効果と副作用から患者の好みの処方を聞くことは、ある
程度の疎通性が保たれていると、さほど困難なことではない。また、薬が錠
剤か液剤か貼付薬か、1日に3回のむか1回にするか、1ヵ月1回注射する
持効性注射剤を使うかという選択も、症状の許す限り、患者の好みを取り入
れ、あるいは了承のうえ、おこなうことが勧められる。

　患者が薬をのみたがらないのは、①自分は病気でないから、②副作用がい
やだから、③1日3回ものむのは面倒だから、④まわりから強制されるのは

自尊心が許さないから、などいろいろな理由がある。異常体験に支配されて説得に応じないときや、すべてに無関心で会話が通じないときなどは別にして、このような理由にも十分な配慮が望まれる。

① 病気だから薬をのむように説得するまえに、眠れないから、変な声にじゃまされるから、薬をのんでゆっくり休むように話すほうが、受け入れられやすい。実際に医師も、統合失調症を治すことより、差し当たって患者が楽になってほしいと思っているのである。また、病気の有無が真剣に議論になるときも、それが体の病気と同じような「普通の病気」であるから、よく合う薬を一緒に探そうという説明が役立つことがある。

② 副作用を少なくすることは、何より大切である。とくに治療のはじめに苦しい思いをさせることは、極力さけねばならない。非定型薬物を使うときにも、錐体外路症状には注意する。幻覚・妄想が残っていても、日常生活に大きな支障がなければ、抗精神病薬を無理に増量せず、住みやすい環境を用意するほうが望ましい場合が少なくない。

③ 毎日食後に３回服薬をつづけることが、どれほど面倒かは、医師が自分で服薬してみるとよくわかる。服薬回数はできるだけ減らし、夕食後あるいは就寝前に１回にできるとよい。差し当たって苦痛がないのに、再発予防のため一生服薬することは、よほど決心して習慣づけなければならない。

④ 治療に熱心なあまり、患者の自尊心をそこなうことがあってはならない。たとえば患者が副作用を嫌って錠剤を吐き捨てるとき、特別に重症な場合以外、看護者が必要以上に監視する態度をとると、患者は過度に依存的あるいは反抗的になりやすい。患者の人間としての尊厳を守ることは、薬物療法においても重要である。

⑤ 規則的な服薬について、以前はコンプライアンス（指示順守）が強調されたが、いまは患者本人のアドヒアランス（支持、賛同）を得ることが求められている。それには前記のような精神科医療自体の変化と、副作用の少ない抗精神病薬の普及が役立っている。

以上、薬物療法の原則をまとめて述べたが、統合失調症者は一人ひとり精神症状や経過が違うので、各症例および折々の変化に臨機応変の対応が必要なことは改めていうまでもない。また前記のように、しばしば抑うつ、発揚、不安、不眠などの諸症状をともなうので、気分安定薬、抗うつ薬、抗不

安薬、睡眠薬なども、状況に応じて併用することが必要である。

主に器質因によるもの

[outline]

　器質因という言葉は、精神医学の分野では、かなりあいまいな形でもちいられている。本来は、脳の萎縮や変性など、目にみえる身体的変化、少なくとも顕微鏡でみえるほどの病変が、病気の原因になっているという意味である。

　また、器質性と関連して、症状性という言葉がある。これは、身体疾患の影響やアルコール作用など何等かの脳への侵襲が、病気の原因になっているという意味である。

　ICD の旧版（ICD-10）に「症状性を含む器質性精神障害」という項目（F0）があったように、器質性と症状性はまとめて論じられることが多く、器質性に両方の意味を含めることも多い。本書でも、器質性というとき、脳への侵襲による疾患（症状性）と脳の病変による疾患（狭義の器質性）の両方を含めている。

　しかし実際には、精神の座である脳の目にみえる病変も、一般の身体疾患の二次的影響も、アルコールなどの薬物の急性作用も、いずれも精神の働きを変化させる結果、急性期および慢性期において、ある程度共通したいくつかの精神症状をひきおこす。多くの教科書は各疾患ごとに独立の章をもうけているが、本書ではまずこの共通の精神症状について述べ、次にそれらを生ずる疾患をあげて説明することにする。

　すなわち以下の各節は、1．脳の急性障害（主に意識障害をしめす）、2．脳の慢性障害（障害された脳部位の部分症状、部分症状が複数重なって生じる認知症、てんかん発作、その他の精神症状）に分けられる。各節のなかで器質因による精神面の変化を総合的にとらえたうえで、せん妄や認知症などの諸問題について解説をくわえる。

　この諸症状および諸疾患は、ICD-11では、せん妄や認知症を扱っている神経認知障害群（6D7）に該当する。

3-1

脳の急性障害

　もし脳の機能が、感染や外傷などによって直接に、あるいは身体疾患によって二次的に、またはアルコールなどの外部からの刺激によって一過性に、強い急激な影響をうけると、いずれの場合にも共通して、人の表情、言語、動作、行動、その他の精神活動に一定の変化があらわれる。ここではその共通の変化を、意識の障害という現象としてとらえておく。

Ⅰ．意識と意識障害

　意識障害は非常に複雑な現象であるが、その理解にはまず、正常な意識状態というものを、具体的に知っておかねばならない。

a．正常な意識状態
　意識という言葉は、日常語としてもさまざまな用法があるが、精神医学の一部の学派ではかなり特殊な意味に用いられる。しかし、ごく常識的には、現在の精神活動全体をさすといってよい。したがって正常な意識とは、よく目覚めている状態といえる。
　すなわち、それは具体的には、①まわりからの感覚刺激を敏感にうけとめ、②注意が行きわたって、周囲の出来事をはっきり見わけ、③本来の知能に応じた理解力をしめし、④物事を考え、判断をくだし、⑤その判断を適切に言語で表現し、あるいは行動に移し、⑥自分がいま生活している時間、場所、社会的立場や情況を正確に知り（すなわち正しい見当識をもち）、⑦いまおきていることを記憶にとどめ、あとで思い出すことができるような状態

をいう。言いなおすと、注意・理解・見当識・記憶などの精神活動がよく保たれた状態である。

　これらの諸条件を満たすとき、意識が清明であるという。しかし、たとえば面白いテレビ番組を夢中で見ているとき、まわりの物音に気づかないのはよくあることで、あえて意識障害とはいわない。その極端な例は、催眠操作によってトランスの状態にあるときで、催眠者の指示に注意が集中する結果、一時的に周囲の出来事の理解や見当識が不確かになる。また解離性健忘や遁走の場合（p.40）も、上にあげた条件に欠けるところがある。それを意識障害とみなすか否かは論議もあるが、ここでは脳機能の変化を前提とする意識障害にはふくめないことにする。

b．意識障害

　意識障害の最も簡便な判定法は、表1の3-3-9度方式（Japan coma scale、JCS）である。働きかけに対する具体的な反応を簡単な数値であらわ

表1　意識障害の簡便な判定法

Ⅲ．刺激で覚醒しない（3桁の意識障害）	
（deep coma, coma, semicoma）	
3．痛み刺激にまったく反応せず	(300)
2．少し手足を動かしたり，顔をしかめる	(200)
1．はらいのける動作をする	(100)
Ⅱ．刺激で覚醒する（2桁の意識障害）	
（stupor, lethargy, hypersomnia, somnolence, drowsiness）	
3．痛み刺激を加えつつ呼びかけを繰り返すとかろうじて開眼する	(30)
2．大きな声または体をゆさぶることにより開眼する	(20)
1．普通の呼びかけで容易に開眼する	(10)
Ⅰ．覚醒している（1桁の意識障害）	
（delirium, confusion, senselessness）	
3．自分の名前，生年月日が言えない	(3)
2．見当識障害がある	(2)
1．大体意識清明だが，いまひとつはっきりしない	(1)

　注) R:Restlessness, Inc:Incontinence
　例) 20RInc, 3 Inc, 1 R

し、落ちつきのなさ（R）と失禁（Inc）を書きくわえる方法は、わかりやすく便利である。とくに短時間に変化する意識状態をつづけて記録するのに適しており、救急施設や脳神経外科などで日常的にもちいられている。

(1) 軽い意識水準の低下

たとえば会合でアルコールがほどよく入るうちに、同じ話を繰り返す人がいる。こちらの言うことも、よくわからないらしい。そのうち隅で眠ってしまって、翌日は記憶が不確かである。その状態は、上記の正常な意識状態のいくつかの条件に欠けるので、軽い意識水準の低下といえる。

同じ状態は、アルコールだけでなく、後述する各種の病気の際にもしばしばみられる。たとえば、ある病気になると、いつもは活発な人が無表情に黙っている。あるいは昼間からうとうと居眠りをして、よびかけると寝ぼけた返事をする。

また、同じアルコールを飲んでも、声が大きくなって無闇に笑ったり、喧嘩早くなる人がいる。別の病気でも、それと同じようなことがおきる。たとえば、いつもは静かな人が大声で家族を叱ったり、急に立ち上がって手近かの本やコップを投げたりする。

しかし、いずれの場合も、注意して様子を見ていると、話の流れがまとまりなく、感情の表現も状況と不釣り合いなことに気づかれる。簡単な会話はふつうにできても、少し長い話になると、時間の順序が混乱したり、物の名前を言い違えたり、計算を間違えたりする。すなわち、軽度の意識障害がみとめられる。

一般に意識障害があると脳波の周波が遅くなるが、その変化がみられないほど軽いときでも、表情や言動から意識水準の低下をよみとることができるし、早くそれを疑って治療をはじめることが必要な場合も少なくない。

いまアルコールを飲んで軽い意識障害をきたすとき、静かに眠る人とにぎやかに騒ぐ人の例をあげたが、前者の変化は重くなると昏睡に、後者はせん妄とよばれる状態に移行するといえる。

(2) 昏睡にいたる変化

　意識水準がいっそう低下すると、精神活動がさらに不活発になり、からだの動きも少なく、歩行もおぼつかなく、うとうと眠る時間がふえる。目ざめているときも、表情に生気がなく、話の内容もまとまりがなく（思考散乱）、問いかけに応じようと努力しながらなかなか答えられない（困惑）。さらに眠りがふかくなると、覚醒させるのに強い刺激が必要になり、返事の言葉も聞きとりにくい。さらに痛覚刺激にも応じたり応じなかったりする時期をへて、あらゆる刺激に反応せず、瞳孔は縮小して対光反射も消失し、眼球がゆるやかに左右にゆれる状態になる。すなわち昏睡状態である。昏睡をもたらした病変がさらにすすむと、呼吸と心臓機能が停止して、ついには死にいたる。

　　　[follow up]　前記の軽い意識水準の低下から昏睡にいたる諸状態について、軽いほうから明識困難、昏蒙、傾眠、嗜眠、昏迷（英語圏のみ）、半昏睡、亜昏睡、昏睡、深昏睡などの用語がある。しかし、意識水準はたえず変動するから、各用語の内容や範囲を問題にするより、できるだけ具体的に状況を記録するほうが実際の役にたつ。

　昏睡のあとは、病気の種類と程度によって、死亡するか、完全な健康状態ないし後記の知能低下をのこす状態に回復するか、いわゆる植物状態に移行する。

　　　植物状態とは、呼吸や心臓機能が保たれ、栄養補給によって長期間生存が可能な状態をいう。障害された脳の部位や範囲によって失外套症候群と無言無動状態が区別されるが、睡眠・覚醒リズムが一応保たれ、対象を目で追うことはできるものの、周囲からの働きかけに対し、言葉や表情による応答がほとんどできない点は共通している。

(3) せん妄

　意識水準の低下にかかわらず、感情や行動が活発な状態である。軽いときは周囲と接触を保とうと努めるが、前記の困惑や思考散乱が顕著で、聞き手

も相手が何を話したいのかよくわからない（アメンチア：独語圏の用語）。目的もなく呆然として歩きまわるような場合（もうろう状態）もあり、稀には数日間も支障なく旅行ができる（分別もうろう状態）。このほか話があちこち飛んで、理解できない行動をとるので、意識混濁あるいは錯乱という言葉がよく使われるが、いずれも軽いせん妄の状態と考えてよい。

　もう少し症状が重くなると、感情も言語も行動もまったくまとまりなく、まわりの人や物や情況を誤認し、しばしば不安や怒りにかられて、大声をあげたり、人に抱きついたり、突きとばしたりする。制止されると、ますます興奮することもある。ときには錯視や幻視が盛んで、壁のしみを人の顔と見まちがえたり、窓に亡霊を見て恐ろしがったり、あるいは馬や牛が部屋に入ってくる、昆虫が列をつくってベッドにはい上がるなどと言って、逃げ出したり、振り払おうとしたりする。ときには漁師が舟をこぐ動作、事務員がキーをたたく仕草など、仕事で慣れた行動をとることもある（職業せん妄）。また睡眠・覚醒リズムが失われ、昼夜が逆転して、夜間に騒いで昼間は眠っていることも多い。記憶は全体として不鮮明であるが、幻覚の内容などをかなり覚えていて、あとで示唆により再現することもある。

　　　昏睡にくらべて、せん妄に特徴的なのは、意識障害が軽い状態から急に重い状態に、あるいは反対の方向に、短時間で急速に変動し、あるいは感情面でも、怒るかと思うと泣き、無表情な態度から急に不安な様子をみせるなど、変化がはげしいことである。したがって意識障害の程度や内容から、せん妄を分類することは困難である。

　またせん妄は、後述の重い認知症を呈する患者には、一過性にせよ、ほとんど常に合併しておこる。せん妄の経過は、原因となる病気の経過および心身両面のストレスによって左右される。

Ⅱ．意識障害を生ずる病気・薬物

　本章のはじめに述べたように、意識障害は身体的変化によって脳機能全体

が一定度以上の強い影響をうけるとき、原因の種類を問わず、出現するといえる。その身体的変化は、前記のように、a. 脳の病気・損傷、b. 脳機能に影響を及ぼす一般的身体疾患、c. アルコールに代表される薬物の急性中毒および離脱時の障害に分けられる。

a. 脳の病気・損傷

のちにも述べるように、脳には運動、知覚、記憶などととくに関連のふかい各部位（中枢）がある。意識や睡眠・覚醒と関連がふかい部位は、脳幹（大脳と脊髄の中間の部位）の網様体とよばれるところで、促進・抑制の刺激がここを介して脳全体に伝えられる。脳の急性の病気や損傷は、しばしば二次的に脳幹に影響を及ぼして、意識の障害をきたす。

　　脳は固い頭蓋骨にかこまれ、また血液の中の物質もすぐには脳に入り込まない装置（血液脳関門）があって、厳重に保護されている。そのため時にはかえって、頭蓋骨内の比較的わずかな変化が脳機能全体をいちじるしく障害することがおきる。

　　たとえば、手足なら打ち身ですむ程度の衝撃でも、頭蓋骨では一過性の意識喪失（脳震とう）をきたす。衝撃がいっそう強いと、脳が柔らかいため、衝撃の加わった部位とともに、反対側に脳がゆすられて頭蓋骨にぶつかる部位も傷つき、数時間から数日ないし数週間にわたる意識障害を生ずる（脳挫傷）。また比較的軽い外傷でも、脳を包んでいる硬膜の下の血管がやぶれると、かなり日数がたってから頭痛とともに意識障害があらわれる（慢性硬膜下血種）。

　　脳内の血液循環の変化でも、脳内出血や脳の血管が詰まる脳梗塞などで、意識障害がおきることがよく知られている。障害の範囲がひろいと、昏睡にいたることが多い。意識障害の程度と期間は、生命予後と関連がふかい。

　　感染も意識障害の重要な要因で、日本脳炎は稀になったが、その他のウイルスによる脳炎が散発性にみられる。

　　各種の脳腫瘍や脱髄疾患も、それぞれ特異的な症状とともに、意識障害をきたすことがある。

b．一般的身体疾患（症状精神病）

　　医学においては伝統的に、特定の原因が特定の病気や症状を生ずる、と考えられてきた。しかし、ボンヘッファーはさまざまな身体疾患が、感染・変性・中毒などの種類の違いを問わず、共通の精神症状を生ずることを見いだした。彼はこの共通の精神症状を外因反応型とよび、せん妄、もうろう状態、錯乱、幻覚、アメンチアなどをあげたが、これらの症状は現在の用語ではみなせん妄にふくまれる。

　　また脳の病気・損傷ではなく、一般的身体疾患による精神症状は、症状精神病とよばれることがある。ICD-11では症状精神病という用語は用いずに、意識障害がある場合はせん妄（6D70）という用語で統一している。「他に分類される疾患によるせん妄（6D70.0）」という名称は、精神疾患以外の一般的身体疾患によるせん妄という意味である。

　最も意識障害をおこしやすい身体疾患は、かつては高熱をきたす感染症だった。その際の意識障害は熱性せん妄とよばれる。

　現在でも多くの病気の急性増悪期や死亡直前には、意識障害がみられる。とくに代謝疾患では、その頻度がたかい。先天性代謝異常や肝機能障害によるアンモニアやその他の代謝産物の増加、尿毒症、膵疾患による低血糖、水中毒、熱射病、ニコチン酸やビタミンB1の欠乏（すなわち、ペラグラやウェルニッケ脳症）、向精神薬服用中の悪性症候群（p.132）などは、意識障害がみられるとき、常に念頭におく必要のある病変である。

c．アルコールその他の薬物

(1)　急性使用時の症状

　　急性の酩酊が意識障害をともなうものに、わが国においては、前記のアルコールのほか、大麻と有機溶剤（シンナー）、あるいは睡眠薬などの医薬品の過量服用があげられる。ICD-11では、精神作用物質（医薬品を含む）によるせん妄（6D70.1）に対応する。

　　大麻は個人差が大きいが、知覚過敏、発揚気分などのあと、軽い意識障害を背景にもつ夢幻様状態がおき、錯覚・幻覚を生ずることがある。

　シンナーは吸引しはじめると間もなく意識水準が低下し、解放感や多幸感とともに、しばしば色のついた要素的あるいは情景的な幻視があらわれる。自分の空想する内容が動画のように見え、それをゲームのように楽しむこともある。酩酊の程度を自分で調節しているうちはよいが、眠り込むと窒息死する危険がある。

　治療薬物のうち、抗不安薬および睡眠薬（いずれもベンゾディアゼピン系薬物）、とくに睡眠薬のトリアゾラム（ハルシオン）を、薬用量以上のんだあと、電話で仕事の打ち合わせをしたり、部屋の片づけをしたりしていながら、その間のことを記憶していないという現象（一過性健忘、p.69）がみられることがある。　使用頻度のたかい薬物であるから、絶えず十分な注意が必要である。

(2)　離脱時の症状

　薬物による意識障害は、急性服用時よりも、長期間服用して依存がつくられたあと、急に中止するとき、いっそう高度にあらわれる。とくにアルコールの場合は、有名な振戦せん妄の状態がみられる。それは前記のせん妄状態の典型で、服用中止後1〜3日目ころから、まったく眠れず、いらいらして落ちつけず、全身の振るえ、発汗、ときには発熱などとともに、意識障害がはじまる。その内容は、とくに幻視が活発で、色鮮やかな風景がひろがることもあるが、気味のわるい怪獣や蛇がはい廻り、あるいは小さい象の行列、ねずみや虫の大群などが、自分をめがけて押し寄せてくるなどと訴えることが多い。現実感が強く、患者は悲鳴をあげて逃げようとする。次第に軽快して、7〜10日程度ですっかりもとにもどるが、幻覚の内容はかなりよく記憶している。

　[follow up]　同じような離脱症状は、抗不安薬の依存症の場合にもおきる。複数の病院を受診して入手した薬物を、薬用量の数倍ないし数十倍も、1ヵ月以上毎日服用すると、中止したあと数日ないし1週間程度たって、アルコールの場合によく似たせん妄があらわれる。安全性のたかい薬物ではあるが、管理に十分注意しなければならない。

3-2

脳の慢性障害

　脳はからだのなかで最も複雑な働きをもつ器官である。脳のそれぞれの部位が、記銘・記憶、言語・運動、感覚・知覚、感情・欲求などの諸機能を統合している。したがって、何らかの原因によって脳が障害されると、脳各部位の機能に応じてそれぞれ特有な変化（脳の部分症状）をきたす。

　脳は、これらの諸機能の統合を土台にして、記憶し、判断し、知識をたくわえ、抽象概念を操作し、課題を解決する。したがって、もし脳がひろい範囲で障害されると、この知的機能もさまざまな複合的変化をきたして、生活が困難になる。すなわち認知症である。

　これらの障害は、同時に気分や欲動などの変化も生ずる。その変化は、一般的身体疾患のわずかな影響でおこることがある。

　また脳は、それが膨大な神経回路網であるという構造によって、臨床上特異な現象（てんかん発作）を生ずることがある。

　これらの諸変化は、ちょうど前項の意識障害が急性の多くの病気・損傷による共通の変化として生じたように、慢性の多くの病気・損傷による、いっそう複雑・多様ではあるがある程度共通した症状とみなすことができる。

　そこでここでも、まずこれらの原因を問わずに生じる共通の諸症状について述べ、のちにそれらを生ずる病気・損傷について説明する。

Ⅰ．共通の諸症状

　うえに述べた共通の諸症状は、表現をかえると、ａ．記憶障害、ｂ．失語、失行、失認などの脳巣症状、ｃ．てんかん発作、ｄ．その他の精神症状

に分けられる。

　ひとつの病気（たとえば血液循環障害）の変化が、病変の部位や広がりに応じて、記憶障害をおこし、他の症状も加わって認知症と呼ばれる状態となり、そこに脳の特定の部位の症状である失語症が加わり、さらにある時期にてんかん発作をきたし、ある時期には統合失調症様の妄想・幻覚を呈するようなことがある。同じ病気の変化が、脳の一部分にとどまると、たとえば失語症だけがみられる。

　ほかのさまざまな病気・損傷、たとえば外傷、変性、腫瘍、中毒などについても、同じことがいえる。

　脳の慢性障害については、まずこのような病気・損傷と症状の関係を理解しておくことが必要である。

a．記憶障害

　記憶は、知覚したことを心に刻み付け（記銘）、それを保持し、意識のうえに呼び浮かべ（再生）、それが記銘したものと同じであることを再認する過程である。

　記憶は持続時間の長さにより、即時記憶（数字の順唱など）、近時記憶（いったん脳裡から消えて再生される一般的な記憶）、遠隔記憶（過去の出来事の記憶）に分けられる。電話番号をそのときだけ覚えているのは即時記憶、昨日の夕食の内容を覚えているのは近時記憶、卒業式や入学式の記憶は遠隔記憶である。なお、即時記憶は短期記憶ともいわれ、近時記憶と遠隔記憶を合わせて長期記憶ともいわれる。

　長期記憶（近時記憶と遠隔記憶）は、記憶情報の種類によって意識的に想起できて言語化できる陳述記憶と意識的には想起できない非陳述記憶に分けられる。陳述記憶には意味記憶（リンゴは赤いなどの知識の記憶）とエピソード記憶（仕事や旅行などの個人的生活史の記憶）が含まれる。非陳述記憶には手続き記憶（自転車に乗るなどの身体的な記憶）が含まれる。

　記憶をつかさどる部位としては、海馬や乳頭体などの大脳辺縁系を含む側頭葉が関与している。病変の部位や広がりによって記憶障害は様々な形をと

る。

　近時記憶の障害が生じると、新しい情報を覚えることができなくなり、聞いたことを忘れたり、仕舞った場所を忘れたりするなどの物忘れが生じる。診察室では、いくつかの言葉や物品を1〜2分後に想起することができなくなることで確かめられる。遠隔記憶の障害が生じると、過去に覚えていた情報を思い出せなくなり、昨日の出来事や、生まれた場所、かつての職業などがわからなくなり、さらに首相の名前や日本一高い山などの一般的知識も想起できなくなる。

　アルツハイマー型認知症で初期から障害されやすいのは近時記憶であり、進行すると次第に遠隔記憶も障害されるようになる。前頭側頭型認知症のひとつである意味性認知症ではまず意味記憶が障害される。

　　［follow up］　健忘症候群、コルサコフ症候群、一過性全健忘
　　　健忘症候群（6D72）は、記憶障害のみが顕著で他の認知機能領域の顕著な障害がみられない状態である。直近のことを想起できないが、以前のことは覚えていることが多い。アルコールや薬物の影響でも生じる。
　　　コルサコフ症候群（5B5A.11）は、健忘に加え、記銘障害、見当識障害、作話を認める。昨日おきたことはもちろん、時には数分前のことも覚えていない（健忘、記銘障害）。したがって、たとえば入院しているときも、自分のいま居る場所や日時がわからない（見当識障害）。そのため途方にくれることもあるが、問われるままに、昨日はデパートに行って買い物をしたなどと、ありもしないことを平気で話すこと（作話）がある。しかし、人格はよく保たれ、昔の記憶や知識はほとんど失われず、身のまわりのこともふつうにできる。さまざまな原因でおき、短期間の症状はよく回復するが、重篤な疾患に併発する場合や、アルコール依存症で多発神経炎をともなう稀な例（コルサコフ精神病）は予後が不良である。
　　　一過性全健忘（MB21.12）は、前触れもなく新たなことが記憶できなくなり、何度も同じ質問を繰り返したり、自分で作った食事を誰が作ったのかと尋ねたりするので周囲の人が異変に気付くが、本人は自覚がない。自分や家族の名前、職業、年齢などはわかる。通常自然に回復し、再発もしないが、回復するまでの間の記憶は欠如する。海馬の血流の一過性の障害が想定

されている。

b．失語、失行、失認、前頭葉症状群、側頭葉症状群などの脳巣症状

　脳は記憶や判断などの知的機能のほか、その基礎となる言語、認知、動作などの機能をいとなんでいる。それらの機能の中枢は、言語は口の動きや聴覚に、動作はからだの感覚に、同じく認知は視覚・身体感覚に、それぞれ関係する神経細胞の集まりの近くの脳部位に位置している。その部位がさまざまな原因によって損傷されると、失語、失行、失認という特異な症状を生ずることになる。それらは伝統的に脳巣症状とよばれている。

　これらの中枢は主に脳の大脳左半球にあると考えられる。左手利きの人では大脳右半球が優位といわれるが、実際には両方ないし左半球優位なことが多い。左半球は主に言語化しやすい対象の認識や概念操作、右半球はその基礎になる自己の身体や外空間の認識と関係がふかい。

この脳巣症状はきわめて複雑であるが、ここでは要点のみ述べる。

図　脳の機能局在

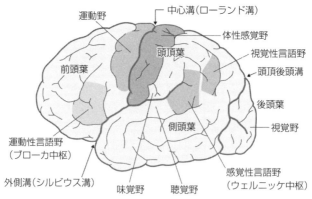

（1）　失語

　大脳の表面には、ほぼ中央に中心溝とよばれる大きな溝があって、その前方を前頭葉という。前頭葉の中心溝に近い部位は身体運動を統合し、上方から足、胴、手、口に関係する神経細胞が集まっている。この下方のブローカ

の中枢とよばれる部位が損傷をうけると、運動失語がおきる。

　この中心溝の後方は、上方に頭頂葉、その後方に後頭葉、下方から外側につき出て側頭葉がある。この側頭葉には聴覚の中枢があるが、その一部のウェルニッケの中枢とよばれる部位が損なわれると、感覚失語がみられる。

　前者の運動失語は、言葉を理解するが、自分からは言えない状態である。したがって口が重く、必要な言葉だけやっと押し出すようにして言う。「OK、違う、困った」などという、使い慣れた短い言葉はのこっているが、それ以外はほとんど言えないことが多い。本の黙読はなんとかできるが、自発的に書くことは、漢字より仮名がとくに困難である。

　後者の感覚失語は、言葉は聞こえるが、内容を理解できない。口は軽く、話しかけると応答するが、意味の取り違いが多い。話し手の言葉をそのまま復唱するときも、「さくら」を「さきな」のように間違って、訂正できない（錯語）。読字も書字も誤りが多い。

　障害の範囲が広くて、この両方の失語が同時におきるとき、全失語とよばれる。病気の性質により、予後はさまざまである。幸い回復にむかう経過中には、かなり自由に話しながら、物の名前が思い出せず、「鉛筆」を字を書くものといいながら名前が言えず、ペン？　万年筆？　と聞かれてもすぐ否定し、鉛筆と聞かれるとすぐ肯定する状態（健忘失語）をしめすことが多い。

(2)　失行、失認

　中心溝から後方の頭頂葉は身体感覚、さらに後方の後頭葉は視覚の中枢である。この領域に損傷がおきると、失行、失認と総称されるさまざまな機能障害がみられる。稀ではあるが最も重いときは、運動麻痺はないにかかわらず、目を閉じる、拳を開くなどの簡単な動作を、指示通りにすることができない（運動失行）。よくみられるのは、はさみで紙を切る、歯ブラシで歯をみがくなどの動作ができないこと（観念失行）である。また三角形などのごく簡単な図形の模写、積み木の模造などがどうしてもできない場合（構成失行）は、失行に失認が加わったものと考えられる。実際に頭頂葉と後頭葉の境目付近の障害では、手指失認（指の呼称や運動模倣ができない）、左右の

認知障害、計算不能などをふくむ特異な現象（ゲルシュトマン症候群）がみられる。

　　失認にもさまざまな種類があり、たとえば灰皿を見ても何かわからないが手でさわるとすぐわかる（物体失認）、絵の細部まで見えるのに誰が何をしているのか情況全体が理解できない（同時失認）、いろいろな色の糸を色によって分類できない（色彩失認）、またとくに右ないし両半球の障害の際に、駅から病院までの道筋が書けず、病室の出口がわからないのでトイレに行けない（視空間失認）、あるいは視空間の片方半分を無視し、図形の模写でも半分を省略して自分では気づかない（半側空間無視）、自分のからだの片方半分を無視して、そちら側の手足を使わず、服も片方しか着ない（半側身体失認）などの現象がみられる。

(3)　前頭葉および側頭葉症候群

　失語、失行、失認は、複雑ではあるが、特定の比較的小さな脳部位と関連のふかい症状である。それらに対し、前頭葉や側頭葉がひろく障害されたときに見られる症状もある。大きな脳腫瘍や外傷、また1950年前後に流行した精神科外科手術（ロボトミー）などの際に、いくつかの重要な現象が見いだされてきた。

　前頭葉がひろく障害されると、自発性や意欲が低下し、以前は活発で積極的だった人が、何事にも興味をしめさず、毎日ぼんやりと過ごすようになる。また感情の動きが浅薄になり、周囲への関心や責任感がうすれ、大事な仕事を任せられなくなる。

　側頭葉の障害でも、記憶や言語の障害などのほか、意欲や関心が低下し、抑制を欠くなどのパーソナリティの変化がおきる。

　　これらの症状がどの程度まで部位特異性をもつかは十分明らかでない。感情や欲動には、大脳よりもっと下方の部位（辺縁系や視床下部）が大きな役割をもつ。しかし、感情・意欲・自発性・社会性などの人間的な生活機能には、前頭葉や側頭葉をふくむ大脳全体の働きがかかわっている。さまざまな

「器質因」が脳に働きかけるとき、それは前頭葉や側頭葉にも作用して、大脳全体に影響をあたえ、人格面のさまざまな変化を生みだすと考えられる。

c．てんかん発作

　精神医学の教科書では、てんかんは独立したひとつの章に記載されるのがふつうである。しかし同じ教科書のてんかん以外の各章にも、症状の項にてんかん発作がしるされている。たとえば各種のてんかん発作は、本書でものちに述べる認知症、脳外傷、感染、腫瘍、小児自閉症、重症精神遅滞などの脳の病気、あるいは尿毒症、低血糖症、先天性代謝異常などの一般的身体疾患、あるいはアルコール、シンナー、バルビタール酸系薬物などの依存からの離脱時などの際にみとめられる。実際に認知症、重症精神遅滞などのための施設では、てんかん発作は日常的な医療と介護の対象である。その意味でてんかん発作は、「器質因」によって生ずる共通症状のひとつといえる。

[follow up]　WHO の国際てんかん用語委員会の定義によれば、「てんかんは種々の成因によってもたらされる慢性の疾患であって、大脳ニューロンの過剰な発射に由来する反復性の発作（てんかん発作）を主徴とし、それに変異に富んだ臨床ならびに検査所見表出が伴う」ものである。

　てんかん発作には、主に多因子遺伝素因による特発性（原発性、本態性、真正）てんかんによるものもあるが、ここではまず器質因による共通症状としてのてんかん発作（症候性てんかん）について述べる。
　てんかん発作は脳の解剖・機能構造の特異性によるものである。脳にある約150億の神経細胞は、側枝を出して特定の神経細胞に電気刺激を伝え、各部位および脳全体として、統制のとれた機能をいとなんでいる。ところが、たとえば外傷などによって、一部の神経細胞群のあいだの連絡が乱れて電気刺激が異常にふえると、それが不特定・多数の神経細胞を興奮させる。その興奮が、臨床的に部分（焦点、局所）発作となってあらわれる。もしその興奮が、運動や感覚に関係する神経細胞の集まりを巻き込むと、からだの一部に筋肉のけいれんや感覚・知覚の異常をおこす（単純部分発作）。さらにその興奮が側頭葉に伝わると、意識が障害されて、口をもぐもぐ動かしたり、服をいじったり、まわりを探ったりする動作（自動症）がおき、記憶は完全

に失われる（複雑部分発作、従来の精神運動発作とほぼ同じ）。ときには興奮が脳全体に及んで、全身けいれん発作（二次性全般化発作）をおこす（特発性てんかんの発作については、のちにてんかんの項（p.167）で説明する）。

d．その他の精神症状

脳が慢性に障害されると、上記の記憶障害、脳巣症状、てんかん発作のほかに、次のような諸症状が単独ないし合併してあらわれることがある。

(1) 遂行機能障害、パーソナリティ変化

たとえば重い頭部外傷、くも膜下出血などから回復したあと、明瞭な記憶障害、運動まひ、失語症、失認・失行などが認められないにかかわらず、種々の認知機能を動員して物事を手際よく処理するという遂行機能の障害が残存することがある。たとえば、それ以前の仕事や家事がうまくできなくなる。こみ入ったことが理解できず、不注意で軽はずみな言動をとりやすい。また、すぐ怒り、すぐ笑うなど、感情の深みがなくなるなど微妙なパーソナリティ変化を認めることもある。根気づよいリハビリとともに、事情によって、能力に応じた生活環境を用意することが必要である。このような微妙な障害を高次脳機能障害と呼ぶことがある。

(2) 抑うつ状態

認知症に見られる無気力や無関心は一見抑うつ状態に似ている。しかし、うつ病の症状は本人に苦痛に感じられるのに対し、無気力や無関心の場合は、本人は無頓着であることが多い。一方、認知症の初期や脳卒中後には、しばしば定型的な抑うつ症状が生ずる。うつ病が重なっている場合には、それを認知症や脳卒中そのものの症状と混同しない注意が大切で、うつ病自体は薬物治療により顕著に改善される。

(3) 妄想

老年期に特有な症状として、いわゆる物盗られ妄想があげられる。女性に

多く、財布、宝石、預金通帳などのほか、鉛筆や靴下などを、家族や介護者などが盗んだと言い張って、家族や介護者を悩ませる。軽度の記憶障害に加えて生活環境に不安や不満がある場合、認知症が明瞭な場合、以前からの性格傾向が重なっている場合など、背景はさまざまである。周囲も感情的になって否定や叱責を繰り返し、悪循環におちいることが珍しくない。そのほか、嫉妬妄想が男女ともみられ、青壮年期よりも深刻なことがある。

　ほかに古くから遅発性パラフレニーとよばれた病態がみられる。知能も生活能力などもほぼ保たれているが、顕著な関係・被害妄想が生じ、時には幻聴も加わる。その内容は、たとえば特定の人物が鍵穴から毒物を吹き込むため頭痛がするなど、具体的、現実的な点が、統合失調症の神秘的な体験とは異なっている。しかし抗精神病薬が奏効するなど、遅発性の統合失調症と区別し難いときもある。

　これらの精神症状の背景には、加齢や傷害にともなう神経細胞の脱落・損傷が前頭葉・側頭葉ないし脳全体におよんで、軽度の判断能力や意欲・感情の変化をきたす生理的機制が想定される。また気分障害や統合失調症と関連がふかい脳内神経伝達物質の代謝（ドパミン、セロトニン、ノルアドレナリン、p.83、120）も、加齢により種々の程度に低下する。社会・心理的ストレスが、神経伝達物質の機能に大きな影響をおよぼすことは前記（p.17）の通りである。これらの諸要因が加わって、さまざまな精神症状を生ずるものと思われる。したがってその対応には、薬物などによる身体的治療とともに、環境面および心理面への十分な配慮を欠かすことができない。

Ⅱ．主な病気・損傷

a．認知症

ICD-11の定義によれば、「認知症は、以前の認知機能レベルから低下することを特徴とする後天性の脳症候群である。ほとんどの認知症では記憶障害が見られるが、認知障害は記憶に限らず、実行機能、注意力、言語、社会的

認知・判断力、精神運動速度、視覚・知覚・視空間能力などの他の領域にもみられる。認知機能障害は正常な加齢にすべて起因するものではなく、日常生活動作の自立を著しく阻害している」とされている。言い換えると、脳の慢性障害の共通症状として述べた記憶障害や、失語、失行、失認などの脳巣症状、あるいは前頭葉および側頭葉症候群などのうちいくつかの症状を認め、日常生活が一人では成り立たなくなった状態である。症状や障害の原因は、脳の変性、感染、血管障害でも、とりあえず不明なものでもかまわない。

　実際にはこれら認知領域の症状（中核症状）のほかに、幻覚、妄想、抑うつ気分、焦燥感などの、意欲、感情、活動性、思考、知覚における症状（周辺症状）も加わり、両者が分かちがたく併存して、病者の生活を形作る。周辺症状は、認知症の行動・心理症状（behavioral and psychological symptoms of dementia：BPSD、6D86）ともいわれる。

　　　健康な老人の年齢相当の知的衰退と認知症は、とくに高年齢になると識別がむつかしいことがある。前向きに活発な生活を心がけることは、適度の運動が筋力の衰退を防ぐように、年齢相当の知的衰退を防止する。しかし運動によって筋変性疾患による筋力低下が防げないように、知的活動によって認知症を防止するには限度がある。ただし認知症になった人も、周囲の働きかけによって心身とも改善をみることは後述の通りである（p.174）。

　認知症の発現頻度は、65歳以上の高齢者の15％程度と考えられている。最も多いのはアルツハイマー型認知症で、全体のほぼ半分、残りの3分の1が血管性認知症、3分の1がレビー小体型認知症、残りが前頭側頭型認知症などを含むその他の認知症といわれる。

　［follow up］　認知症の定義の変化
　　ICD-10（1992）では、認知症は、記憶、思考、見当識、理解、計算、学習能力、言語、判断を含む多数の認知障害を示すものとされ、なかでも記憶と思考の働きの著明な低下は診断の要件であった。これに対し、ICD-11で

は、かならずしも記憶障害が認められなくても、他の認知領域の障害がいくつかあれば診断できるようになった。DSMでも類似の変化があり、DSM-IV-TR（2000）までは、記憶障害が必須であり、それに加えて少なくとも1領域の認知障害が診断要件であったが、DSM-5（2013）では認知領域の障害を1つでも認めれば診断可能とした。広範囲の脳機能障害という古典的な認知症の理解から診断基準が変化してきていることがわかる。これによって、記憶障害を初期からは認めないことも多い前頭側頭型認知症やレビー小体型認知症を、認知症として早期診断できるようになった。

［follow up］　認知症の検査

　参考のため、表2に、わが国で最もよくもちいられる改訂長谷川式簡易知能評価スケール（HDS-R）をしめした。実際の面接や生活行動の観察に加えて、認知症の存在および程度を評価するのに便利かつ有用である。

　ほかに、Mini-Mental-State-Examination（MMSE）もよくもちいられる。また、僅かな物忘れを見いだすための心理検査も種々工夫されている。しかし最も確かな所見は、日常生活をともにする家族の具体的な観察をくわしく聞くことによって得られる。

　脳画像撮影は、診断を確かめるために必要である。かなり早い時期から、のちにしるす各疾患に相応する脳部位の萎縮や脳梗塞所見が認められる。しかし脳画像に顕著な変化がみられても、日常生活が支障なくおこなわれているなら、健康な老人にほかならない。

［follow up］　ICD-11における認知症の病名表記

　ICD-11では根底にある病理・病変を神経疾患の章（第8章）に収載し、その臨床的表出である認知症は精神疾患の章（第6章）に収載されている。たとえばアルツハイマー型認知症は、第8章において「アルツハイマー病」（8A20）としてコードされ、第6章において「アルツハイマー病による認知症」（6D80）としてコードされている。同様に第8章において「レビー小体病」（8A22）がコードされ、第6章において「レビー小体病による認知症」（6D82）がコードされている。本書では、項目名ではICD-11第6章にしたがい、本文中では慣用病名を使用することを原則としている。

年　　　月　　　日

表2　改訂 長谷川式簡易知能評価スケール（HDS-R）

■氏名		■生年月日　　年　　月　　日		
■年齢　　　　　男・女　■検査者			■点数	

No.	質　問　内　容		配　点	
1	お歳はいくつですか？（2年までの誤差は正解）			0　1
2	今日は何年の何月何日ですか？　何曜日ですか？ （年、月、日、曜日が正解でそれぞれ1点ずつ）	年 月 日 曜日		0　1 0　1 0　1 0　1
3	私たちがいまいるところはどこですか？ （自発的にでれば2点、5秒おいて家ですか？　病院ですか？　施設 ですか？　のなかから正しい選択をすれば1点）		0　1　2	
4	これから言う3つの言葉を言ってみてください。あとでまた聞きます のでよく覚えておいてください。 （以下の系列のいずれか1つで、採用した系列に○印をつけておく） 　1：a）桜　b）猫　c）電車 　2：a）梅　b）犬　c）自動車			0　1 0　1 0　1
5	100から7を順番に引いてください。（100－7は？、それ からまた7を引くと？　と質問する。最初の答えが不正解 の場合、打ち切る）	(93) (86)		0　1 0　1
6	私がこれから言う数字を逆から言ってください。 （6-8-2、3-5-2-9を逆に言ってもらう、3桁逆唱に失敗し たら、打ち切る）	2-8-6 9-2-5-3		0　1 0　1
7	先ほど覚えてもらった言葉をもう一度言ってみてください。 （自発的に回答があれば各2点、もし回答がない場合以下のヒントを 与え正解であれば1点） 　a）植物　b）動物　c）乗り物		a：0 1 2 b：0 1 2 c：0 1 2	
8	これから5つの品物を見せます。それを隠しますのでなにがあったか 言ってください。 （時計、鍵、タバコ、ペン、硬貨など必ず相互に無関係なもの）		0　1　2 3　4　5	
9	知っている野菜の名前をできるだけ多く言って ください。（答えた野菜の名前を右欄に記入す る。途中で詰まり、約10秒間待っても答えない 場合にはそこで打ち切る） 　0〜5＝0点、6＝1点、7＝2点、8＝3 　点、9＝4点、10＝5点		0　1　2 3　4　5	
	満点 30点　20以下 認知症	合計得点		

⑴　アルツハイマー病による認知症(6D80)[アルツハイマー病の認知症 F00]

この病気の特徴は、感染や循環障害のような原因もなく、運動麻痺などの神経症状もなく、認知障害だけが徐々におきることである。

最初にみられるのは記憶の悪さで、同じことをつづけて何度も聞いたり、食事したことを忘れて苦情を言ったり、約束の日取りがわからなくなって会合に欠席したり、物をおき忘れて他人が取ったと思ったりする。健康な老人も物忘れをするが、食事の献立を忘れても食事をしたことは覚えており、時間や場所の見当識は保たれ、忘れることをよく自覚しているなどの点が違っている。

このために生活が混乱して、たとえば電話をかけられなかったり、洗ったものをまた洗濯したり、スーパーから黙って商品を持ってきたりする。また、とくに病気の初めには、自分も困り、まわりから注意されることもかさなって、悲観的になることがある。

そのうち症状が進むと、身近な人の区別がつかず、少し遠くに行くと道に迷う。あるいは、いま住んでいる家が自分の家でないと言い、昔の住所に行こうとする。子供の名前も忘れ、結婚したこともない、自分の母が生きていると言う。いまが夏か冬かわからず、部屋の出口がわからず、ひとりでトイレに行けず、うろうろと一方向にむかって歩く。

このように記憶の障害が高度になると、会話がうまくできないので診断がむつかしいが、言葉や行動の様子から、失語や失行・失認、とくに視空間失認によって、いっそう生活が困難になっていると思われることが多い。また前記のように、時には統合失調症の妄想・幻覚とまぎらわしい異常体験をしめすこともある。また感情も不安定で、無表情なことが多いが、子供のように笑ったり、怒ったり、泣いたりする。まわりの人に身体的苦痛や要求を伝えようとして、言葉が不明瞭なためうまく伝わらないことから、いらいら・暴言・興奮などがおきることもある。ある時期まではその人らしさが保たれ、たとえば校長先生はそれらしい振る舞いをしているが、末期にはそれも失われる。

とくに介護が困難なのは、時間をかまわず外に出て迷子になること、せん

妄が加わって睡眠・覚醒リズムが失われ、夜中に大声をあげて騒ぐこと、そのとき錯覚・幻覚による言動をとること、何でも口に入れること、尿便を失禁することなど、さまざまである（周辺症状：認知症の行動・心理症状、BPSD）。その様子や経過は症例によって違うが、最終的には寝たきりになり、衰弱や感染などのため死亡する。

　早発性のタイプは40歳後半から50歳代に発病し、知能低下も脳巣症状も高度になるが、人格や感情は比較的よく保たれていることが多い。とくに早期には記憶力低下に悩み、深刻な不安を訴える家族のためにも、手厚い心理面および生活面の支援が望まれる。

　　　[follow up]　脳は全体として萎縮し、とくに前頭および側頭（特に海馬は初期から）の病変が顕著である。顕微鏡でみると、神経細胞の脱落、老人斑（アミロイド蛋白が沈着して、中心の核と周囲の環をもつ斑点をつくり、大脳皮質にひろく分布する。正常脳にもあるが、それよりはるかに多くなる）、神経原線維変化（神経細胞の中にある細い原線維が太くねじれて、いろいろな形をとる）、顆粒空胞変性（神経細胞の中に小さな顆粒をもつ空胞ができる）などの変化がみられる。

(2)　血管性認知症（6D81）［血管性認知症 F01］

　　血管性認知症は、脳血管障害（虚血性または出血性）による脳実質の著しい損傷が原因であり、虚血や出血などの血管性イベントと時間的に関連して発症する。急性発症の血管性認知症（1ないし数回の大きな出血・梗塞によるもの）、多発梗塞性認知症（多数回の、ときには臨床的に気づかれない虚血発作により、梗塞巣がつくられるもの）、皮質下血管性認知症（大脳皮質ではなく、皮質下の白質の血流障害によるもの）に大別することができる。血管性認知症の防止には、動脈硬化症をきたす高血圧、高脂血症、肥満の3危険因子のほか、喫煙と糖尿病のコントロールが大切である。

　血管性認知症も、最後にはアルツハイマー型認知症と同じ状態におちいるが、途中の症状や経過にはかなりの相違がみられる。

　たとえば、記憶障害はかなり顕著でも、判断や理解は比較的よく保たれ、

人格もまとまって、あまり認知症らしく見えないことがある（いわゆるまだらボケ）。また、とくに病初期には、本人が記憶力低下に悩むことも加わって、かなり重い抑うつ症状をしめし、不眠、不安、いらいら感などが強くて、内因性うつ病と鑑別が困難なことが珍しくない。また、ごくわずかな感情的刺激で急に涙がこみあげて、本人も当惑する現象（情動失禁）も、血管性障害に多い。また、症状の経過が段階的で、急に記憶が悪くなり、あるいは失語があらわれるようなことがある。また、突然に手足の運動麻痺や感覚異常、一時的な意識障害などがおき、数時間から数日で回復する虚血発作は、血管性障害に特徴的である。

> [follow up]　脳には血管の変化による出血や梗塞がみられる。頭部のCTやMRIによる脳内多発梗塞巣や白質異常所見は、アルツハイマー型認知症との鑑別に役だつ。ただし血管性とアルツハイマー型の認知症の合併例も少なくない。

(3)　レビー小体病による認知症（6D82）［ICD-10未収載］

　変性性認知症のなかでアルツハイマー型認知症に次いで多いといわれる。顕在発症に先立って、寝ぼけや寝言に伴って夢遊病症状を呈するレム睡眠行動障害、自律神経症状としての便秘、またうつ病と鑑別の困難な抑うつ状態などをしばしば呈する。発症初期には記憶障害は比較的軽度であるが、視空間認知機能が低下する。症状では幻視が特徴的で、「子供たちが庭で遊んでいる」、「人形が隣に立っている」などのような具象的な幻視があらわれる。家族などよく知っているはずの人物を誤認する人物誤認もみられることがある。これらの症状が変動しやすいことも特徴である。次第に動作緩慢、寡動、静止時振戦、筋強剛などのパーキンソン症状が出現する。自律神経機能障害としては、便秘以外にも起立性低血圧、尿失禁、失神などが生ずることもある。幻視に対し不用意に抗精神病薬を使用すると、少量でも顕著な錐体外路症状をきたすので注意を要する。

　他の認知症でもせん妄が重なると幻視が出現するが、せん妄のときの幻視

は記憶不明瞭となるのに対し、レビー小体型認知症の幻視は意識障害なく生じ、本人もよく記憶している。

[follow up]　病理学的には、パーキンソン病で中脳黒質にみられるレビー小体が、大脳皮質から脳幹にかけて多量に出現し、神経脱落を示す。CTやMRIでは、症状に比較して軽いびまん性の脳萎縮像を示し、後頭葉の萎縮や変化が見られることがあるが、特異的な所見はない。SPECTやPETで基底核のドパミントランスポーターの取り込み低下、MIBG心筋シンチグラフィーでの取り込み低下などの所見が見られる。

(4)　前頭側頭型認知症（6D83）［ピック病の認知症 F02.0］

比較的早期（40～65歳）に発病する変性疾患で、頻度は認知症の5％程度と考えられている。記憶などはほぼ保たれているが、最初から性格の変化が目だち、それまで几帳面だった人が、ある時期から何事にも無関心、無分別、なげやりになり、生活態度もだらしなく、無頓着で、ときには衝動的に窃盗などの反社会的行動をとる。このように行動面の変化が主症状となるタイプのほかに、意味記憶障害を主徴とするタイプと非流暢性失語を主徴とするタイプがある。

[follow up]　前頭側頭部にニューロンの減少、グリア新生、ピック嗜銀球が見られ、画像検査では、同部位に限局した萎縮像が見られる。SPECTでは、前頭葉の血流低下が見られることが多い。

(5)　その他の認知症をきたす変性疾患

その他の多くの脳の病気も、さまざまな精神症状とともに認知症を生ずることがある（神経症状の詳細は、神経内科や病理学の成書にゆずる）。

①　パーキンソン病による認知症（6D85.0）［パーキンソン病の認知症 F02.3］
　振戦、筋強剛などを主症状とするが、精神活動の遅鈍化が指摘される。またうつ病との鑑別がよく問題になる。パーキンソン症状が先行し、後になっ

て認知症が重なる場合がある。レビー小体型認知症との鑑別が問題となる。

② ハンチントン舞踏病による認知症（6D85.1）［ハンチントン病の認知症 F02.2］

　中年期に発病する顕性（優性）遺伝疾患で、手足や顔面に特有の不随意運動をきたす。はじめに自発性減退、いらいら、衝動行為などがあらわれ、ときに被害妄想などをしめすので、統合失調症と誤診されることがある。病気の進行とともに知能低下や感情鈍麻があらわれ、末期には重い認知症におちいる。

(6) 認知症をきたす感染症

① 進行麻痺、神経梅毒（1A62.0 ）［神経梅毒 A52.1］

　第2次世界大戦前までは、統合失調症、気分症群と並ぶ、重要な精神疾患であった。いまはごく稀になったが、歴史的な意義は大きい。

　梅毒に感染した人の5〜10%に10〜15年の潜伏期をへて発病する。最初から知能低下とともに感情・性格面の変化が目だち、急に生活がだらしなくなり、物を置き忘れ、仕事を間違えるが、反省もせず、無頓着、無責任で、生活状況にかかわらず上機嫌（多幸）である。それまで律義だった男性が、お金があるのに万引きをし、平気で女性にいたずらをする。面接すると、記憶も計算も悪く、それまでの知識も失われ、まったくありえないことを平気でいう。知能低下のほか、しばしば躁・うつ症状、統合失調症様症状、意識障害などを呈する。

　神経症状も特有で、瞳孔が縮小して変形し、かつ対光反射が消失しているのに、近くの物を見ると縮瞳する調節反射は保たれている（アーガイル・ロバートソン症状）。言葉がもつれて、パピプペポと言おうとしてもパピプププペペ……としか言えない（つまずき言葉）。ときにてんかん発作をおこす。血液と脊髄液のワッセルマン反応が陽性である。脳には全体に慢性炎症の所見がみられ、神経細胞の脱落がいちじるしい。

　抗生物質によりある程度回復するが、治療しないと2〜3年で死亡する。

② プリオン病による認知症（6D85.5）［クロイツフェルト・ヤコブ病の認知症 F02.1］

　プリオンの感染後、長い潜伏期をへて発病するが、その後は亜急性に進行する。最初は物忘れや判断の悪さに気づかれるが、間もなく神経症状が目だ

ち、運動麻痺が強く、脳波に周期性同期性発射とよばれる特異な変化があらわれる。やがて植物状態におちいって、数ヵ月から1年程度で死にいたる。脳にはひろく神経細胞の変性・脱落と炎症性の変化がみられる。

③ エイズによる認知症（6D85.3）[HIV疾患の認知症 F02.4]

ヒト免疫不全ウイルス（HIV）による脳病変の部位や広がりによって症状はさまざまであるが、記銘、注意、遂行能力の障害を認めることが多く、経過は改善、変動、緩徐な進行など多様である。治療の進歩により急速な認知機能低下はまれとなった。

④ その他の感染症

幾度か流行して恐れられた日本脳炎では、しばしば性格変化や知能低下がみられた。その他のウイルスによる散発性の脳炎でも、とくに若年者に知能低下をふくむ後遺症状を生ずる。種々の髄膜炎も同様である。

(7)　その他の認知症をきたす疾患

① 正常圧水頭症による認知症（6D85.6）

認知障害、歩行障害、尿失禁を3症候とする疾患であり、歩行障害が初発症状であることが多い。髄液圧が正常範囲であるが脳室やくも膜下腔に髄液が貯留し、CTやMRIで特徴的な脳室拡大を認める。髄液の流れを改善する手術（シャント術）で改善することが多いので、正確な診断が求められる。

② 頭部外傷による認知症（6D85.7）と脳腫瘍

脳外傷は急性期に意識障害をきたし、外傷部位によっては植物状態を生ずる。そのほか、前頭葉損傷による人格変化をふくむ、あらゆる精神・神経症状を呈するが、ひろい脳出血をともなわない限り、高度の認知症をきたすことは少ない。

脳腫瘍もあらゆる全般および部分症状を生ずるが、脳外傷と同じく、特異的に認知症をきたすことはない。

b．てんかん

(1)　てんかんの種類

さきに脳の病気・損傷や一般的身体疾患、薬物依存の離脱時などの際に、

図　てんかんの分類

発作型	病因	てんかんの診断
全般発作 　意識障害（＋） 　　欠神発作（小発作） 　　強直間代発作（大発作）	特発性	特発性全般てんかん 　　覚醒時大発作てんかん 　　小児欠神てんかん、若年ミオクロニーてんかん
	症候性	脳器質性疾患にともなう大発作 　ウエスト症候群、レノックス・ガストー症候群
部分発作 　意識障害（－） 　　単純部分発作 　意識障害（＋） 　　複雑部分発作	特発性	側頭部に棘波を持つ良性小児てんかん
	症候性	側頭葉てんかん、前頭葉てんかん

　てんかん発作がみられることを述べた。これを症候性のてんかんという。ま
たその際に、主に多因子遺伝素因によって、てんかん発作がおきることにも
ふれた（p.155）。これを特発性のてんかんという。

　てんかんの分類は、1）発作型が全般発作か部分発作かという発作の分類
と、2）その病因が特発性か症候性かという原因の分類とによって、4つの
基本型に分かれる（図）。

　全般発作は全脳が両側性、同期性に巻き込まれるもので、おおまかに、い
わゆる欠神発作（小発作）と強直間代発作（大発作）に分けられる。

　欠神発作（小発作）は、突然に意識を失い、それまでの動作を急にやめ
て、放心状態になり、数秒ないし数十秒でもとにもどる発作である。それに
軽い口や顔面の動き、筋肉の緊張低下などが加わる場合がある。小児期にお
きて、女性に多く、発作頻度はたかいが、ふつう20歳ころまでに自然に消失
する。

　強直間代発作（大発作）は、意識を失うとともに、全身の筋肉を数秒ない
し十数秒間強く収縮させ（強直）、つづいてがたんがたんと律動的にふるわ
せ（間代）、そのあと短時間の睡眠に入る発作である。やはり小児期にはじ
まり、発作の回数は1ヵ月あるいは1ヵ年に数回程度で、薬物に反応しやす
く、予後は一般に良好である。

　部分発作は、脳の局所から生ずるものであり、すでに述べたように

（p.155）、からだの一部のけいれんや感覚・知覚の異常を起こす。部分発作が広まって二次性に全脳が巻き込まれて全般発作に移行することもある。

　特発性てんかんは全般発作を起こすことが多く、症候性てんかんは部分発作を起こすことが多いが、二次性に全般発作をきたすことも、はじめから全般発作を起こすこともある。

　　　［follow up］　症候性全般てんかんに属するが、脳波像と臨床経過から一つ
　　　の臨床単位と考えられるものに、ウエスト症候群とレノックス・ガストー症
　　　候群がある。前者は乳幼児にあらわれ、急に上半身あるいは頭部を前屈させ
　　　る発作（点頭発作）を頻発する。ヒプサリズミアとよばれる特異な脳波変化
　　　をしめし、難治性でしばしば後者に移行する。後者のレノックス・ガストー
　　　症候群は、小児期にあらわれ、さまざまな形の発作と精神遅滞をともない、
　　　小発作異型波とよばれる特異な脳波変化をしめし、予後は一般に不良であ
　　　る。

　てんかんの正しい理解が重要なのは、軽症例をふくめると発現率が人口のほぼ1％に近く、長期間の服薬を必要とし、発作が十分に抑制されていても、患者の心理的負担と社会的ハンディキャップが大きいからである。この社会的ハンディキャップのなかには、てんかん患者の性格と知能に関する知識の誤りがふくまれる。

(2)　てんかんと性格

　てんかん患者に多くみられる性格特徴として、粘着性格と爆発的傾向が指摘されてきた。前者は精神活動のテンポが遅く、まわりくどく、几帳面すぎて仕事がのろいなどの特徴をいう。後者はわずかなことに急に腹を立て、乱暴な言動にはしる傾向である。以前にはこれらの性格と遺伝体質的素因との関連が強調されたこともある。しかし、多くの統計的検討の結果では、少なくとも遺伝素因による特発性てんかん、とくに小発作をもつ患者と一般集団のあいだには、性格面の違いはみられない。

ただし、とくに側頭葉に焦点をもつ症状性てんかんの重症患者には、上記の記載の通りの粘着および爆発的な性格傾向を顕著にもつ場合が必ずしも稀ではない。しかしそれは、てんかん発作自体よりも、その発作のもとになる脳の病気に由来すると考えるほうが妥当な場合が多い。実際に器質性精神障害の共通症状として、性格面の変化がみられることはすでに述べた（p.156）。てんかん発作を主症状とする脳器質性障害の患者の感情・意欲・自発性・社会性の変化を、それと病気の性質が違う特発性てんかんの患者や家族にまでひろげて判断してはならない。

(3) てんかんと知能

てんかんと知能の関係についても、性格と同じことがいえる。少なくとも軽症の特発性てんかんの患者群と一般対照群のあいだに知能の差異はみられない。だだし、症状性の難治てんかんの患者は、かなり重い脳の病気をもっているので、その共通症状として、ある程度の知能低下をしめすことがあるのは当然である。

(4) てんかんと精神症状

重症てんかん患者は、しばしば妄想・幻覚をはじめとする種々の精神症状をしめす。その内容は複雑で、疎通性が保たれること以外は、統合失調症のあらゆる症状をしめすといえるほどである。しかし、これもてんかん発作の結果というより、その背景にある脳の慢性障害の共通症状と考えるほうが理解しやすい。

c．一般的身体疾患および生理的変化

これまで述べた病気は、認知症や脳巣症状、てんかん発作など、脳そのものの機能と直接に関連するものであった。しかし、脳を介して生ずる精神症状には、もっとわずかな身体的変化によって生ずるものもある。

その身近な例として、女性の月経周期の際にみられる気分や欲動の変化があげられる。多くの身体的・精神的にまったく健康な女性が、ごく稀に、あ

るいはかなり頻繁に、ごく軽度に、あるいはかなり明瞭に、その変化を自覚し、周囲からも気づかれる。たとえばそれは、どこか落ちつきのない、ゆとりのない感じであるかもしれない。好きなこともゆっくり楽しめず、面倒なことが我慢できず、あまり考えずに口をきいたり、いらいらして感情的になり、つい子供を叱ったりする。あるいは反対に何をするのもいやで、炊事も手抜きをして、ごろごろして過ごす。しかし、月経がはじまると、間もなく緊張がゆるんで、以前と同じ落ちついた気分にかえる。

　また、その間に食欲、性欲が減退あるいは昂進することがある。あまり欲動として自覚されない睡眠欲、運動欲、休息欲、交際欲、飲水欲なども、よく注意してみると、月経がはじまる数日前と後ではっきり違う場合がある。

　月経周期は、比較的わずかなホルモンの変動によって作られる。したがって、内分泌疾患やホルモン療法の際には、いっそう目だった気分や欲動の変化がみられることがある。たとえば甲状腺機能昂進症では、感情が動揺しやすく、怒ったり、泣いたり、思いつくとすぐ行動に移したりする。ところが同じ病気でも、時には感情の動きが鈍く、うつ病を疑われるようなこともある。反対の同機能低下症でも、多くは感情が不活発になるが、時には興奮がみられる。ほかの内分泌疾患やホルモン療法でも、同じような精神面の変化があらわれる。

　すなわち、各ホルモンはそれぞれ独自の作用をもち、脳にも異なった影響を及ぼすが、全体としてみると、それらは非特異的な気分および欲動の変化としてとらえられる。すなわち、各ホルモンの影響は、独自性よりも共通性のほうが大きいといえる。この変化を、M. ブロイラーは内分泌精神症状群とよんだ。

　しかし、このホルモンの影響も、極端になると気分や欲動の変化にとどまらない。たとえば重症の内分泌疾患の際には、統合失調症様の妄想・幻覚を生じ、さらには意識障害をきたすこともある。しかし、たとえば尿毒症や先天性代謝障害によって意識障害がおきる場合でも、それがごく軽度なときには、気分や欲動の変化にとどまることがある。したがって一般的身体疾患および生理的な範囲の身体的変化にともなう気分・欲動の変化も、見方によっては、脳に「器質因」が作用するときの共通症状のひとつと考えることができるのである。

3-3

治療と援助

　主に器質因による病気は、上記のようにきわめて種類が多い。これらの病気の治療は、たとえば脳の炎症は抗生物質、脳腫瘍は外科手術、尿毒症は血液透析法というように、病気ごとに違っている。それは基本的に内科・外科の治療である。

　ここではそれとは別に、脳の急性および慢性障害の共通の精神症状に対して、必要な治療および援助の要点を述べる。

Ⅰ．脳の急性障害への対応

　脳が急性にひろくおかされると、意識障害を生ずることは上記の通りである。その原因は脳の病気・損傷、一般的身体疾患、アルコールなどの薬物である。

　　すでに述べたように意識障害は、静かな傾眠傾向から始まって回復するか、昏睡に移行する。また活発な感情や行動の変化をともなうせん妄状態も、同じく比較的短時間で回復するか、あるいは昏睡におちいる。昏睡は生命にかかわる状況で、もっぱら内科・外科の治療がおこなわれる。

　　精神科・神経科に診療の依頼をうけるのは、多くは動きがはげしく、一般病棟で対応の困難なせん妄である。治療の原則は、なるべく静かなところで、無理に抑えたりせず、時間をかけておさまるのを待つことである。そのために病室を移すこともやむをえない。しかし、とくに夜中に大声をあげたり、あちこちにぶつかって、怪我をするおそれもあるようなときには、薬物療法が必要となる。経口服用が可能なときは、リスペリドン内用液やクエチ

アピンが用いられる。経口服用が困難なときは、ハロペリドールの筋注や静注が選択肢となる。極端な興奮には睡眠薬のフルニトラゼパムによる静脈麻酔もおこなわれるが、せん妄の原因や全身状態に注意しなければならない。興奮の著しい際には身体抑制が必要なこともあるが、最短期間にとどめなくてはならない。

　せん妄は脳の慢性障害（認知症など）があって、それに急性の変化がくわわっておきることが多い。その場合の対策はのちに述べる（p.173）。

アルコール依存症の離脱の際の振戦せん妄には、ベンゾディアゼピン系薬物がアルコールの離脱症状自体を抑える作用があるので、ディアゼパムを大量に静注して、安全に離脱を終わらせることができる。この間に経口ないし輸液によって、水分と電解質とビタミン類の補給につとめる。

II. 脳の慢性障害の治療と援助

　認知症全般に対する介護と援助、ついで脳巣症状（失語・失行・失認など）およびてんかん発作への対策を簡単にしるす。

a．認知症の介護と援助

　認知症老人の介護（ケア）は国民的な関心の的である。認知症は前記のように、さまざまな精神症状をともなう。したがってその対応には、種々の工夫が必要である。

（1）　認知症が比較的軽度で、その他の症状が目だつ場合

　①不安をともなう抑うつ状態が最も多く、内因性うつ病との鑑別がいつも問題になる。明らかな心配ごとがあって落ち込んでいるときは、まわりからもよく事情を聞いたうえで、代謝がはやい抗不安薬（たとえばロラゼパム）などをあたえる。内因性の色どりの強い抑うつ状態には、口渇や便秘などの副作用の少ないSSRIやトラゾドンなどの抗うつ薬（p.98）を、できるだけ少量から使用する。ときには抑うつ症状がよくなってみると、認知症ではな

かったことがわかることがある。

　②不眠をともなう昼夜逆転の生活行動は、認知症患者のケアの難問題のひとつである。規則正しい食事、適度な運動、一定の入床・起床時刻など生活リズムへの誘導が基本となる。睡眠薬を使用する際は、オレキシン受容体に作用するスボレキサントやレンボレキサント、メラトニン受容体に作用するラメルテオンが安全性が高い。ベンゾディアゼピン受容体に作用する睡眠薬なら短時間作用型がよい。極少量のレボメプロマジン（5 mg）やクエチアピンが有用なこともある。通常の睡眠薬は日中まで眠気が残って、逆効果になることがあるので注意を要する。

　③せん妄も認知症患者にしばしばおきて、とくに家庭看護を困難にするもとになる。心臓病などの持病の悪化や感染、脱水などの身体的原因のほか、部屋や付き添い人が替わるなどの精神的刺激でも誘発される。各誘因に応じた対応をするとともに、できるだけ静かな環境で、話し相手になる時間をふやし、安心できるよう計らうことが基本である。幻覚などのため不安、不穏が目だち、夜間も眠らず、昼夜の区別がはっきりしないようになると、抗精神病薬の内服や筋注などが必要になる。

　④物とられ妄想は、対応がむつかしいことが多いが、間違いを正そうとして互いに感情的にならない注意が必要である。安心できる環境と楽しみのある生活が、こだわりを和らげるのに役立つ。そのほか統合失調症様の妄想・幻覚には、ふつう抗精神病薬が有効である。

　⑤情動失禁（わずかな刺激で涙があふれ出るような感情の過敏さ）が、とくに血管性認知症に多いことはすでに述べた（p.163）。本人にとって恥ずかしく苦痛な症状であるが、比較的少量の抗精神病薬で容易におさまることがある。不穏、焦燥などの感情的な変化にも、抗不安薬より少量の抗精神病薬のほうが有効なことが多い。

(2)　認知症患者に対するこころ構え

　アルツハイマー型および血管性認知症、その他の認知症は、最初および途中の経過にある程度の違いはあるが、最終的にはほぼ同じ状態を生ずる。そ

のケアは苦労の多い仕事で、言うはやすく、おこなうは難いものがある。

　認知症老人は統合失調症者に似たところがある。統合失調症者はしばしば周囲から、まぼろしの声を恐れず、手早く仕事をするように、期待され、嘆かれ、叱られている。認知症老人もしばしば周囲から、むかしに較べて、期待され、嘆かれ、叱られている。いずれも、健康人には簡単にできることができない病気になっていることが、十分にはわかってもらえないのである。

　認知症になってしまえば何もわからないから本人は楽だというのは、大きな誤解と言わねばならない。認知症老人は記憶が悪いため、自分が何をしたか、何をするとよいか、相手が誰かわからないので、途方にくれて不安になりやすい。わからずに間違ったことをして、まわりから叱られて落ち込み、ときには腹を立てる。認知症ではなく、認知症という苦しみをもつ人を相手にせよとは、古くから言い慣らされながら、容易に忘れられやすい老人介護の基本原則である。

　医療者はともすれば、学問と技術で患者を健康な状態にもどすことを、自分の仕事と考える。しかしそのほかにも、患者にしかわからない痛みを聞いて、医療者が病者と共同して痛みの少ない生活を工夫をする方法もある。

　この方法は、これまで心身症や神経症、気分症や統合失調症について、くり返し述べてきたこころ構え（p.51、92、123）といえる。それと同じ考えが、認知症にもあてはまる。すなわち、認知症老人を自分たちのように健康にするのではなく、認知症という病気の様子をよく見て、話し相手になって、その気持ちに合わせて、それぞれの老人とうまくつき合う方法を考えることである。

　もしそれが十分にできれば、認知症老人は期待され、嘆かれ、叱られずにすむ。まえに統合失調症者が家族に希望する事柄（p.128）を述べたが、同じようなことを認知症老人は家族に、また施設の人々に希望しているのではなかろうか。

　認知症が重くなると、本当に5分前のことも忘れ、たとえば娘を兄嫁と思い、しばらく会わない息子を他人扱いする。その現実を尊重して、無理に自分が娘・息子であることをわからせようとせず、そのままにつき合っていく

ことも、うえに述べた方法に通ずる。

　統合失調症者は、デイケアや小規模作業所で同じ患者とゲームや仕事をするとき、いきいきと元気になる。幻覚やまとまりない言動などのため、必要以上に長く個室に閉じこめられると、ますます自閉的な生活におちいる。

　認知症老人も、声がけをする人がいて、なじみの人ができて、話の輪のなかで勝手な独りごとを言っているうちに、表情がよくなって、元気な様子をみせる。むかしの老人病院のように、うろうろ歩くのでベッドに縛りつけ、おむつを時間ごとに替えるだけの看護では、たちまち寝たきりの状態におちいる。

　もちろん統合失調症者にも、どうしても個室からでられない重症患者もいる。認知症老人も身体疾患をもち、あるいは衰えが目だつと、寝たきりにならざるをえない。

　しかし、少なくともそれまでは、また少なくとも専門の施設では、認知症老人を孤独にせず、安心して楽しく暮らせるように、細かなこころ配りが求められる。

　以上述べたことは、理想であり、目標であって、実行がむつかしいことは周知の通りである。とくに認知症老人をもつ家族の苦労は大きい。ときには必要な期間の入院・入所、定期的な医療・介護関係者、ソーシャルワーカーやボランティアの訪問、できればデイ・サービスの形で毎週数日間老人となじみになる介護者とともに過ごすことなどが、家族にとって大きな救いとなる。家族の救いは、世話される老人の救いでもある。高齢社会の到来にそなえて、さまざまな援助システムの整備が期待されるところである。

　　この援助システムは、昭和57年（1982）の老人保健法制定以来、多くの変遷をへてきた。最初に保健所で老人精神衛生相談がはじめられ、やがて同法改正（1986）により、在宅介護ができなくなった高齢者へ介護サービスが提供される介護老人福祉施設（特別養護老人ホーム）や医学的な管理も受けられる老人保健施設（老健施設）、が多数設置されるようになった。また平成元年（1989）から、一定の設備・人員をもつ病院や施設が、認知症老人の相談、鑑別診断、応急対応、技術援助のためのセンター、あるいは在宅介護支

援センターに指定された。平成4年（1992）からは老人訪問看護ステーションの設置、市町村の保健師による訪問指導が実施された。平成12年（2000）には介護保険制度が成立し、福祉と医療の一体的な提供の基盤が整備された。利用者は、認定調査の結果をもとに、要支援（2段階）、要介護（5段階）の7段階に分けられ、段階に応じた介護サービスが受けられる。サービスの内容は、利用者の要望を聞いて介護支援専門員（ケアマネージャー）が決定する仕組みとなっている。平成17年（2005）には地域包括支援センターが発足して初期からの相談や支援体制が整ってきた。医療施設側では、昭和63年（1988）には老人性疾患治療施設およびデイケア施設が認可されて診療体制が整備されてきたが、平成20年（2008）からは各地に認知症疾患医療センターが設置され、かかりつけ医、精神科施設との連携が取られるようになった。さらに令和7年（2025）をめどに、医療、介護、予防、生活支援が一体的に提供される地域包括ケアシステムの構築が目指されている。

(3) 認知症の薬物療法

認知症の薬物療法は次第に普及している。血管性認知症に対しては、脳循環改善薬がとくに早期にある程度奏効する。アルツハイマー型認知症に対しては、3種のコリンエステラーゼ阻害薬（ドネペジル、ガランタミン、リバスチグミン）と1つのNMDA受容体拮抗薬（メマンチン）がある。

　　記憶機能には神経伝達物質のアセチルコリンが関与し、アルツハイマー型認知症でそれが減少することが知られている。ドネペジル、ガランタミンおよびリバスチグミンはアセチルコリンを分解する酵素（アセチルコリン・エステラーゼ）の働きを抑制して、脳内アセチルコリン濃度を増加させる作用により、アルツハイマー型認知症の記憶をある程度改善する。ただし、この脳内アセチルコリンの減少は、同認知症の原因となる変化（アミロイド蛋白の沈着など、p.162）の二次的結果であるため、薬剤は重症例には効果が乏しく、軽症例に対する効果も、病気の進行にともなって認められなくなる。メマンチンはアルツハイマー型認知症におけるグルタミン酸を介する神経毒性を和らげる効果があると考えられている。なおドネペジルはレビー小体型認知症にも認可されている。いずれの薬剤も認知症の対症薬であって、原因に対する治療薬ないし予防薬ではないことを知っておかねばならない。アミ

ロイド蛋白の蓄積を抑制し、疾患の進行そのものを抑える治療法の開発が進められている。

　重い認知症をきたす疾患に、幻覚・妄想、感情や行動の変化が多いことは前記の通りである。各症状に対して、全身状態に注意しながら、抗精神病薬、抗うつ薬、抗不安薬、睡眠薬などを使用する。いずれもできるだけ入院・入所のうえ、必要最少量をもちいることが望ましい。

b．失語、失行、失認への対応

　失語（とくに運動失語）は、しばしば右半身の運動麻痺とともに生ずる。それは運動麻痺と同じく、一過性で完全に回復することもあり、ある程度まで回復したあと、障害として残ることもある。またそれは、運動麻痺におとらず、苦痛の大きい症状である。言語療法士が中心になって、細かな診断と、それに合わせた根気づよいリハビリテーションをおこなう。

　　一般の医療・福祉関係者が知っておかねばならないのは、失語症者はかなり回復しても会話には疲れやすいこと、急がされるとパニックになりやすいことである。しかし、遠慮して声がけをしないことも、好ましくない。簡単な内容をゆっくり話し、困ったときは手まねなどでも意志が通じ合うような工夫をする。周囲からはよくわからない苦痛を理解し、家族とも相談して、孤独におちいらぬよう配慮することが望まれる。

　　失行、失認も、生活面の困難が大きい。周囲からは、失語よりもいっそう理解されにくい障害で、読み書きもできないことが多いので、認知症と混同されやすい。いっそうの注意と理解が必要である。

　　前頭側頭型認知症の衝動行為などの行動障害には家族も苦慮することが多い。こだわり行動という特徴を取り込んで日課のパターン化を試みると役立つことがある。薬物としては、適応外であるがトラゾドンやSSRIが有効なことがある。

c．てんかんの治療と援助

　　てんかん発作をもつ人々に対して、社会にはまだ大きな誤解がみられる。

その原因のひとつは、種々の発作が周囲に必要以上の不安をあたえるためである。いまひとつは、体質的素因による特発性てんかんの軽症例と、脳の病気・損傷による症状性てんかんの重症例が、同じように考えられているためと思われる。

すでに述べたように、後者の症状性てんかんの一部の人は、その原因となる脳の病気のために、ときには知能や性格に障害をしめすことがある。一方、前者の特発性てんかんの持ち主は、かなり重症でない限り、知的能力や性格面で健康人と異ならない（p.168、169）。しかし、てんかんというだけで、はじめから特殊な障害があるかのように思われ、就職や結婚などにも、問題がおきがちである。医療・福祉関係者は、統合失調症や認知症だけでなく、てんかんの理解と知識普及にもつとめねばならない。

てんかんの薬物療法は、脳波、CT、MRI などの精密検査（詳細は成書を参照）のうえ、年齢や経過に応じて、念入りに組み立てられる。一応の第1選択薬は、特発性の全般てんかんにはバルプロ酸、ついでラモトリギン、レベチラセタム、トピラマートなど、同じく欠神発作にはバルプロ酸、エトサクシミド、ついでラモトリギン、部分発作にはカルバマゼピン、ラモトリギン、レベチラセタムなどがあげられる。副作用や薬物の相互作用を考えて、できるだけ単純な処方をつくるようにつとめる。いわゆる難治性てんかんには、てんかんの専門医が、必要なときは外科手術もふくめ、慎重に対応する。

抗てんかん薬は、ふつう長期間、多くは一生毎日のみつづけるだけに、医師・患者同士の信頼関係だけでなく、家族はもちろん、医療・福祉・学校関係者および職場の理解と力づけが必要である。

d．その他の諸症状への対応

一般的なからだの病気によって、気分や欲動の変化、ときには躁うつ症状や統合失調症様症状がおきることは前記の通りである。

このときまず大切なのは、慎重な鑑別診断である。たとえば軽い甲状腺機能低下症などに、微妙な精神症状がみられるとき、統合失調症や双極症（躁うつ病）を疑われることがある。

　明瞭なからだの病気、あるいは月経周期のような生理的変化にともなう精神面の変化には、原因に対する治療のほか、症状に応じた薬物がもちいられる。たとえば月経前の緊張、焦燥感、不眠などには、抗不安薬あるいは睡眠薬の屯用などが試みられる。ときにはSSRIが持続使用されるが、効果は必ずしも一定しない。そのほか、内分泌疾患や自己免疫疾患などで、顕著な精神症状がつづくときには、向精神薬も十分にもちいて慎重に対応する。

睡眠・摂食・性関連障害

　睡眠や食事、性行動は、生理的欲求に根ざすものであるから、身体的な病気や精神疾患の存在によって変化することは言うまでもない。しかし人間社会では、それらが精神生活に密接に組みこまれているため、心理面のしがらみによって大きな影響をうける。言い換えると、睡眠、摂食、性行動は、心因（心理社会的要因）にも、内因（遺伝的体質と脳機能変化）にも、あるいは器質因（脳への侵襲や病変）にも影響を受ける。そのため、それらの変化は精神科臨床ではもっともしばしば認める症状となっている。

　たとえば、うつ病では、睡眠の変化（不眠または過眠）、食欲の変化（低下または亢進）、あるいは性欲の変化（通常は低下）を認めないことはまれである。不安症、躁病、統合失調症などでも、しばしば睡眠や食欲や性行動の変化を認める。それらは各疾患に特徴的な症状ではないが、重症度や状態像全体の把握のためには見過ごしてはいけない症状である。

　だが、睡眠や食欲や性行動の変化は、さまざまな精神疾患の部分症状として生じるだけでなく、それぞれに固有の疾患としても出現する。本章で扱うのは、それらの疾患である。

　睡眠障害としては、不眠症がもっとも多く、入眠障害、途中覚醒、早朝覚醒などのタイプがある。ほかにも、日内リズム睡眠・覚醒障害、過眠症、むずむず脚症候群、睡眠時無呼吸症、REM睡眠行動障害なども稀ならず認められる疾患である。

　食行動の異常には摂食症がある。もともとは若年女性の病気と思われていたが、中高年期まで持続する例もあって、長期にわたる治療と支援が必要な疾患である。

　性関連の障害は、性機能障害、性別不合、パラフィリア症に分けられる。LGBT（Lesbian 女性同性愛者、Gay 男性同性愛者、Bisexual 両性愛者、Transgender 性別不合者）は、社会に認知されるようになったが、本人は秘かに深く悩んでいることは少なくない。

4.

睡眠・摂食・性関連障害

　睡眠、摂食、および性機能障害は、ICD-10では「精神と行動の障害」のなかのひとつの章「F5：生理的障害および身体的要因に関連した行動症候群」で扱われていた。性同一性障害と性嗜好障害は「F6：成人のパーソナリティおよび行動の障害」のなかで扱われていた。ICD-11では睡眠障害は「精神と行動と神経認知の障害」から分離して、独立したセクション「睡眠覚醒障害」に移行している。また性関連の障害では、性嗜好障害はパラフィリア症群と名前を変えてひとつの章となり、性機能障害と性同一性障害は「性の健康と関連する状態」という新たなセクションに移行している。このような分類の変更には、疾患や状態に関する考え方や捉え方の変化が反映している。しかし、睡眠、摂食、性行動は、人間の根源的欲動として精神科臨床と関連が深いので、本書では、本章でまとめて扱う。

I．睡眠障害（睡眠覚醒障害）

　睡眠障害は、からだの痛みや悩みごとのあるときはもちろん、心身症や神経症（p.65）、うつ病（p.76）、統合失調症（p.103）、アルコール依存症（p.196）、認知症（p.173）などの「必発的な部分症状」である。眠れないからといって、これらの病気のはじまりと早合点してはならない。しかし同時に、必要に応じて慎重な鑑別診断を怠ってはならない。

a．不眠症（7A00）[非器質性不眠症 F51.0]

　睡眠障害が主症状である場合、大部分を占めるのは、心因性ないし習慣性の不眠で、精神科はもちろん、内科各科においても、最も多い訴えのひとつである。不眠との取り組みは医師および看護師の日常業務であるから、その

鑑別と対応に慣れておくことが望まれる。その特徴は、ほぼ次のようである。

　すなわち、最初はわずかな出来事、たとえば風邪などのからだの不調、試験や仕事の心配、深夜勤務のための昼寝などのため、夜に寝床についてからすぐ寝つけないことがある。そのときの苦しさと不安がきっかけになって、不眠が不眠をよぶ悪循環が生ずる。とくに心配性で思いつめやすい人に多いが、事情によっては誰にでもおきる。その悪循環のもとになるのは、次のようなことである。①今夜も眠れずに苦しい思いをするという恐怖、②眠れないとからだを悪くするという恐れ、③からだだけでなく神経や脳を悪くするという不安、④眠れないのはノイローゼや精神病の前兆という心配、⑤眠ろうとして一生懸命運動や入浴をしても眠れないという困惑、⑥睡眠薬は危険なので絶対のみたくないが、我慢できずのんだのに眠れなかった、自分は特別な病気ではないかという思いこみ、など。そのため今晩はしっかり眠らねばならないと、夕方から緊張している。その結果、かえって眠れないという悪循環をきたす。ときにその訴えは、常識の範囲を越えて深刻かつ執拗である。入眠はできても、夜中や早朝に目覚めるともう眠れないことが主訴となることもある。

　　医療者として必要なことは、これらの訴えを十分真剣に聞きとり、心配な事柄にできるだけくわしく答え、生活のリズムを整えるようすすめることである。日中に適度に運動する、夕食後のカフェイン摂取を控える、昼寝は15時前までに30分以内とする、就床を早めすぎない、などの具体的助言が役立つことがある。お説教がましくなるのは禁物であるが、不眠についての質問などに答えながら、場合によっては、次のようなことまで話してもよい。すなわち、人間の遺伝的な１日の睡眠・覚醒リズムは25時間で、起床、食事、運動などにより絶えず「時計合わせ」をして24時間の生活をしている。したがって生活リズムを整えることによって、自然に睡眠のリズムもつくられる。睡眠時間は５〜10時間の個人差があるので、日中の生活に支障がなければ睡眠の長さにこだわる必要はない。入眠後１〜２時間の深い眠りのあとは比較的浅い眠りと夢を見ながらまどろむ眠り（レム睡眠）が交替するので、途中の目覚めや夢が多いことは、不愉快な体験ではあるが、とくに異常とは

いえない。

　さらに必要があれば、安全性を保証したうえで、適当な睡眠薬を処方する（p.65）。最近は依存性の心配のないオレキシン受容体阻害薬やメラトニン受容体作動薬が睡眠薬として導入されていて、第一選択薬の候補となっている。ベンゾディアゼピン系睡眠薬の依存による効果の減退と服薬中止の時の反跳性不眠については前述した（p.68）。

　不眠症以外の諸症状が同時に認められるなら、諸症状を丁寧に聴取して、別の疾患を考慮する。うつ病、不安症などのほかの疾患があれば、それを見落としたまま、不眠の改善を図ろうとしてもうまくゆかない。

　そのほか、睡眠障害を主要症状とするものに、次のような疾患があげられる。

[follow up]

　日内リズム睡眠・覚醒障害：比較的稀であるが、不眠症と混同され、意志のよわい朝寝坊と誤解されるものに、何らかの原因で上記の「時計合わせ」ができない日内リズム睡眠・覚醒障害がある。たとえば、明けがたに眠りについて昼おきる睡眠相遅延症状群（7A60）、1日25時間リズムで睡眠時間が毎日おくれる非24時間性睡眠・覚醒障害（7A63）などである。いずれも十分な検査と、ビタミンB12の服用や毎日一定時間強い光をみる光療法などの特殊な治療が必要である。

　むずむず脚症候群 Restless legs syndrome（7A80）：夜間に脚がむずむずして、じっとしていられず、脚を動かすと楽になる。そのため眠れなくなる。鉄欠乏が誘因になることがある。女性に多く、中高齢者に多い。抗精神病薬を服用しているさいには、アカシジアとの鑑別が必要である。

　睡眠時無呼吸症候群：閉塞性（7A41）と中枢性（7A40）がある。閉塞性は、肥満体型の人に多く、睡眠中に上気道が押されてせまくなり、いびきをかいて、酸素供給が不十分になる。中枢型は、脳の呼吸中枢からの信号が途切れて無呼吸が生じるのでいびきはかかない。いずれにしても頻回の無呼吸のため眠りがあさくなり、睡眠量が不足するので、日中にすぐ眠りこむ。

　ナルコレプシー（7A20）：①面談中など通常では眠気が生じないような状況でも急に居眠りに陥り（睡眠発作）、②驚く、笑うなどの感情変化とともに筋肉の力が抜けて物を取りおとし（情動脱力発作）、③入眠時に意識があるうちにからだが動かない「金縛り」の状態になり（睡眠麻痺）、④同時にいろ

いろなものが見えたり触れたりする、あざやかな幻覚があらわれる（入眠時幻覚）、などの諸症状がみとめられる。抗うつ薬や中枢刺激薬の服用が有効である。ただし、睡眠麻痺と入眠時幻覚は健康な人にも生ずることがある。

　REM睡眠行動障害（7B01.0）：夢を見ているとき（REM睡眠期）に、大声の寝言や手足の激しい運動が出現する。重症例では寝床から出て粗暴な行動などがみられる。せん妄と異なり、容易に覚醒させることができ、覚醒すればおさまる。高齢者に多い。パーキンソン病やレビー小体型認知症の前駆症状のことがある。

　その他、稀に若い男性が1〜2週間、食事ができる程度の傾眠状態を反復する周期性傾眠（クライネ・レヴィン症候群）、睡眠中に起きあがって10〜30分ほど家のなかを歩くので時には保護が必要な夢中遊行、それより簡単な動作をする寝ぼけ、5〜6歳ころに急に大声をあげて起きあがり、不安そうな様子をしめす夜驚などがある。いずれも幼少時に多く、成年に達すると軽快ないし消失する。

Ⅱ．摂食症

　1970年代まではきわめて稀だったが、次第に若い女性を中心に頻度が増え、現在ではごくふつうにみられる疾患となり、しかも中年期まで持ち越すことも増えている。内科、小児科、産婦人科、精神科でそれぞれ対応に苦慮している病気である。次の2型に分けられるが、両者の混合ないし前者から後者への移行も少なくない。

ａ．神経性やせ症（6B80）「神経性無食欲症 F50.0」

大部分は中学生以降の女性におきるが、ときには男性にもみられる。次のような点が、最も特徴的である。

（1）客観的にはとくに太っていないのに、ふつうは耐えられないような厳しいダイエットを急激かつ断固としておこなって、その深刻な結果を考えない。他人からぽちゃっとしてかわいいといわれた、友達より足首が太い、自分はほかに取り柄がないからせめてスマートになりたい、あるいは何でも誰

にも負けたくないのでふつうの体型では我慢できない、そのほかさまざまな
理由から、たとえば朝食をぬき、夜も野菜と果物しか食べない。おどろいた
母親と言い争い、ようやくパンを半片食べる。あるいは数十錠の下剤を服用
する。

　他の特徴に加え、Body Mass Index：BMI（体重 kg/（身長m）^{2}）が18.5
以下になると、ICD-11の診断基準から本症とみなされる。次第に食べよう
としても、苦しくて食べられなくなってくる。

　(2)　体重が減ると、本人はしばしば昂揚した気分になり、からだの動きも
活発で、勉強も能率があがるという。やせて、血色悪く、肌もかさかさにも
かかわらず、自分ではさらにやせたいという。少しでも体重がますことに
は、強い恐怖をしめす。

　(3)　その間に女性では無月経がおきる。体重減少の程度とは必ずしも関係
しない。若年女性では第2次性徴の発達もおくれる。

　(4)　患者は医療をうけることを強く拒否するが、体重減少のため全身倦怠
感が強くて何もできなくなると、無理にでも入院が必要になる。その前に衰
弱あるいは感染などにより死亡することも稀でない。状況にあわせた栄養の
補給と、行動療法の術式による摂食のすすめによって、体重は比較的容易に
回復する。しかし、長期予後は必ずしも楽観できず、一部は次の神経性過
（大）食症に移行する。

　　[follow up]　上記の症状および経過のもとになる強いやせ願望が、この病
　態の根本的な原因とみなされ、女性としての成熟を拒否する心理を中心に多
　くの学説と治療方法が提唱されてきた。しかし実際には、学校、職場、家庭
　での心労や過労、あるいは軽いかぜなどをきっかけにして、何となく食欲が
　低下し、体重が減少して、意図的なダイエットをしないにかかわらず、同じ
　病像をしめすようになる症例も決して少なくない。すなわち、食べないでい
　るうちに食べられなくなるという心理・生理的機制も、病像の形成に関与し
　ているものと思われる。
　　また同じような症状をしめしながら、全体として軽症で、家庭医の忠告だ
　けで、青春期の思い出のように、いつとなく軽快する非定型症例も少なくない。

b．神経性過食（大食）症（6B81）[F50.2]

近年とくに増加している。その特徴は、以下のようである。

⑴　信じがたいほど大量の食物（たとえばふつうの食事のあと菓子パン 8 個、おはぎ 3 個、チョコレート 5 枚 ）を、いつもとはまったく違う速いスピードで詰めこみ、たとえばジュースを 2 本飲んで嘔吐する binge eating（むちゃ食い、暴食発作）を繰り返す。食べたいのでも、味がおいしいのでもない。ただ夢中で食べ、お腹がいっぱいで苦しいのと、このままでは太るという恐怖から、急いで吐かずにいられない。あるいは大量の下剤を常用する。

⑵　この暴食発作は、前記の無食欲症の経過中に突然おきることが最も多い。肥満に対する恐怖が強いと、全部吐けたかどうか不安になって、次の数日間ほとんど何も食べず、その次の数日間は暴食発作をおこす悪循環をくり返す。その間、気持ちが落ちこみ、無気力で、食事のことしか頭にない状態におちいる。

⑶　しかしこの暴食発作は、定型的な無食欲症に限らず、仕事に追われて食事もせずに寝る生活がつづいたとき、あるいは夫の暴力に悩んでひどくやせたとき、あるいは体重別競技のため無理に減量したときなどにも、突然おきることがある。また仕事がきびしく友達もできず、ストレスから独り「慰め食い」をするうちに、暴食発作に移行することもある。

> [follow up]　この神経性過食（大食）症については、無食欲症と同じく、さまざまな理論および治療方法が提唱されている。くわしい紹介は省略するが、摂食には多くの神経伝達物質が関与していることが知られている。この暴食発作の発現経過、あるいは臨床的にセロトニン再取り込み抑制作用をもつ抗うつ薬（p.98）が発作の抑制にある程度有効なこと、またしばしば内因性の特徴をもつ抑うつ症状が併発することなどから、この暴食の衝動の背景には、心理的要因だけでなく、何らかの脳内神経科学的変化が推定されている。その意味でも共通するところがあるのは、アルコール依存症である。治療にも同じような工夫（p.208）が役にたつ。

　過食症の患者は、やせ症にくらべて、比較的抵抗なく病院をおとずれる。その対応には、次の2点が重要と思われる。

①　神経性過食（大食）症の患者は、好きでもない食物を人に隠れて獣のように大量にむさぼり食い、すぐトイレで吐くという自分の行動をあさましく、情けなく思い、その衝動に抵抗できない自分に絶望と自己嫌悪をいだいていることが多い。この暴食発作が上記のように二次的なからだの変化からおき、人格とは直接かかわりないことを説明し、その苦痛に同情して、希望と自尊心を取りもどすことにつとめる必要がある。

②　次にこの暴食発作のおきやすい生活場面を、具体的にくわしく検討する。ふつう学校・職場で他人と一緒にいるときはおきず、家で自室にこもるとき、家族が寝静まったあと、あるいは休日にひとり暮らすとき、とくにストレスのあったときなどに、繰り返しおきることが多い。前記の抗うつ薬を衝動抑制にもちい、必要に応じて抗不安薬や睡眠薬などを併用しながら、1回でも発作を減らすよう生活の仕方を工夫する。医療者も患者とともに歩む気持ちで、根気よく治療をすすめることが必要である。団体旅行や寄宿生活や短期間の入院などが、回復のきっかけになることもある。体質的に嘔吐できない人、過食と嘔吐を繰り返しながらも仕事や家事などに積極的な生活をつづけられる人は、一般に経過がよい。

　また暴食発作はあっても頻度が低く、体重が正常範囲にあり、月経もみられるようなとき、ICD-11ではむちゃ食い症として別項目（6B82）に分けている。なお散発的なやけ食いは、やけ酒と同じく、本症にはふくまれない。

Ⅲ. 性関連障害

　人間の性機能、性同一性、性嗜好は、複雑で論議の多い問題であるが、一応常識的には次のように考えられる。

a. 性機能障害（HA0）[F52]

　性機能は、多少睡眠に似たところがある。個人差が大きいこと、完全を求めるとかえって円滑にいかないこと、器質的な原因による障害もあるが心因

により左右されやすいこと、うつ病でよくみられること、種々の薬物の影響をうけやすいことなどである。

　過剰性欲はふつう配偶者から訴えられる。過剰か否かの判断はむつかしいが、ある時点から変化するなら、まず躁ないし軽躁状態が疑われる。また衝動制御症群のひとつに強迫的性行動症がある（6C72）。反対の性欲低下症（HA00）も配偶者が心配して相談にくることがある。生活情況や性格、夫婦の心理的関係などのほか、うつ病や向精神薬・抗てんかん薬などの副作用も考慮する。

　また性の嫌悪や喜びの欠如、男性の勃起不全、女性のオルガスム不全、男性の早漏、相手に対する嫌悪や恐怖、痛みなどのため生ずる不随意的な腟けいれんなどの性機能不全や性疼痛症については、同じくうつ病や薬の影響のほか、実際の生活の情況をくわしく聞いて対応する。事情が簡単な場合は、本人あるいは夫婦がこだわりなく話し合う機会をつくり、多少の常識的説明をするだけで、軽快にむかう。いわゆる新婚インポテンスは、その好例である。たとえ症状が長期にわたっても、配偶者の愛情と熱心さが保たれているなら、根気づよい行動療法的な手法により改善が期待される。しかし元来の性格傾向、幼少時からの生活体験、相互の感情、年齢や趣味・嗜好など、長年の問題が積みかさなって悪循環をきたしているときは、当然ながら治療は困難をともなう。

b．性別不合（Gender Incongruence HA60）[性同一性障害 F64]

　身体的な性（sex）と心理・社会的な性（gender）が一致しない場合をいう。その程度は、確固とした体験からぎこちない違和感までさまざまである。典型的な場合には、幼少時から身体的な男児が身体的な女児の好みや行動をしめし、成長するにしたがって女性として暮すことをめざす。身体的に女性の場合も、反対の形で同様の経過をとる。原因は不明であるが、胎生期における男性ホルモンの作用などが推定されている。発現頻度や男女比は、統計的調査が困難なため十分明らかでない。

　性別不合は、性的方向づけ以外には、人格や各種能力において一般人と異なるところはない。診断は原則として思春期以降に判断するが、思春期以前に、少年は少女、少女は少年の行動や服装に固執して、身体的な二次性徴を嫌悪するさいには小児期の性別不合（HA61）と診断することができる。

　性別不合は次第に社会に認知されるようになってきた。しかし現実には、家族からも自分の性的指向性を受け入れられず、就学や就職にも種々の困難をきたして、抑うつ・悲哀感をもつことが少なくない。精神療法ないし生活援助が必要かつ有用であるが、それは社会・心理的な性を身体的な性に一致させることではなく、自分の望む性役割のなかで、感情の安定をはかり、生活への適応を工夫することにむけられる。さらに進んでホルモンの使用や外科的な手段で身体的な異性に変身しようとする場合（性転換）には、慎重な専門的対応が必要である。

[follow up]　LGBT：Lesbian（女性同性愛者）、Gay（男性同性愛者）、Bisexual（両性愛者）、Transgender（性別不合者）の頭文字をとって、これらの性的少数者の人々を指す総称。LGBT は病気とはみなされていないが、それを悩む人はまだ少なくない。

　なお ICD-9 には同性愛の診断項目が存在したが、ICD-10（1992年）では削除され、性的な方向づけが不確かなことに悩む状態のみを性成熟障害（F66.0）のひとつとしてとりあげていた。ICD-11ではそれも削除されている。

c. パラフィリア症群（6D3）[性嗜好障害 F65]

　路上や女子病棟の前で性器を露出し、相手がおどろくのを見て興奮する露出症（6D30）[F65.2]、相手に知られず脱衣や性行為ののぞき見を反復する窃視症（6D31）[F65.3]、同意のない相手を撫ぜたり触ったりする窃触症（6D34）は、ほとんどみな男性の志向である。小児性愛症（6D32）[F65.4]もほとんど男性に限られるが、成人女性を好みながら拒絶を恐れて、習慣的に少女に接近する場合もある。強制的性サディズム症（6D33）も男性に多い。異性の身体部分（非性的）や持ち物などが性的満足の必需対象ないし最大の刺激物となるフェティシズム、異性の服装をすることにより性的興奮を得るフェティシズム的服装倒錯症は、単独で行う、または同意する者を対象とするパラフィリア（6D36）に含まれる。

5

物質使用症と
嗜癖行動症

　本書では、こころの病いを、その成り立ちによって、主に心理環境要因（心因）によって生ずるもの、主に遺伝体質的素因と脳機能変化（内因）によって生ずるもの、主に脳への侵襲と病変（器質因）によって生ずるものに分けて記述することを基本方針としているが、一方では、すでに述べているように、どんなこころの病いにも、心因、内因、器質因が多少ずつ関係しているのが実情である。

　依存症はまさにその好例といえる。飲酒が始まり、酒量が次第に増えていく際には心理環境要因が背景にあるが、お酒に強いか弱いかは遺伝体質的に決まっている。酩酊するのは、アルコールが脳内へ侵入して、脳神経へ作用するからに他ならないが、脳神経への作用にはいつしか耐性が生じ、耐性が高じてくるとお酒なしでは脳が働かなくなり、お酒が抜けると手が震えたり、不快な気分になったり、全身けいれんを起こしたりと、離脱症状を呈するようになる。こうなると気の持ちようでは止めるに止められない。栄養障害が重なると不可逆的な脳病変が生じることもある。このように心因、内因、器質因が、時期により、状態によって複雑に関係している病気である。治療には断酒が鉄則とされてきたが、それだと往々にしてどん底をみてからの改心を待たなくてはならない。最近になって比較的早い段階での減酒による治療導入も注目されている。

　覚せい剤をはじめとする非合法薬物への依存では、売買や使用が犯罪であるという点が、アルコール以上に問題を複雑にしている。取り締まりによる薬物流通低減と乱用者に対する適切な治療とケアによる需要低減が対策の両輪となっている。薬物依存がいっそう深刻な諸外国では、乱用者に対するハームリダクションというこれまでにない発想が注目されている。

　従来、依存症に含まれるのはアルコール依存や薬物依存などの物質への依存だったが、ICD-11ではそれらとともに、ギャンブル症とゲーム症という嗜癖行動への依存を同じ章であつかうようになった。飲酒が度を超すと病気となるように、ギャンブルやゲームものめり込み過ぎると病気というべき状態に陥る。

5-1

物質使用症

　ICD-11の「物質使用症」において対象となっている物質は、アルコール、大麻、合成カンナビノイド、オピオイド、鎮静薬・睡眠薬・抗不安薬、コカイン、精神刺激薬、合成カチノン、カフェイン、幻覚剤、ニコチン、揮発性吸入剤、MDMAなど、ケタミン・フェンサイクリジンなど、その他、である。それぞれの物質について、0）有害な使用の単一エピソード、1）使用の有害なパターン、2）依存、3）中毒、4）離脱、5）誘発性せん妄、6）誘発性精神症、7）特定の障害、8）その他、に分けて症状を記載している。

　各項目の症状は物質ごとにいくらか特徴があるが、全体としてはむしろ共通性が高い。たとえば、中毒では、多くの薬物に共通して、注意力低下、感情易変性、不適切な言動、運動機能低下、自律神経症状などを認めるし、それが重度となると昏睡に陥ることも共通している。誘発性せん妄や誘発性精神症の症状も基本的には共通している。長期の使用後に残存する可能性がある健忘症や認知症の症状も多くの物質に共通する。すなわちアルコールや薬物による急性および慢性障害の症状は、3章で述べた脳の急性および慢性障害の共通症状と、基本的に同じものといえる。

　ここではアルコールを中心に、精神刺激薬とオピオイドについて多少くわしく、ほかは簡単に述べる。まずアルコールによる障害について、ICD-11の記述の順序にしたがって説明する。

Ⅰ．アルコール使用症（6C40）［アルコール依存症］

　依存を形成する薬物は、国家や民族の運命にかかわるほど重大な結果をまねくが、なかでもアルコールの弊害は桁違いに大きい。それはアルコールが依存症や肝障害などの医学的問題にとどまらず、犯罪や交通事故、家庭崩壊、経済的破綻など、多くの社会的問題をひきおこすからである。しかし、個人の楽しみや社交上の有用さも計りしれない。各国とも、その対策に苦慮しているところである。

　　［follow up］　アルコールは酵素によってアセトアルデヒドになり、さらにアセトアルデヒド脱水素酵素（ALDH）によって、最終的には水と炭酸ガスに分解される。このALDHは2種類あり、アルデヒドが低い濃度のときに働くほうの酵素が遺伝的に欠けていると、少量の飲酒で顔が赤くなり、心臓の鼓動がたかまるなどのフラッシング現象のため、酒を少ししか飲めない。黄色人種では、半数近くの人にこの酵素が欠けている。それが日本に欧米よりアルコール依存者が少ない理由のひとつといわれる。

ａ．有害な使用の単一エピソード（6C40.0）
　飲みすぎて体を壊したとか、二日酔いで遅刻したとか、酒で失敗したなどのエピソードがある。

ｂ．使用の有害なパターン（6C40.1）
　いわゆる困った酒飲みである。肝障害をおこしたり、二日酔いで仕事に支障をきたしたり、泥酔してときどき警察の世話になったり、家庭の経済を圧迫して離婚騒ぎになったりする。そのため、本人もときには本気でやめようと思うが、やめることができない。しかし、依存症の条件には該当しない。

ｃ．依存（6C40.2）
　飲酒を続けるうちに飲酒をコントロールできなくなった状態である。その

特徴を箇条書きにしめす。

　(1)　飲酒したいという強い欲望。たとえば夕暮れになると、どうしても1杯飲みたくて、落ちついて居られない。あるいは朝目をさました途端から、今日はどのように金を工面して飲もうかと考える。

　(2)　抑制（コントロール）の欠如。いったん酒を口にすると、適量でとめることができない。酔いつぶれて眠るか、ときにはまた目をさましてボトルに手をのばし、体力的に飲めなくなるまで飲む。

　(3)　離脱症状の出現。アルコールが切れると、気分が落ちつかず、手指がふるえ、冷や汗がでる。トイレでポケット・ウイスキーを飲むと、すぐおさまる。ちなみに、この離脱症状のひとつである全身けいれん発作（いわゆるアルコールてんかん、p.155）が職場などでおきると、大きな騒ぎになる。

　(4)　耐性の形成。はじめはビールでよい気分に酔っていたのが、たちまち腕があがって、焼酎をコップに1杯きゅっとやらないと飲んだ気がしない。それも2杯、3杯とふえる（この耐性の形成はアヘン類と覚せい剤で最も強いが、アルコールでも中等度にみられる）。

　(5)　飲酒以外のことへの関心の低下。たとえば、それまで音楽好きで、文学書に親しみ、仕事にも熱心だった人が、次第に酒におぼれて、ほかに楽しみもなく、仕事もなおざりにするようになる。つき合いも義理を欠き、生活の範囲がせまくなる。

　(6)　飲酒をやめる意欲のとぼしさ。飲酒による有害な結果（たとえば肝障害など）がおきていることが明らかであり、そしておそらく本人もそれを知っているにかかわらず、飲酒をやめようとしない。

d．中毒（6C40.3）

　注意力が低下し、行動は乱雑となり、感情は不安定となって、判断力はひどく低下する。歩行は千鳥足となり、動きが緩慢で粗雑となり、発話は不明瞭となって、細かい眼振がみられることもある。程度は飲酒量と密接に関連し、時間がたつにつれて軽減する。重度になると昏睡状態になる。アルコール中毒は、自殺願望や自殺行動を助長する可能性がある。

［follow up］　アルコールによる酩酊状態は、伝統的に次の３種類に分けられる。

単純酩酊：初めはふつう気分がたかまり、口数も多く、精神活動が一見活発になるが、注意は散漫で、考えもまとまりがない。そのうち抑制がとれて、大声で議論したり、歌をうたったりする。やがて口や足元がもつれるころには、放置されると眠りこむことが多い。

複雑酩酊：いわゆる酒ぐせの悪い酔いかたである。酔うほどに相手かまわず言いがかりをつけ、興奮して怒鳴ったり、物を投げたりする。しかし、その言動はいつもの酔いが度を越したもので、興奮もまったく理由がないわけではなく、記憶もだいたい保たれている。

病的酩酊：比較的少量の飲酒で、急にふかい意識障害におちいり、目的のわからない、ふだんの人柄からはまったく理解できない言動をとる。その間のことはほとんど記憶がない。運動失調はなく、見境いなく周囲の人に暴行をくわえることもある。既往に脳梗塞、脳外傷、アルコール依存症などがあることが多い。また飲酒のすぐ前に精神的なショックや身体的な過労があるときに生じやすい。刑法上の責任能力を問われないのが通例なので、診断には慎重な判断が求められる。

［follow up］　血液中のアルコール濃度と酩酊の程度は、個人差も大きいが、10〜50mg/dl で発揚状態、100〜150mg/dl で運動失調がおき、それ以上ではしばしば泥酔状態におちいる。

e．離脱 (6C40.4)

適量（清酒３合以内程度）以上のアルコールを数年以上毎日飲みつづけると、自発的禁酒や病気で酒を飲まなかったとき、あるいは飲酒継続中にも自然に、手指や全身の粗大なふるえ、発汗、不眠、不安、不機嫌、ときには軽い意識障害を背景にした情景的な幻視、全身けいれん発作などがあらわれる。この症状を主訴に受診するときは、離脱（退薬）状態と診断する。

f．誘発性せん妄 (6C40.5)

離脱状態は、しばしばせん妄状態に発展する。それが有名なアルコール依

存症者の振戦せん妄である。その具体像は、3章の意識障害の項にしるした
（p.148）。活発で現実性をおびた幻視のため、不穏になることも多い。

　水分と食事がうまく補給できず、発熱をきたすと生命の危険がある。回復
したあと、眼球を強く押して、何か見えないかと暗示的に聞くと、せん妄中
に見た記憶がよみがえることがある（リープマン現象）。

g．誘発性精神症（6C40.6）

　アルコールに起因して幻覚や妄想が出現する。統合失調症や認知症などと
の鑑別が必要となる。次の2つは特徴的である。

　　(1)アルコール幻覚症：振戦せん妄より頻度は低いが、飲酒中止時あるいは
大量飲酒後に、急に幻覚があらわれる。ごく軽度の意識障害を背景に、活発
な妄想・幻聴がおき、とくに大勢で非難し、追跡するような内容のものが多
い。患者は恐怖にかられて逃げまわったり、警察に保護を求めたりする。数
時間から数日、ときには数週間つづく。それ以上になると、統合失調症との
鑑別が問題になる。

　　(2)アルコール性嫉妬妄想：第1章にしるした、主に心因による妄想状態
（p.49）のひとつである。夫が長期飲酒のためインポテンスになったり、経
済的な負担をかけたり、暴力をふるったりして、妻に見離される不安から、
かえって疑いぶかくなって、妄想にいたる場合が多い。

h．アルコールに起因する特定の症候群・疾患（6C40.7）

　　(1)3章で述べた健忘症候群（6D72.10）やコルサコフ症候群（5B5A.11）
（p.151）が生じることがある。多発神経炎（知覚異常、腱反射消失など）を
伴うことが多い。ビタミンB1欠乏に起因するが振戦せん妄から移行するこ
とが多い。

　　(2)ウェルニッケ脳症（5B5A.10）：急にせん妄状態があらわれるとともに、
眼球の動きが制限され、運動失調をともなう。ニコチン酸とビタミンB1の
欠乏が原因で、胃がんなどによる極端な栄養失調の際にもみられるが、アル
コール依存症が大部分をしめる。振戦せん妄との鑑別が必要である。予後は
一般に不良であるが、早く診断してビタミンを補給すると、回復を期待でき
る。

(3)認知症（6D84.0）：記憶や言語の障害、作業能力低下などを呈し、認知症の基準を満たす状態となることがある。アルコール性の肝障害や血液循環障害などの影響も考えられる。知的活動の低下がみられても、長期間の断酒と節度ある生活によって、十分な回復が期待できることも多い。

ⅰ．パーソナリティと抑うつ状態

(1)　パーソナリティ

　世間ではともすれば、酒飲みはもともと自己中心的な、道徳感情の低い、無責任な人間と考えがちである。しかし、長い経過をみると、ごくふつうの人が、あいにく酒が好きで、また強かったために、楽しみと仕事の疲れやストレスの発散のため毎日飲酒するうちに、次第に上記の依存症の状態におちいることが多い。酒のためにおきた仕事上の失敗や家庭の経済的負担などを非難されると、自己弁護のため周囲に不平・不満をむけるので、いっそう関係が悪化する。またその不快な感情を、さらに酒でまぎらわすという悪循環が生ずる。しばしば禁酒を約束しながら守れず、酔って乱暴もするため、次第に友人や家族からも見はなされ、さびしさや口惜しさや絶望感から、それを片時でも忘れて過ごせる酒を得るために、非常識なことにも手をだすようになる。

　それがさらに本人の自尊心をそこない、なげやりな生活に追いやる。それは酒なしには過ごせない、地獄の世界である。そのころには脳画像でも顕著な脳の萎縮がみられるので、常習飲酒者の不安定な感情・行動の背後に脳機能の変化が生じている可能性も否定できない。ただし、この変化はもとにもどらない性質（不可逆性）のものではない。

(2)　抑うつ状態

飲酒と抑うつ状態にはいくつものふかい関係がある。

① 　明らかな心理環境要因のない内因性うつ病に苦しむ人が、長期間の抑うつ気分や不安、焦燥感をしずめるため、朝から飲酒する場合。周囲からの非難もくわわり、次第に典型的なアルコール依存症におちいる

ことがある。

② 心理環境要因を背景とした抑うつ状態、不安症、適応障害などの人が、苦痛をやわらげるため、酒をもちいる場合。飲酒が心理環境要因をいっそう複雑にし、さらに抑うつ気分を悪化させ、それがまた飲酒にかりたてる動機にもなる。

③ アルコール依存症の状態が、ほとんど常に、深い抑うつ気分をともなう。依存症者の生活境遇や心境から十分理解できる場合もあるし、あるいは長期の飲酒が脳内の神経伝達物質の代謝に影響をあたえて、典型的なうつ病を誘発する場合もある。アルコール依存症者には、自殺がきわめて高率にみられる。

[follow up]　鎮静薬、睡眠薬または抗不安薬使用による障害（6C44）

アルコールによる障害によく似ている。バルビツール酸系薬物とベンゾディアゼピン系薬物の過剰使用によって生じる。

バルビツール酸系薬物はむかし睡眠薬としてひろく使用されたが、耐性がおきやすい（同じ効果を得るのに用量をふやさねばならない）ため、また大量を一時に服用すると危険なため、最近は静脈麻酔用としてもちいられる程度である。依存症は日本ではほとんどみられない。

ベンゾディアゼピン系薬物は、抗不安薬ないし睡眠薬として臨床各科でひろくもちいられている。実際の使用法は第1章（p.65）に述べた。また適量以上に使用した際の特異な健忘（p.148）と、離脱のときの症状（p.148）は、3章の意識障害の項にしるした。ベンゾディアゼピン系薬物を、制止にかかわらず常用量の数倍ものみつづける症例、あるいは大量服用（まとめのみ）して深い睡眠状態におちいり、救急車で病院に運ばれることをくり返す症例は少なくない。性格や生活環境に問題がある場合が多いので、厳格な指導と根気づよい心理的支持が必要である。

揮発性吸入剤使用による障害（6C4B）　揮発性溶剤（塗料を薄めるためのシンナーや接着剤のボンド。化学・薬理作用はアルコールに近い）は安く手に入るので、主に中・高校生がもちいる。ふつうビニール袋などに入れて、揮発させて吸引する。急性中毒の様子は、3章の意識障害の項にしるした（p.148）。成人になると、多くはアルコールを飲むほうに変わる。しかし、

その前に依存が形成されると、無気力で学校にも行かず、ひとり隠れて毎日シンナーを吸うだけの生活を送るようになる。重症の場合は、運動失調や栄養低下をきたす。離脱症状はほとんどないが、依存からの回復は、少年が社会経験にとぼしく、生活の技術や習慣を身につけていないため、非常に困難なことがある。

Ⅱ．精神刺激薬使用症（6C46）

覚せい剤（メトアンフェタミン）は、わが国でとくに重大な社会問題を生じた薬物である。第2次大戦中に眠気ざましに使われた覚せい剤が、戦後の混乱期に乱用されて多数の依存症者をだし、犯罪や非行につながった。覚せい剤取締法が1951年に制定されて、数年後から急速に減少した（第1次乱用期）。しかし、1970年に入ってふたたび増加し（第2次乱用期）、いったん減少に転じたが、1990年代から再度増加し現在にいたっている（第3次乱用期）。

a．作用

覚せい剤3〜10mgを静脈注射すると、急に視野がひろがったような、疲れがとれて頭が冴えるような感じになって、何にでも意欲がわいてくる。性欲もたかまり、快感も増す。歓楽街で好まれる理由である。しかし数時間後には疲労感があらわれ、全身がだるくなるので、また注射をする。用量が多すぎると、興奮して乱暴になり、ときにはせん妄状態におちいる。

薬理学的には、覚せい剤は神経伝達物質ドパミンの放出を促進して、脳内のドパミン作用をたかめる作用がある。

b．依存

覚せい剤は耐性ができやすく、間もなく毎日数10mgも使用しないでいられない状態におちいる。過剰覚醒による不眠や興奮と、薬がきれた後の倦怠感のため、いつもいらいらして落ちつけない。食欲も低下し、栄養状態も悪くなる。この依存状態が1〜数ヵ月つづくと、統合失調症にきわめてよく似た

妄想・幻覚が生ずる。とくに周囲が自分を見張っている、警察や暴力団が追いかけてくる、皆が意味ありげに合図しているなどの妄想が多く、幻聴もその内容に応じて、かなり明瞭に聞こえてくる。そのため極度に警戒的、攻撃的になり、暴力をふるうこともある。ただ、表情には生気があり、話もまとまって、いわゆる疎通性がよく保たれている点が、統合失調症と違った印象をあたえる。

ｃ．誘発性精神症

覚せい剤は精神的依存がきわめて強いが、身体的依存はないといわれる。したがって明らかな離脱症状はみられない。使用をやめたあとは、数日間ごろごろと無気力に過ごし、睡眠時間も長く、食欲が昂進する。その後、2〜4週間程度で妄想・幻覚も、大半の患者で一応消失する。しかし、軽い関係観念は根強くのこって、相手の言動が何か恐ろしく感じられ、すぐ警戒する気持ちになる。また身体的にも、睡眠が不安定で頭痛、倦怠感、寝汗などを訴えることが多い。

特異なことは、その後も長期間にわたって、少量の覚せい剤の注射で、妄想・幻覚をはじめとする諸症状が一挙に再出現することである（逆耐性現象）。それが覚せい剤だけでなく、飲酒や精神的な刺激などでおきることがある。また少数例ではあるが、覚せい剤使用中止後も数年から数十年にわたって、妄想・幻覚が明瞭に持続する場合もある。

Ⅲ．オピオイド使用症（6C43）

モルヒネは咳どめに使うコデインと同じく、アヘン（けしの種の浸出液の乾燥粉末）から抽出した天然アルカロイドで、ヘロインはその分子構造を一部変えたものである。わが国では幸い厳格に医療用に限定してもちいられているので、その依存症に接する機会はいまのところない。しかし最も代表的な依存形成薬物で、最近がんの鎮痛薬として広く使用されるので、以下に要点を述べる。

a．作用

　モルヒネの急性服用時の効果には大きな個人差があり、また痛みをもつ人とそれをもたない健常者の一部ないし依存者とで、かなり明瞭な違いがあるといわれる。すなわち、とくにモルヒネに感受性のない人では、薬用量の注射によって、頭がぼんやりして、軽いめまいや吐き気を感ずる程度である。また、はげしい痛みをもつ患者には、痛みを顕著に軽減するとともに、心理的な緊張をやわらげるが、それ以上の作用はない。したがって痛みをもつがん患者にもちいても、依存形成の危険はほとんどない。しかし、痛みをもたない健康者の一部やすでに依存のある人に、モルヒネは特有のすばらしい快感、陶酔感、多幸感、解放感をあたえ、この世の悩みをいっさい忘れさせる魅力をもつ薬物となる。ときには1本の注射が、その人の運命を変えることもあるという。

b．依存

　モルヒネの鎮痛作用は連用によって徐々にしか変化しないが、精神作用は急速に耐性がたかまる。このため10〜30mg／日からはじめて0.1〜0.5g、ときには1〜2gをもちいても、最初の陶酔感が得られず、ただ離脱症状を避けるためだけに使用するにいたる。大量のモルヒネによって全身状態が悪化し、栄養が低下し、食欲や性欲も減退し、皮膚はかわき、便秘がつづき、多数の注射の跡がみられる。精神面でも意欲および作業能力が減退し、モルヒネを入手するために盗みや暴力に走り、道徳的にも退廃した状態におちいる。

c．離脱

　薬物がとぎれて数時間後から、依存症者が最も恐れる離脱症状がはじまる。身体的には自律神経系の嵐とよばれる症状群があらわれ、はげしい吐き気、嘔吐、下痢、流涙、くしゃみ、発汗、発熱、全身の筋肉のけいれんや痛みなどがみられる。精神的にも不安、苦悶が強く、医療者に哀願し、怒号して、薬物の注射を求める。最も苦痛のはげしいのは48時間目ころで、5〜7

日程度でだいたい消失する。その後、無気力状態がかなり長くつづくことが多い。再使用率が高いことは、よく知られた通りである。

[follow up] ペンタゾシン依存症 ペンタゾシンはモルヒネの化学構造を一部変えて、依存性の低い鎮痛薬として開発され、現在も使用されている。しかし、モルヒネに似た多幸感をともなうため、とくに医療関係者にしばしば依存がみられる。離脱症状その他も、モルヒネに似ている。

Ⅳ. その他の物質使用症

[follow up] コカイン使用症（6C45） コカインはコカ樹の葉から分離した物質で、局所麻酔作用とともに、顕著な向精神作用をもつ。急性中毒の症状はコカイン酩酊とよばれ、最初は多幸、発揚、陶酔感があり、つづいて不安、興奮、錯覚、幻覚（小さい虫がみえたり、からだの表面をはったりする）があらわれ、ときには被害・追跡妄想がおこる。最初の陶酔感から不安、幻覚を生ずるころにモルヒネなどを使って、それを避けようとすることもある。

大麻使用症（6C41） マリファナは大麻の浸出液を乾燥したものである。タバコと同様に吸引すると、1ないし数時間つづく一種の酩酊状態がおきる。個人および使用する場面・環境により異なるが、まず知覚が鋭敏になり、音が大きく、色彩が鮮やかに感じられ、ときには要素的ないし情景的な錯覚・幻覚が生ずる。気分も高揚し、抑制が失われ、多弁・多動になる。また、ときにはむしろ不安、苦悶をおぼえることもある。身体的には手足のふるえ、瞳孔散大、口の渇きなどがみられ、多くはそのまま眠りに入る。マリファナには身体依存がないので、連用しても離脱症状はおきない。しかし、ときに何をしてよいかわからず、何もする気にもならないという特異な状態（動因喪失症候群）がみられる。

タバコ（ニコチン）使用症（6C4A） タバコが ICD-11 で依存形成物質にふくまれることに、違和感をもつ人も多いであろう。しかし、タバコは依存の諸条件を満たしている。ニコチン離脱症状には、気分の落ち込み、不眠、イライラ、怒り、不安、集中力の低下、落ち着きのなさ、徐脈、食欲増進、タバコ（またはその他のニコチン含有製品）への渇望などがある。

　中枢刺激薬のメチルフェニデイトは、ナルコレプシーの治療に必須の薬物で、注意欠如・多動症にももちいられる。以前は遷延性うつ病に使用されたが、気分が高揚する作用のため若者たちに乱用されることが多く、処方が禁止された。ナルコレプシーおよび注意欠如・多動症の治療にも、専門医による厳格な管理が求められている。

5-2

嗜癖行動症

Ⅰ. ギャンブル症 (6C50)

　ICD-10では「成人のパーソナリティおよび行動の障害」のなかの「習慣および衝動の障害」のひとつとして病的賭博 (pathological gambling) が取り上げられていたが、ICD-11では位置づけが変化し、「物質使用症または嗜癖行動症」においてギャンブル症として取り上げられている。

　はじめは楽しみで始めたギャンブルが、いつの間にか生活の中心になり、嘘をついたり、借金をしたりしてまでギャンブルにのめりこむ。日常生活よりもギャンブルが優先となり、借金返済に窮し、生活費に困り、社会生活や家庭生活に破綻をきたす。それでもなおギャンブルがやめられない。

　　ICD-11の診断の要点は次のとおりである。
　⑴　ギャンブルの制御ができない（いつでも、どこでも、みさかいなく始め、いつまでも、やめられない）。
　⑵　他の人生の関心事や日常活動よりも、ギャンブルが優先される。
　⑶　まずい結果が生じているにもかかわらず、ギャンブルにますますのめりこむ。

　これらのギャンブル行動は、継続的な場合と、エピソード的に繰り返される場合とがある。躁病や軽躁病エピソードではないことも診断の条件である。

　主にオンラインと、主にオフラインとに分類されている。

II．ゲーム症（6C51）

　ゲーム症は、ICD-11で初めて取り上げられた。インターネット上のゲームも含む。特徴はギャンブル症と同様である。

⑴　ゲームの制御ができない（いつでも、どこでも、みさかいなく始め、いつまでも、やめられない）。

⑵　他の人生の関心事や日常活動よりも、ゲームが優先される。

⑶　まずい結果が生じているにもかかわらず、ゲームにますますのめりこむ。

　これらのゲーム行動は、継続的な場合と、エピソード的に繰り返される場合とがある。躁病や軽躁病エピソードではないことも診断の条件である。

　主にオンラインと、主にオフラインとに分類されている。

5-3

物質使用症と嗜癖行動症の治療と援助

I．アルコール対策

　アルコールは、依存形成薬物のなかでも、特別の重要さをもつ。その根本的対策は、アルコール関連問題に関する認識を国民全体にひろめることである。この対策は先進諸外国では重要な政策になっているが、わが国ではとき

にマスコミに取りあげられる程度である。

　アルコール依存症の離脱時の症状と治療は、3章にしるした（p.148、172）。以下に、アルコールの有害な使用とアルコール依存症に対する予防と治療の原則を述べる。

a．アルコールの有害な使用の対策

「有害な使用」という表現はあいまいであるが、そのまま飲酒をつづけると依存症におちいるリスクが高い。

　この段階の飲酒は、肝機能障害、多発神経炎、急性膵炎などのアルコールに直接起因するからだの病気、あるいは消化性潰瘍、心疾患、高血圧などの悪化のため、医師から禁酒ないし節酒を忠告される時期である。もちろん、社会的にもいろいろな問題を生じている。

　もし、その忠告に従って、酒量をおさえ、あるいは休肝日をつくって、飲酒の楽しみを適度にとどめ、身体的健康を回復するなら、家庭・職業・経済・社会面の信用も保たれる。

　もし、それに従わず、過度の飲酒を習慣的につづけるなら、アルコール依存症におちいる。

b．アルコール依存症の治療

アルコール依存症は、アルコールを口にすると、自分では適量に止められない状態である。だだし、それを口にしない限り、健康な状態でもある。

　それはブレーキの壊れた自動車にたとえられる。走ると止められない。しかし、走らさなければ、問題はない。このブレーキは、いちど壊れると簡単には直らない。

　したがって、アルコール依存症になった人に必要なことは、アルコールを口にしないことである。もとからアルコールを飲まない人が幸せに暮らすように、アルコールを飲まないで、幸せに暮らすことである。

　この自明かつ簡単な方法も、言うはやすく、おこなうは難い。それは本人が理解し、実行しなければならないからである。

　アルコール依存症は、「否認」の病いといわれる。本人は、本心から、自分はアルコール依存症ではない、いつでも酒は止められるし、実際何日も飲まずに過ごせるという。しかし、何年飲まなくとも、飲むと適量で止められないのは、アルコール依存症の確実なサインである。

　しかし、本人もどこかで酒を止めねばならないと思いながら、酒のない生活の不安のため、否認しているところもある。

　その回復に何より役だつのは、アルコール依存症は「からだの病気」ないし「脳の病気」であって、したがって恥や非難や性格異常とは関係のない、医学的問題であるという知識である。それを本人と家族が理解するように、時間をかけ、言葉を尽くして説明する。

　アルコール依存症が病気であることを、本人はもちろん、家族も容易には納得しない。家族からみると、しばしば本人は嘘つきで、二重人格で、意志薄弱で自己中心的で無責任な、異常性格者である。いくども酒を止めると誓約書を書いては、翌日に約束をやぶる。借金の始末を苦労してすませても、ありがたいとも言わない。酔って粗相をしたあとの面倒をみても、当たり前と思っている。

　しかし、それが（少なくとも大部分は）アルコール依存症という病気の症状であって、自分のつくった借金や、自分の粗相を、自分が責任をとらずにすむことが、ますます症状をすすませているのである。

　本人はもちろん、自分は酒をいつでも止められると思っているので、病気であることをいっそう強く否定する。

　しかし、本人および家族が、あらゆる反対理由にもかかわらず、それが病気であることを、たとえ疑いつつでも認めるところから、治療がはじまる。

　それは病気であるから、治療法はすでに確立されている。その方法は断酒であり、それを援助するシステムである。病気であるから、治ったあとは幸せな生活ができる。

　具体的には、外来でもできないわけではないが、安全のため入院して、離脱症状を薬物で抑えて、一応もとのからだの状態にもどす。それとともに、各地の断酒会やAA（匿名禁酒会）の会合に、欠かさず、できれば家族とと

もに参加して、ほかの酒害者の体験を聞き、自分も語り、友達づくりと、酒なし生活の経験をつむ（たとえば断酒を宣言して周囲からの飲酒の誘いをなくし、誘惑に近よらず、強い飲酒欲求も長くはつづかないことを知って、会話や食事などでやり過ごす技術など）。そこで初めて酒の恐ろしさを知り、飲酒中の強がりや意地や劣等感や腹立ちや言いわけなどを、こだわりなく話し合って、おだやかな気持ちにかえっていく。

　また実際には、とくに断酒のあと1〜6ヵ月ほどは長期間の飲酒の後遺症とも思われる名状しがたい心身の不調が発作的に強まり、あるいは生活面の不愉快な出来事などがきっかけとなって、ふたたび飲酒に走ること（スリップ）もある。しかし、すぐまた断酒会などに参加するうちに、同じ経験を聞いて、ふたたび酒なし生活にかえることができる。

　アルコールの代謝酵素の働きを抑えて、飲むと苦しくなるシアナマイドを毎日服用する方法もあり、本人が断酒に自信がないときに使うことができる。また2013年に導入された飲酒欲求を軽減する作用のあるアカンプロサートも断酒維持の補助に使用できる。

　この間に、家族の理解や協力が大きな助けになることは言うまでもない。断酒を決心するまでに、職場も家族も失っていることも多いが、そのとき医療・福祉関係者の役割はいっそう大きくなる。そのキーワードは、あきらめないこと、である。

　本来断酒が必要であるが、どうしても決心がつかない場合には、治療からのドロップアウトを避けるために減酒を暫定的な治療目標とする方法も選択肢となりうる。この際には2019年に導入された飲酒量低減作用のあるナルメフェンが使用できる。

　また、従来は、本人が底打ちして改心するのを待つ傾向があったが、最近は治りたい気持ちを引き出すような動機付け面接が大切だと言われている。本人も飲酒に対して実は両価的で、否認の一方でこのままではいけないという気持ちをもっていることが多い。その気持ちをうまく断酒あるいは節酒につなげて、早い段階での治療導入ができればそれに越したことはない。

　以上は、アルコール依存症治療のあらましであるが、最初の現実的困難は、病気を否認する病者を治療のルートに導くことである。それにはいろいろな工夫があるが、最も安全で有用な方法は、家族あるいは関係者が保健所、精神保健福祉センターあるいは地域の拠点施設を訪れることであろう。そこでは、家族がアルコール依存症について学び、同じ悩みをもつ他の家族に会って、知識と安心を得ることができる。家族や関係者の理解と支援は、病者の入院や断酒会への参加、その後のケアなどに最も必要なものである。

Ⅱ．その他の薬物関連障害の対策

　わが国では幸い、アヘン類とコカインの乱用はほぼ完全に防止されている。

　大麻類とシンナーの使用は、残念ながら相当数みられる。さほど大きな害はないという意見もあるが、ときには非常に深刻な状態におちいるので、やはり注意しなければならない。

　国家的にみると、薬物依存の対策は供給低減と需要低減の2つがある。供給低減とは、薬物に規制をかけ、販売組織を取り締まることである。しかし非合法的な供給ルートを完全に断つことが困難なのが現実でもあり、長くわが国で問題となっているメトアンフェタミン（覚せい剤）は暴力団や密売人の資金源になっていて、その流通を根絶することはできていない。さらなる規制の継続が必要である。需要低減とは、薬物を必要とする乱用者を減らすことであり、乱用予防と依存者の治療と回復支援である。相談機関や治療施設へのアクセスの円滑化や適切な治療プログラムの提供が求められる。NA（ナルコティクス・アノニマス）などの自助グループやいくつかの支援組織が立ち上がっている。違法性を責められずに安心して相談できる治療環境の整備は、需要低減のためには有効は対策となる。

　[follow up]　わが国とは状況が異なるが、諸外国では薬物依存に対し、ハームリダクションというアプローチが始まっている。薬物使用そのものは減

らせなくても、二次的に生じる健康や生活への悪影響を減少させることを目的としている。たとえば、路上で注射器を回し打つ人たちに、場所と注射器を提供して肝炎ウイルスや HIV 感染のリスクを抑えたり、違法薬物のかわりに治療薬として麻薬を処方したりするのはその典型的な実践例である。このようなアプローチが結果として依存からの離脱にも有効であるとも言われている。

Ⅲ．嗜癖行動症の治療と援助

アルコール依存の治療の考え方と方法が応用できる。ギャンブル症やゲーム症におちいったのにはそれなりの背景があるので、いきなり引き離すのは逆効果になることがある。その背景をしっかり把握するよう努めたい。虐待などの複雑な成育歴、神経発達症、パーソナリティ症、アルコールや薬物依存症など他の依存症、うつ病、不安症、などの問題を併せ持っていることがあるので、丁寧に病歴を聴取し、注意深く診察する。

アルコール依存同様に、本人は依存を否認するのがふつうである。ギャンブルやゲームに問題を焦点化するまえに、生活全般の改善について話し合うのがよい。そのなかでギャンブル症やゲーム症を話題にのせ、これが病気であることをよく説明する。病気という自覚が治療の入り口となる。最近では、これらを扱っている相談機関や医療機関も増えてきている。そこを訪ね、ギャンブル症やゲーム症について学び、治療プログラムや自助グループへ参加することが回復へつながる。

家族への対応も大切である。家族も、さまざまな心理的問題や経済的問題に巻き込まれていることが多い。まずは家族の悩みや苦労を傾聴し共感的に受け止める。説得や叱責では治らないこと、家族が借金や不始末の処理をやむなくとはいえ代行すると（イネイブラー）、依存行動を助長させること、そして依存症という病気なので適切な治療と支援によって回復可能であることを説明する。相談機関や専門医療機関では、家族だけの相談も受け付けている。まずは家族の相談から始まることが多い。

6

児童・青年期精神医学

[outline]

　子供は小さな大人ではない、といわれる。それは身体面だけでなく、精神面でも同じである。したがって、小児科がはやくから独立の診療科であったように、児童精神科もたかい専門性をもった診療部門としてひろく設置される必要がある。

　実際に乳幼児・学童・中学生・高校生・青年期には、それぞれの年齢に独特の問題や障害がある。その治療や福祉対策には、成人の場合と違ったシステムや知識・経験が求められる。医療、保育・教育、リハビリテーションなどの分野でも、それぞれ特殊な取り組みがおこなわれねばならない。

　また一方、子供も大人と同じ人間であるから、大人と同じ病気になることもある。本書でこれまで扱ってきた、主に心因（心理社会的な要因）、主に内因（遺伝・体質的な背景と脳機能変化）、主に器質因（脳への侵襲や病変）による精神症状は、ほぼ同じ形で子供にもおきる。児童精神医学を学ぶには、まず成人の精神医学を学ばねばならないことは言うまでもない。

　この章では、児童・青年期に特有な問題や障害について説明するが、大人と子供に共通する症状について、ここで簡単に述べる。

　主に心因によって生じる心や体の症状は、児童・青年期にごくふつうにみられる。そのことはすでに述べたが、のちに追加して説明する。

　主に内因による気分症と統合失調症は、いずれも10歳代前半から発病しはじめ、同後半から20歳代にかけて好発年齢期にはいる。したがって、たとえば不登校や無断欠勤、理由のよくわからない閉じこもりや興奮などがみられるときには、いつもその可能性を考えて、十分な鑑別診断をしなければならない。

　主に器質因による諸症状のうち、脳の急性障害による意識障害は、子供にも成人と同じようにおきる。そのほか自閉スペクトラム症をふくむ特異な神経発達症が出現するので、のちにくわしく説明する。脳障害が重度のときは、成人のように知能の低下による認知症をきたす前に、知能の発達が遅滞するため、知的発達症の状態にとどまる。その他のてんかん発作などの諸症状は、3章にしるした形で出現する。

6-1

情緒と行動の障害

　乳幼児期から青年期まで、それぞれの時期に特有の症状や問題行動がみられる。子供は年齢ごとに未知の生活環境にはいり、新しい経験をつむ。それはどの子供にも不安と安心、不満と喜びの入り混じった、エキサイティングな体験である。多くはとまどいながらも乗り越えていく生活段階であるが、なかには成人の心身症・神経症に準ずる精神・身体症状や、特殊な問題行動を生ずる場合がある。

I．主に心因（心理環境要因）による心と体の諸問題

　本書の第1章にしるした心身症と神経症（主として心因による心身症、ストレス関連症、不安症、解離症、強迫症など）は、乳幼児・児童・青年期から成人・老年期を通じてひろくみられる。詳細はすでに述べたが、子供の場合について、繰り返し要点を説明する。

　第1章で、心身症の3つのケースをあげた（p.20）。そのうち、身体的に健康な子供に生ずるものに、のちに述べる不登校の際に典型的にみられるような、腹痛、吐き気・嘔吐、からだのだるさ、頭痛、発熱などがある。便秘と下痢と腹痛をともなう過敏性腸症状群や、浅い潰瘍を生じて吐血までおこす急性胃粘膜病変は、比較的稀ではあるが児童期にもみられる。一般に感情的ストレスによる身体的変化は、子供では大人より頻度がたかく、症状も重いが、経過が短く、原因が去ればすぐ回復することが多い。しかし、たとえば前記の愛情遮断性小人症（p.21）のように、持続的な変化を生ずることもあるので、十分な配慮が必要である。

　次の感情的ストレスの影響をうけやすい病気の再発や症状悪化について
は、小児気管支喘息とアトピー性皮膚炎が代表例にあげられる。生活環境の
変化による症状改善ないし悪化には、感情面の要因がくわわっていることも
多い。また、消化性潰瘍が子供にもおき、種々のストレスの影響をうけるこ
とが知られている。

　最後の一般的な身体疾患への悪影響は、大人の場合よりいっそう深刻であ
る。たとえば長期入院中の子供が、母親代わりの看護師の対応によって、気
分のみならず病状まで変化することは、しばしば経験される通りである。

　　大人にみられる神経症（心身症、ストレス関連症、不安症、解離症、強迫
　症など）は、ほとんどみな子供にもみられる。また、とくに児童・青年期に
　生じやすいものもある。以下、第1章の記載の順にしたがって、手短かに説
　明する。

　　不安症のうち、何でも心配して不安になるタイプは、いわゆる臆病な子供
　として、幼少時からよくみられる。パニック症は、ふつう青年期以降におき
　る。恐怖症のうち、暗闇、高所、虫などの恐怖は、中学生ころまでごくふつ
　うにみられ、しばしば成年期に持ち越されることはすでに述べた。対人恐怖
　（社交不安症）は10歳代前半からはじまり、同後半から20歳代前半に多く生
　じて、その後は原則として次第に症状自体が軽快する。しかし、すでに進学
　や就職の妨げになっていることも多い。疾病恐怖は青年期にもみられるが、
　中年以降に増加する。強迫症はどの年齢にも生ずるが、とくに小・中学生こ
　ろにおきる重症の症例は、生活面の制約もきびしく、しばしば長期にわたっ
　て専門的な治療を必要とする。解離・転換状態は、一般に生活経験のとぼし
　い若年者におきやすいが、短期間に反復する健忘、同じく一過性の運動ま
　ひ、盲目にちかい視覚障害などは、とくに中・高校生ころによくみられる。
　重度ストレスによる環境反応は、とくに子供に重く持続的な症状をひきおこ
　すので、十分な配慮が必要である。心因による抑うつ状態は、家族や友達と
　の別れ、いじめ、失恋、試験や就職の失敗、自分の適性や人生に関する疑問
　などを契機として、児童・青年期に最もはげしく、深刻な形でおきる。それ
　を乗り越え、あるいはそれに長く苦しむことが、その後の性格形成にも影響
　を及ぼす。

次に、児童・青年期に特有な各種の障害について述べる。

a．分離不安（分離不安症 6B05）[F93.0]

乳幼児が母親のいないとき、不安な様子をみせるのは正常な反応である。しかし年長児でそれが過剰におきるときは、子供が感情的に親から自立する準備ができていないことのサインといえる。むかし不登校の主な原因といわれたが、実際には一部に過ぎない。

母親または保護者がいなくなるという非現実的な心配をし、そのような悪夢を繰り返し見る。離れるのが嫌で学校に行けず、登校しようとするとしばしば身体症状（胃痛、頭痛、嘔吐など）などが生じる。

b．場面かん黙（6B06）[選択性かん黙 F94.0]

会話そのものには何も不自由がないが、たとえば小学校に入ったとき以来、学校では誰ともまったく口をきかない。何を聞かれても返事をしない。声を出して本を読むことも黙って拒否する。しかし、たとえば家庭で母親にはふつうに話をしている。集団のなかで、こころを閉ざして黙りつづけることは、人間としての成長に好ましくない影響をのこす。したがって早く治療する必要があるが、かん黙が対人接触の拒絶であることも、周囲の注意をひいて関係をたもつ手段になっている場合もあるので、回復には時間がかかることが多い。

c．チック（8A05.0）[一過性チック障害 F95.0]

急に目をパチパチ、口をピクピク、肩をガクガクと動かす。あるいは顔をゆがめ、からだをねじる。いずれも小さく、速い運動のくり返しである。幼児・小学低学年ころに、ある程度の体質的要因をもとに、ふつう環境の変化をきっかけにおきて、数週間つづいて自然になくなり、何かきっかけがあると再発しながら、やがて消失する。ときには癖になって数年つづくが、ふつう中学に進むころには見られなくなる。

[follow up]　トゥーレット症候群（音声および多発性運動の合併したチック症〔ド・ラ・トゥーレット症候群〕：8A05.00）　チック運動が全身におよ

んで、あるいは手足を振りあげ、あるいは踊るような動作をするものである。さらにグェェ、グェェなどという大きな声、あるいは「……ばか、……ちくしょう、……隣のおじさんハゲ」などときたない言葉（汚言）を口に出すこともある。しばしば強迫症状をともなう。出現頻度は低いが、単純性チックと違って、神経伝達物質のドパミンの働きを抑える薬物が有効である。感情的な影響もうけるので、上記の一過性チックと鑑別が問題になることもあるが、より重症の脳機能変調を伴う疾患と考えられる。

d. その他の諸問題

　うえに述べた単純性チックは、うるさく注意せずに、環境をととのえ、ほかに興味をもてるようにすると自然になくなる。これと同じ性質のものが、他にもいくつかみられる。

　(1)指なめ

　2〜3歳ころまではふつうにみられるが、その後も欲求不満の代償行為などとしてつづくことがある。

　(2)爪かみ

　5〜10歳ころに多く、ときには成人期までつづく。活動的で緊張のたかい子供に多く、爪がなくなって血が出るまでかむこともある。

　(3)小児の自慰行為

　乳幼児期の女児に多く、椅子や枕に性器を押しつける動作をつづける。青年期の自慰と違って性的な意味はなく、ほかに興味が移ると消失する。

　(4)抜毛症（6B25.0）[F63.3]

　毛を抜く力のついた10歳以降に多い。不安・緊張のあまり一過性におきるもの、攻撃性の代償行為としてはじまって、習慣化するものなどがある。女性に多く、頭髪から、眉毛、まつげ、腋毛に及ぶこともある。状況により生活環境の調整をはかる必要がある。

　(5)異食症（6B84）[F98.3]

　ふつうは食べない紙、土、ボタンなどを口にする。2〜3歳の幼児は何でも口に入れるが、それ以外にはふつう重い知的発達症や自閉症にみられる。

　(6)発達性発話流暢症（6A01.1）[吃音 F98.5]

　2〜5歳ころに単語を繰り返したり、言いよどんだりすることは、生理的にひろくみられる。その話しかたが習慣化して、成人期までつづく場合もあ

る。一方、学童期に入ってから、人前で話すときや本を読むときに、緊張して発語に関係する筋肉がひきつるため、言葉が出なくなることがあり、それが予期不安をひきおこして、人前で最初の言葉がいえず、無理にいうと「ココココレください」というような言いかたになる。年長になって場慣れするにつれて、次第に軽くなる。

このほか、たとえば家庭の不和などの精神的ストレスによって、夜尿がおき、睡眠、食欲などに変化がみられることがある。夜驚症、夢中遊行、神経性無食欲症、同過（大）食症などについては、第4章（睡眠・摂食・性関連障害）にしるした。

Ⅱ. 社会的行動の諸問題

a. 不登校

人類の歴史上ごく近年になって義務教育の制度ができ、それが延長され、さらにわが国ではほとんどみな高校に進学し、そのほぼ半数が大学や専門学校にすすむ状況がつくられた。また学歴によって、社会的地位や経済的報酬に違いができる社会のしきたりが生まれた。このため子供は、本人の好き嫌いにかかわらず、学校に通うことを期待され、それに反すると、不登校として問題視されるようになった。しかし、もともと不登校は、学校があるために生じた社会現象である。したがってそれは病気ではなく（前記のように病気による不登校はあるが）、国際診断基準にもそれに該当する項目はない。

しかし、この社会現象から派生する切実な悩みのため、多くの子供や家族が、各種の教育相談機関とともに、小児科、児童精神科、精神科などの医療機関をおとずれる。公認心理師・臨床心理士をふくむ医療チームも、教育関係者に協力して、積極的に援助に当たらねばならない。

不登校（登校拒否）とは、「30日以上、何らかの心理的、情緒的、身体的、社会的な問題があるため、学校へ行きたくとも行かれない、あるいは行かない状態（文部科学省の基準）」をいう。幼稚園や小学校でも、前記の分離不安などによる学校嫌いがみられるが、多くはあまり長引かず、解決もし

やすい。しかし年齢がすすむと、事情が複雑になり、中学1年ころから急に
ふえる。

　この長期間の不登校の原因と経過と結果は、各人各様である。最初の原因
も通常いくつかの背景因・直接因のまざったものであるが、学校に行かない
ことがまた行けない原因になるという、悪循環がおきやすい。はじめに問題
を整理するため、(1)原因、(2)経過、(3)結果の3つに分けて、要点を述べる。

(1)　原因

　学校、家庭、生徒本人にそれぞれ原因となるものがあって、相乗的にはた
らくことが多い。

① 学校側の原因

　社会の急激な高学歴化と成績重視は多くの弊害をもたらしたが、何よりま
ず中・高校生を苦しめている。それは第1に、興味のもてない入学試験用の
勉強を長期間強制されることである。成績は画一的な数値でしめされるた
め、必然的にいわゆる落ちこぼれ生徒を生みだす。第2に、教師は生徒の成
績をあげる努力を求められ、教師と生徒、生徒同士の人間的交流によって社
会性を身につけるという、学校の大切な役割に十分な時間をさけないことで
ある。このため多くの生徒にとって、学校は行く意味のある、楽しい生活の
場所でなくなっている。

② 家庭の原因

　家庭は子供が生まれ育つ場所であるから、次の生徒本人の原因をつくるも
とにもなっているが、より直接的には次の2つの原因があげられる。第1は
家族が上記の成績重視の教育を、総論では批判しながら、各論ではそのなか
で子供の成功を強く期待することである。その期待は無理からぬことである
が、極端になると、子供を塾に追いたて、わずかな失敗を感情的に叱り、子
供の将来をひどく心配することにつながる。いずれも子供には大きなプレッ
シャーになる。第2はそれと別に、仕事の多忙さや家庭内の不和、病気など
で、子供に不安をいだかせる場合である。学校がすでに楽しい場所でないと
き、子供は我慢しきれず、勉強を放棄することがある。

③ 生徒本人の原因

よく学校に行かないのは、本人のわがまま、小心、忍耐力不足などのためといわれるが、不登校は決してわがままのせいではない。しかし、そのきっかけには、それぞれの性格傾向が関係することが多い。各人ごとに違いがあるが、おおまかに3つの場合が指摘されている。

第1は、真面目でよく努力し、成績もよい子供が、たとえば試験で思わぬ悪い点をとったり、教師に叱られたりしたことをきっかけに、勉強や試験に対して緊張・恐怖感をもち、学校に行くのが不安になる場合。いわゆる学校恐怖といわれるタイプである。第2は、友達をつくるのが苦手な子供が、たとえば親友が転校してから学校で話し相手がいない、となりの子が乱暴でいつもびくびくしているなどという場合。実際にいじめられることも、周囲に敏感すぎることもある。第3は、いわゆる勉強嫌いで、スポーツや工作などが得意な場合。あるいは、すでに非行に走っている場合。知能は正常範囲で、中学を卒業しているのに、英語や数学をほとんど知らない。嫌いな勉強は初めからまったくしなかったので授業がまるきりわからない。それを数年間毎日じっと聞いていた我慢づよさに、むしろおどろかされることがある。

(2)　経過

不登校の重要な特徴は、前記のように不登校自体がまた不登校の原因になって、悪循環することである。

最初の不登校はふつう、上記の諸原因がかさなって緊張がたかまっているときに、一見ごくわずかなきっかけではじまる。それは教師のひと言、友達のいたずら、あるいは勉強の疲れなど、さまざまである。最初はしばしば、朝起きたときに腹痛、吐き気、嘔吐、あるいは頭痛、めまい、だるさなどの身体症状を訴える。ときには明瞭な発熱をともなう。しかし、昼すぎにはたいてい消失して、元気になる。小児科を受診しても、とくに病気はないといわれる（身体化：心身症期）。

多くは数日たつと自分で、あるいは友達のさそいで、学校に行くようになる。また自分の悩みを友達に話すうちに、行けるようになることもある。別

に悩みはない、ただ疲れたので少し休みたい、ということもある。

　そのうち、父母が心配のあまり、本人の話も気持ちも聞かず（本人も親には話したがらないことが多い）、明日から必ず行けと命令したり、きびしく説教したりする。本人も明日には行こうと思って用意をして寝るが、朝になるとどうしても行けない。母がどうしても行かせようとして引っ張ると、大声をあげて柱にしがみつく。さらに母を突きとばして、部屋に逃げかえる。あとでその様子を聞いた父が、はげしく叱る。忙しい教師が訪ねてきて、それなりに話をし、勉強の進み具合も教える。自分でも学校に行けずに悩み、親から叱られ、大声をあげたことを恥じている。さらに母に暴力までふるい、教師の訪問をうけたことに、事態の深刻さを感ずる。それはみな、自尊心を傷つけ、自信を失わせる出来事である（行動化：家庭内暴力期）。

　このようなことがかさなって日がたつうちに、いよいよ気持ちがいらだつ。勉強がおくれることも、あせりをたかめる。いまから学校に行っても友達についていけないとわかると、絶望的な気分になる。このため、ときには勉強を放棄して、自室にこもって毎日マンガの本を読んだり、テレビゲームなどをして過ごすようなことがある。家族には不機嫌な態度をとり、食事も部屋に運ばせて独りで食べたりする。長く閉居の生活がつづくが、妄想・幻覚などはみられず、精神活動は活発である（逃避化：自閉期）。

　(3)　結果
　このような経過をへて生ずる結果はさまざまであるが、おおまかに３つの方向があるといわれる。第１は、父母がこの機会にはじめて子供の気持ちをよく理解し、子供も人間的にいっそう成長して、そのままあるいは１年おくれて登校する場合である。第２は、いわゆる武者修業にでて、転校を繰り返し、あるいは検定試験に挑戦して、大学まで進学したり、好みの職場につとめたりする場合である。第３は、父母や教師との関係がうまく修復できず、暴力や互いの無視、閉じこもりなどの生活がつづいて、社会生活のための経験が身につかず、友達もうまくつくれず、いわゆるアイデンティティ（社会のなかの自分の精神的位置づけ）がもてずに、大人になるまでの長く苦しい

青春期を過ごす場合である。ふつうはまがりなりにも仕事につき、家庭ももつが、こころに大きな傷を残すことも少なくない。

　不登校への対策が、家族から絶えず問いかけられる。それは上記の事情から知られるように、常に総合的なものでなければならないが、参考までにいくつかの注意点をあげる。

　①評論家になってはならない。援助するのは、いま目の前にいるひとりの子供であるから、教育制度の批判をしても、すぐには子供は救われない。まず実務家に徹して、問題のありかを相談することからはじめねばならない。

　②悪者探しをしてはならない。問題のありかを調べようとすると、すぐ悪者探しになりかねない。そのため問題が単純化され、本当に役だつ解決の方法が見えなくなる。また、感情的になって教師や母親を不当に責めて、事態を無益に悪化させてしまう。

　③登校のみを目標にしない。子供のこころは微妙で、大人には何でもないことが重大に見えている。登校しない理由や登校できる条件も確かめず、登校だけ無理にすすめても、なかなかうまくいかない。登校とは別に、子供のこころを聞くことができると、結果として登校につながることがある。

　しかし、不登校は本人および家族、あるいは担任教師にとって大事件なので、冷静な対応がむつかしいことがある。第三者の立場から問題をひろく客観的にとらえるために、経験のゆたかな教師や養護教諭、あるいは学校カウンセラーの援助が役にたつことが多い。うつ病や統合失調症の鑑別診断もかねて、児童精神科医や精神科医の協力が必要なこともある。

[follow up]　不登校と関連して、学校でのいじめが社会の関心をよんでいる。言うまでもなく、それはきわめて複雑な問題で、単純には論じられない。また用語の不明確さにも注意を要する。たとえば金銭のたかりや重い怪我をさせるほどの暴力行為は、明らかな触法行為である。反対に仲良し同士のプロレス遊びも、その場限りの単純な喧嘩もある。それらを別にしても、集団のなかでは、派閥づくり、攻撃欲、嫉妬、その他あらゆる心理的からくりから、言葉や行動によるいやがらせがおこる。いじめっ子にもいじめられっ子にも、特別な心理的問題があることも、ないこともある。ただいつもいじめの加害者あるいは被害者になっている子供には、何らかの心理的問題がからんでいることが多い。

b．暴力行為・非行

うえに述べた不登校の際にみられる暴力行為は、もっぱら家庭あるいは家族内に限られる。もちろん不登校だけでなく、ふつうの親子や同胞の争いでも、あるいは父母が離婚して新しい養父母があらわれるときのいざこざでも、子供の年齢によって、さまざまな暴力行為がおきる。物を投げ、家具をこわし、カーテンをひきさくなどの行為のこともあり、ときには意図的あるいは単なるはずみで、相手に重傷をおわせるようなこともある。

さらに子供の行為は家庭内にとどまらず、弱いものいじめ、ひどいけんか、ゆすりあるいは暴行、極端な不従順、不作法、非協力、権威への抵抗、ひどいかんしゃくと抑制不可能な激怒、所有財産の破壊、放火、動物や他の子供に対する残酷さなどに発展する場合がある。いずれも日本の法律の犯罪行為、触法行為、虞犯をふくむ非行に相当する。ICD-11では挑発的で挑戦的な態度が著しい場合には反抗挑発症（6C90）、および人の権利や社会規則や法律を守れない場合には素行・非社会的行動症（6C91）という診断名を立てている。

日本の非行の歴史には、戦後の貧しさを背景にした第1の波、1960年代の高度経済成長期の享楽的な色どりをもった第2の波、そして1980年代はじめから現在にいたる高学歴社会と核家族化の時代の第3の波がある。非行はひとつの社会現象であるが、一人ひとりの非行児は、児童精神医学の立場からみると、出生以来さまざまな体験を背負ったひとりの子供である。その立場からの積極的なかかわりが望まれる。

c．ひきこもり（社会的ひきこもり）

いわゆる社会的ひきこもりには、前記の不登校の家庭内暴力期や自閉期がそのまま持続するような場合と、学校を卒業して就職したあとに不出勤を繰り返し、同じような生活に入る場合がある。しかし上記の素行・非社会的行動症に走ることはない。本人の深い悲しみ、ひけめ、絶望感、その裏返しの自己誇示、自分の惨めさを家族や周囲の責任に転嫁する非難・攻撃は、ときに極端な形をとりながら、長年月にわたりがちである。学校に行けないことがまた不登校の原因になるという悪循環の心理機制が、ここでも顕著にみられる。

統合失調症や内因性うつ病との鑑別診断は、常に必要である。ただ生活の苦痛と不安から、種々の程度の抑うつ状態におちいっていることも多い。神経発達症が基盤にある可能性は常に念頭に置く必要がある。対人恐怖が契機になって生じ（p.34）、ひきこもりによって悪循環をきたしていることもある。あるいは自分の好みへの固執、高すぎるプライド、傷つくことへの恐れなどが目立つ場合もある。また昼ねて夜おきる日内リズムの乱れが、いっそう孤独感をふかめる。それぞれの事情や状況に応じた対応が必要で、不登校の場合と同様に、親や関係者の叱責や批判は事態をいっそう悪化させかねない。本人は精神科受診などに強く抵抗するので、家族が相談のため受診して、鑑別診断を兼ねて問題のありかを探るのが、ふつう最初の手段となる。回復には時間がかかるが、不登校の際にフリースクールやボランティアへの自発的参加が有益であるように、コンサートなど本人が好きだった集まりに参加する道をつけるなど、自発性と自主性を持って行動するのを側面から援助することは、有用な方法である。

d．自傷行為

　自殺（企図をふくむ）は統合失調症、うつ病、アルコール依存症などに多いが、それとは別に、真剣な自殺の意図のない自傷行為が、とくに青少年にしばしばみられる。女性は手首や腕の切傷（アーム・リストカット）、男性はタバコの火の押しつけや頭殴りなどが多い。睡眠薬の常習的な大量服用も、類似の行為といえる。耐え難い悲しみ、怒り、失望、不安などに続発しやすい。切っても痛みを感じない、気持ちがホッとして落ちつく、あるいは気がつくと切っていた、などと訴えられる。同時に、泣き叫ぶ、まわりの物をこわす、身近な人に当たり散らす、乱暴するなどの行為がみられることがある。

　生活上の困難（恋愛・経済事情など）や感情的苦悩（摂食症・アルコール依存など）、性格傾向（境界性パーソナリティ症）にともなって、自傷にはしる経緯が推察できることが多い。時には周囲の関心や同情をひく意図がみられる。また安易な伝染・流行がおきることもある（リストカット仲間）。対応には、それぞれの症例ごとに自傷にいたる事情を確かめ、時間をかけて現実的な対策を、できるだけ本人とともに、工夫する必要がある。単なる叱

責、非難、禁止、あるいは無視、放任は、事態を悪化させかねない。

6-2

神経発達症

　神経発達症は、乳幼児期から思春期までの発達段階で顕在化する疾患の総称であり、発達性言語または発話症（従来の学習障害）、注意欠如多動症、自閉スペクトラム症、知的発達症（従来の精神遅滞・知的障害）を含んでいる。いずれも脳機能の何らかの発達のおくれによると推定されるが、原因および障害部位などは明らかでない。理由はわからないが総じて男児に多くみられる。

　なお、2004年制定の「発達障害者支援法」は、「自閉症、アスペルガー症候群その他の広汎性発達障害、学習障害、注意欠陥多動性障害その他これに類する脳機能の障害」が対象であり、後にトゥーレット症候群と吃音も対象に含められた。知的障害者福祉法は1960年に制定されている。

Ⅰ. 言葉のおくれ

　言葉のおくれは、父母が最初に気づいて、非常に心配する現象である。

> 　ふつう子供は、生後３〜４月ころからアーアーといわゆる喃語を出しはじめ、１歳ころにはマンマなどの名詞をいくつか口にし、１歳半には物の名を聞いて指でさし、片言もいう。２歳になると、簡単な命令がわかり、言葉を組み合わせる。３歳ころには、質問に答え、文章を話す。５歳になると、赤ちゃん言葉を使わずに話せるようになる。

　この言葉の発達のおくれは、いろいろな原因でおきる。そのひとつは原因

不明な、単純な言葉のおくれで、2〜3歳ころまでほとんど何も話さなかった子供が急に話しはじめることがある。また周囲があまりに過保護で、子供が要求を口にするまえに何でも面倒をみてしまうと、言葉を使うことを覚えない。反対に極端に放任されて、話しかけや問いかけがないと、子供も言葉を知らずに過ごす。

これらの事情がなく、3歳を過ぎても言葉のおくれが明らかなときは、身体的な原因があることが考えられる。それには、耳の聞こえかたが悪い難聴、本章で後に述べる知的発達症（p.235）や自閉スペクトラム症（p.230）、そして比較的稀ではあるが、特異的な言語の発達症（発達性発話または言語症群（6A01））［会話および言語の特異的発達障害 F80］があげられる。

この特異的な言葉の発達のおくれは、前記の成人の失語症（p.152）に似た形式のもので、聞こえる言葉の識別・認知・意味の理解、あるいは話すときに言葉の正確な表現・組み合わせがうまくできない場合をいう。語音の発語がうまくできない発達性語音症（6A01.0）、滑らかに話ができない発達性発話流暢症（6A01.1）、言語の理解や表出に困難のある発達性言語症（6A01.2）に分けられる。大切なことは、これらの障害が"発達性"のもので、遊びをふくむ適切な対人交流のもとに指導・訓練をおこなうと、成長にともなってほぼ回復することである。

II. 学習障害

発達性学習症（6A03）［学力の特異的発達障害 F81］と発達性協調運動症（6A04）［運動機能の特異的発達障害 F82］とに分かれる。学齢期に明らかになる読み・書き・計算・運動のおくれで、後記の自閉スペクトラム症や知的発達症がみとめられず、学習の機会がなくて習得できなかったのではないものをいう。ICD-11は発達性学習症を、読字不全を伴うもの、書字表出不全を伴うもの、算数不全を伴うものと3亜型に分けている。もちろんこれらの重複や混合もみられる。運動のおくれは、発達性協調運動症の項目を別に立てている。

　読みのおくれは、ひらがなの覚えがおそく、一字一字の拾い読みや間違い・省略などが多いことなどから気づかれる。書きかたのおくれがあると、ひらがなを裏返しに書き（いわゆる鏡像文字）、漢字の書きかたをいつまでも間違って、なかなか覚えられない。計算のおくれは、数そのものや足し算・引き算の観念が理解できないことが問題である。運動機能のおくれは、靴ひもを結び、ボタンをかけ、キャッチボールをするときの極端な不器用さからわかる。

　　これらの学習のおくれの原因は、脳機能の発達の障害があるということ以外、よくわかっていない。自閉スペクトラム症や知的発達症との鑑別が常に必要であるが、ときには区別がかなり困難である。大切なことは、次の３点である。①このような学習のおくれが十分理解されず、両親や教師の叱責、友達のからかいやいじめの的になりやすいため、子供がますます学習の意欲をなくし、あるいは無用の劣等感に苦しみ、ときには前記の不登校や暴力行為などをおこすことがある。家族および教師はまず、このような発達性学習症の存在に気づかねばならない。②これらの子供には、しばしば同時に、多動や注意集中困難、衝動的言動などがみられる。それには発達性学習症をおこす脳の機能障害が同時にこれらの障害をともなうこともあり、学習場面での失敗による叱責や自信喪失、いらだちなどのため、感情が不安定になって、同じような状態をおこしている場合もある。③この障害は学習の"発達性"障害であって、おくれながらも徐々に獲得していくことが知られている。その回復の援助をすることが、関係者の任務である。もし可能なら普通学級で、不得手な課題についてとくに時間をかけてゆっくり学習するとともに、人間関係のもちかたを身につけていくことが望まれる。

Ⅲ．注意欠如・多動症（6A05）（ADHD）［F90］

　不注意、多動、衝動性を特徴とするもので、頻度は報告により差異が大きいが、軽症のものをふくめると、学童の５％前後とされ、神経発達症のうち最も多い。男女比は２：１程度である。

ａ．症状

(1)　不注意

　まわりからの刺激に気を散らせやすく、勉強や遊びに注意を集中できない。ひとつのことに取りかかっても、終わらぬうちにすぐ別のことをはじめ、またすぐほかに移ってしまう。相手の話もよく聞かず、大事な持ち物をすぐなくす。宿題や日課を忘れやすく、物事を計画的に進めることが苦手で、学校や職場でのケアレスミスが多い。

(2)　多動と衝動性

　立ち歩きができるようになると著しく落ちつきがなく、活発に走りまわり、すぐ迷子になる。小学校では、静かにするように言われても、絶えずからだをくねくね、手をぶらぶら動かし、机のあいだを走り、教室から飛びだしてしまう。高学年になると、教室にはとどまれても、しきりにしゃべり、いたずらをする。相手が質問しているうちに答えを言おうとし、友達とゲームをしても自分の順番が待てずに割り込み、まわりを見ないで道路に飛びだす。物にぶつかったり、転んだりして生傷が絶えない。しばしば感情的・攻撃的で、気にいらないと誰とでも喧嘩をし、友達から避けられる。

ｂ．診断

　不注意や多動は多くの子どもにみられる。特に、運動好き・活発でじっと座っているのが苦手な子供、家庭で虐待をうけて落ちつきなく反抗的になった子供などとの鑑別には常に注意が必要である。また、発達性学習症、自閉スペクトラム症、知的発達症ではある程度の多動や不注意がみられることも多いが、程度が著しければ ADHD の併存とみなすことができる。ICD-11では、不注意が優勢にみられる状態、多動 - 衝動性が優勢にみられる状態、不注意・多動 - 衝動性がともにみられる状態に分けている。

ｃ．経過

　成長とともに症状は改善してくる。特に多動は10歳ころから次第に少なくなるが、不注意はなお続くことが多い。周囲からおちついて慎重に行動する

ように注意をうけ、自分も気づいているが、衝動的な動きを抑えきれずに悩むことも多い。集中できなくて勉強が手につかなかったり、衝動的に非行などに巻きこまれたりすることもある。とくに青年期以降にも症状が残存するときは、感情抑制の困難な性格傾向をきたすことがある。

この障害の特徴を理解したうえで、関係者が協力して、根気づよく指導する必要がある。本人の自覚もふくめて、生活面に支障を生じないよう注意しなければならない。中枢刺激薬のメチルフェニデイトやリスデキサンフェタミン、ノルアドレナリン神経に作用するアトモキセチンとグアンファシンの内服が多動と不注意にしばしば相当に有効である。この効果を利用しながら、生活面の支障を最小限とし、二次障害の発生を防ぐようにする。

[follow up]　不注意や落ち着きのなさは誰にでも認められるし、多くの精神疾患の症状としても出現する。このため受診のたびに診断名が変わって、本人と家族が戸惑うこともある。幼少時からの経過をふくめて、時間をかけた慎重な検討が望まれる。成人になって、男性は仕事のまとまりなさ、女性は片付けができないことなどから、自分で ADHD を疑うことも多いが、幼少時の具体的で詳細な資料がなければ判断できない。類似の状態は、健康者および統合失調症をふくむ他の諸障害にもみられるので、常に総合的に検討しなければならない。

Ⅳ．自閉スペクトラム症（6A02）[広汎性発達障害 F84]

言葉・読み・書き・計算などの個別の機能ではなく、もっと広汎な心理的発達のおくれがみられ、しかも知的発達症とも異なる状態である。中心となる特徴は、コミュニケーション能力と社会性に乏しいことと、興味や行動が限局していて柔軟性に欠くことである。

最初にカナーが幼児自閉症を報告してから、統合失調症の最早期発病型、乳幼児期の養育のあやまり、言語の発達障害などの仮説が出されたが、現在ではさまざまな原因による脳の広汎な機能障害にもとづくひとつの症候群とみなされている。

　自閉スペクトラム症児の多くが出生時から、あるいは遅くとも３歳前には症状をあらわすこと、また約70％に知的発達症がみられること、青年期までに15〜30％前後に全身けいれん発作がみられること、脳波にも異常所見が多いことなども、脳機能障害の存在をしめすものといえる。

　ICD-10では言語能力や知能の障害の少ないものをアスペルガー症候群として自閉症と分けていたが、現在では両者は連続的とみなされるようになった。そこでICD-11では両者をまとめて自閉スペクトラム症とし、知的発達症や機能性言語不全を伴う場合と伴わない場合に分けている。頻度は診断基準の取り方によるが、およそ100人に１人といわれている。男女比は２〜４：１で男児に多い。その状態像は非常に複雑で、知能や言語のレベルによって変わり、また年齢によっても変化する。ここではICD-11にならって、２つ共通症状をあげる。

ａ．症状

(1)　社会的相互関係（対人関係）とコミュニケーションの障害

　乳児のときから母親に抱きついたり、あやされて喜んだりすることがない。歩きはじめても、母親の後追いをせず、平気で迷子になる。視線が合っても、いわゆる眼差し（まなざし）で気持ちを伝え合うことができない。相手の表情や動作の意味が十分わからず、自分でも仕草や指さしで要求を伝えられず、相手の腕をつかんで、ほしい物のところに持っていく（クレーン現象）。

　長じても、相手の目のいろ（表情、態度、仕草、言葉、雰囲気など）を自然に感じとることが苦手で、仲間が笑うときも、自然に一緒に笑えない。

　互いの表情や仕草で意志や気持ちを伝えられないように、言葉によるコミュニケーションも不得手である。たとえば「これ食べたい？」と聞かれても、相手が食べ物を差しだして、食べたいかどうか聞いているという情況をよく理解できないので、ただ「これ食べたい？」という反響言語（おうむがえし）になってしまう。相手には「食べたい？」と聞き、自分が聞かれたときは「食べたい」と答える言葉の使い分けがなかなかできない。つまり、相

互にやりとりする会話が苦手なのであり、社会的相互関係の障害とコミュニケーションの障害は関連して生じている。

　自閉スペクトラム症が重度のとき（とくに知的発達症をともなうとき）は、このような対人場面での会話を最後まで十分習得できないが、多くは年長になるとあまり目立たないほどに会話ができることが多い。知的レベルや言語能力が高いと、会話自体に不自由はなくなる。しかし相手の言葉のニュアンスをうまくとらえられない。適当に、親切に、などのあいまいな抽象語が苦手で、誰にいつ何をするとよいか具体的に言われると行動しやすい。会話中にも、話題と関係のないこと、あるいは毎度同じことを話しつづけて、相手が我慢して聞いていることに気づかない。語調が甲高く、抑揚がなく一本調子のことがある。

(2)　限局的で柔軟性に欠ける行動、興味、活動のパターン

　興味や関心の対象が限定され、それに頑固に執着する傾向がみられる。たとえば、幼児のころから同じミニカーを同じ形にならべ、決まった遊びをいつまでも繰り返し、外出すると往復ともいつもの同じ道を通らないと納得しない。幼児では特定のやや奇妙な動作や肢位を常同的に繰り返すこともある。やや年長になると、地図や時間表に熱中して、ほかに興味を移さない。慣れた環境や日課のちょっとした変化を嫌い、家具や飾りの置きかたが変わるのや、食事時間や出発時間のわずかな変更を嫌う。遊びでも勉強でも、自分なりのやり方やルールにこだわる。音や光や色などについて感覚の過敏さや鈍感さがある。これらのこだわりは成人後も続き、特定の物事を確認し、それに執着することが珍しくない。毎日の生活を時間毎に決めて、食事・入浴から睡眠まで詳細に記録しつづけることがある。

(3)　その他の症状

　上記の症状のほか、また一部にはその症状のために、幼少期にはさまざまな対応困難な言動をしめすことが多い。たとえば、思い通りにならないと、大声をあげて相手に体当たりする。自分の手首をかんだり、眼球を指で押し

たりする。せわしなく走り廻り、見境いなくどこにでも入っていく。誰にでもしがみつき、いつまでも話しかける。気にかかることがあると、場所と時間をかまわず、確認を繰り返す。ひどい偏食をし、あるいは決まったものしか着ない、など。おだやかな生活ができるようになっても、ときに極端な興奮を発作的におこすことがある（いわゆるパニック）。

　その介護は、とくに運動のさかんなときには、たいへん困難で苦労も多い。しかし、彼らは自分が取り組める課題にはあまり抵抗なく参加すること、困難な課題にははげしい拒否をしめすことが知られている。早い時期から生活課題を学習することは、その後の社会生活のために大切である。発達性学習症の場合と同じく、各人の情況に合わせた根気づよい教育が、医療・看護・福祉とならんで、きわめて重要である。

b. 青年期・成人期への対応

　　知的レベルが高く、言語の習得に問題がない自閉スペクトラム症、すなわちこれまでアスペルガー症候群ともいわれていたタイプでは、青年期や成人期になって対人関係や社会適応に悩んで、初めて相談機関や医療施設を訪ねることがある。その際にも幼少時の生活・行動に、軽度ながら自閉スペクトラム症に特徴的な症状、あるいは注意欠如・多動症や発達性学習症の諸徴候がみられることが多い。診断には、その有無を十分確認する必要がある。家族が気づいていることが多いが、症状が軽いと親の観察も不確かで、普通の子供だったが学校の規則が厳しすぎて問題児になった、などと訴えられることもある。

　　青年期や成人期になって初診するときに、子供のころの記憶から、よく迷子になった、家族に親しい感じがなく、親に抱かれるのが嫌だった、遊びのルールがわからず、集団に入るのが恐ろしかった、友達をつくろうという発想がなかった、などという体験が聞かれることがある。

　この感覚は、本人も説明がむつかしく、診察者も理解しにくいところがある。表現能力のすぐれた症例からは、世の中の状況がよくつかめない、親しさの感情が何かわからない、現実の世界から学べないので本や漫画からパタ

ーン化して覚える、自分はまわりと違う存在という感覚がつきまとって苦しくてたまらない、昔の嫌な体験がフラッシュ・バックして恨み辛みが忘れられないなど、種々の苦痛な体験が訴えられる。

　この体験はきわめて深刻なものであるが、本人に知的な障害も奇異な言動もみられないため、周囲にはなかなか理解されない。また学校の成績も平均に劣らず、しばしば大学を卒業することもあって、本人も普通に就職し、家庭をもちたいと思い、周囲からもそれを期待される。その希望がむくわれず、経済的な責任も問われる状況では、ますます悩みが深まる。その間にさまざまな精神症状を生じて、精神科を受診することが少なくない。その際の諸症状は、本症の基盤にある生理的機能の障害による部分と、精神的苦痛によって二次的に生ずる部分が、互いに悪循環をきたした状況といえる。

　最も多い苦悩は、周囲と違う自分の存在の感覚、就職難をふくむ生活の困難、対人関係の挫折などに関連する、切実な不安・絶望感である。自分が皆と違う人間で、皆に避けられ、家族に迷惑をかけ、将来の見通しが立たない悩みを語るうちに、しばしば真剣な希死念慮が訴えられる。しかし、ときには同じ患者が、比較的元気よく、言葉数も多く、次々と仕事を変えながら働きつづけることもある。受診先の各病院で、心因反応、うつ病、双極症Ⅱ型などと診断されるのは、これらの併発症状のためと思われる。

　また統合失調症を疑われる症例もある。周囲の人たちから理由なく避けられ、追い詰められる感覚と、同じ内容の声を感じるという訴えがみられる。それが統合失調症の併発か、本障害による周囲との違和感から生じた異常体験かは、幼少時の生活状況や成人後の長い経過をみなければ確かめられない。またいっそう鑑別が難しいのは統合失調型症（Schizotypal disorder）で、生活行動などからは判断しにくいが、面接を重ねるうちに、豊かな感情表現に接して、はじめて自閉スペクトラム症と感ずることがある。

　そのほか、境界性パーソナリティ症に似た諸徴候、強迫症、対人恐怖、ひきこもり、自傷行為などがみられることもある。

　　自閉スペクトラム症は、これまで誤解をうけることも少なくなかった。い

ま、一般社会の関心がたかまり、本人あるいは家族が本症を疑って精神科を受診することもふえている。その中には、健康な社会人が行き過ぎた心配をしている場合もある。いま大きな問題になっているのは、診断をうけたあとの支援の具体策である。

　その基本は、家族・保育・教育関係者が症状の存在に早く気づいて、本人が孤立し疎外されるのを防ぐとともに、それぞれの能力や長所を生かして、就労をふくむ生活の援助につとめることといえる。その障害自体を薬物や特殊な治療法で治すことはできなくとも、幼少時からの保育・教育面の配慮に精神保健福祉法および発達障害者支援法の利用を加えて、より良い生活環境を用意することは可能である。精神科医療も、診断と心理的支援のために、重要な役割を果たすことを求められている。なお稀ながら不可解な触法行為をおかすことが話題になるが、自閉スペクトラム症がとくに犯罪と関連がふかいわけではない。早い時期から周囲が気づき、教育と援助の体制をつくることが何より大切である。

　　［follow up］　レット症候群（LD90.4）：女児のみにみられる稀な病気で、2歳以前にそれまで発達していた言語を失うとともに、脳の成長がとまって小頭症になり、手をもむ常同運動や各種の神経症状を生ずる。
　　ヘラー症候群：少なくも2歳まで正常に発達した言葉および社会的行動が、数ヵ月のうちに失われ、自閉スペクトラム症に共通する諸症状をしめす一方、次第に重い知的発達症の状態におちいる。原因は不明であるが、単一のものではなく、診断は状態像および経過からくだされる。幼児期認知症、崩壊性精神病、共生精神病などともよばれる。

Ⅴ．知的発達症（6A00）［精神遅滞・知的障害 F7］

　知的発達症は、全体的な知能（知的能力）の発達がおくれた状態にとどまるものをいう。以前は精神遅滞とよばれ、このごろは知的障害ともよばれる。しかし、知能とは何かという定義はむつかしい問題で、いろいろな意見

がある。

a．知能と知能検査

　知能の最も簡単な定義は、「判断・実行能力」である。より具体的に述べると、現実の生活場面で、ある課題が生じたとき、その課題のもつ情況・事情を、より広く、より正しく、より速く判断して、解決の手段を、より適切に、より効果的に、より少ない労力で、実行する能力である。しかし、その判断・実行には、知識と経験の積みかさねが必要である。その知識・経験は、記憶によってたくわえられる。その記憶に先立って必要なのは、対象を空間・時間・形態・因果関係に関して正しく認知し、言語・数値という抽象概念をもちいて整理・統合する知的作業である。

　　したがって知能には、その基礎として、たとえば絵画を見て欠けたところに気づき、ばらばらな部分を集めて完成させ、複数の絵を時間的経過に沿ってならべ、立体的な積み木をあやつって指示された図形をつくり、符号を覚えて再記録する能力（動作性）が必要である。また言葉と数を使って、単語の意味を述べ、たとえば1年は何日かという知識をもち、物事の関係を理解し、犬と馬の類似点をあげ、告げられた数字を記憶して言いなおし、簡単な計算をする能力（言語性）も問われることになる。
　　これらの動作性および言語性能力の検査を組み合わせたものが、最も代表的な知能テストであるウェックスラー・ベルビュー知能検査法（WAIS、児童用：WISC-R）である。その検査得点を一般対照群について標準化した点数と比較して、知能年齢／生活年齢×100から知能指数（IQ）を算出する。この知能指数は知的発達症の判定にも応用されるが、それが測定しているのは上記の認知・抽象化・記憶という、知能の基礎的能力の範囲にとどまることを知っておく必要がある。
　　ちなみに、知能検査得点は年齢と関係があり、10歳代後半から20歳代前半が最もたかく、その後は急速に低下する。したがってたとえば大学では、知能検査得点の低い教師が高い学生を教えていることになる。判断・実行能力という本来の知能が最も高いのは60歳ころ（大会社の社長・会長の年齢）といわれる。
　　実際に知能検査得点が知能そのものとよく一致するのは、知能の基礎的能

力が発達しつつある幼児期から学齢期である。そのころの知的能力は身体的
動作の能力と関係がふかい。たとえば、3歳児健診がおこなわれるころに
は、スプーンを使って食事をし、トイレを教え、下着を自分でぬぎ、両足と
びをし、円をまねて描き、「あとで」という意味がわかり、「ここ、あれ」な
どの言葉をつかい、親がそばにいなくとも友達と遊ぶことができる。また入
学前の5歳のころには、箸を上手に使って食事をし、自分でトイレをすま
せ、服を自由に着たりぬいだりし、ブランコの立ちのりをし、はさみで円を
切り、色の名前が5つ以上わかり、「それから」などと接続詞をつかい、教
えると電話の受け答えができる。小学校ではひらがなをすぐ覚え、高学年に
なると漢字を習って、中学3年ころにはほぼ成人と同じ数の漢字をつかう。
算数も同じ程度に学習する。このような年齢に応じた課題について、どの程
度の年齢に相当する能力をもつかを検査するのが、鈴木（または田中）・ビ
ネー知能検査である。中学の高学年まで、WISC-Rと同様にIQを算出す
る。比較的簡単で、臨床の実際に即した検査法である。

b．知的発達症の症状と程度

　知的発達症の主な症状は、うえに述べたように知能の全体的な発達のおく
れである。それにともなって、社会生活への適応能力も低いままにとどま
る。すなわち、発達性学習症や発達性協調運動症のように、言葉や読み・書
き・計算・運動などに限局したおくれではなく、認知・抽象化・記憶などの
基礎的な知的能力をふくむおくれのため、知識・経験の積みかさねが不十分
で、学業成績や社会的生活能力が平均よりおとる状態である。

　しかし知的発達症は、のちにしるすように、生理的な多因子性遺伝および
病理的な脳の病気・損傷によっておこる。したがって微細な脳損傷がくわわ
るときは、特異的な領域の障害である発達性学習症や発達性協調運動症がさ
まざまな形で合併する。また重い病気によって、後記のようにてんかん発作
や運動まひなどの神経症状などがおきる。また、主に心因および内因による
病気がくわわる場合もある。

　　知的発達症の発現頻度は、当然ながらどこに境界線を引くかによって異な
る。判断・実行能力としての知能は、生活場面によって変化する、きわめて

個性的なものであるから、一律な客観的評定は困難である。知能検査はそれを一定の課題という平面に投影し、さらに IQ という一線上に凝縮したものであるから、対象者個人の知能をいつも適切に表現しているとはいえない。しかし、もし知能という資質が一般人口内で正規分布すると仮定し、そのかたよりを知能検査の得点から算出するなら、標準偏差が15の場合は、中央値から２×標準偏差以上はなれた IQ70以下は総人口の2.5％程度となり、それを知的発達症の目安とすることもできる。しかし、特殊教育や保護の必要な範囲などから、人口の１％程度とみなす場合もある。

　知的発達症は、その程度によって、軽度、中等度、重度、最重度の４段階に分けるのが通例である。

　　その評定には、さまざまな生活能力を総合的に検討する。IQ は重要な参考資料であるが、多少の点数の違いを問題にすべきではない。ICD-11にも、知的発達症の診断は、IQ スコアのみに基づいて行われるべきではなく、適応行動の包括的な評価も含まれなければならないと述べられている。

(1)　知的発達症、軽度（6A00.0）［軽度精神遅滞 F70］

ICD-11では文化的差異などを考慮したためか IQ で定義せず、知能が正規分布中央値から標準偏差で２つ分以上低下している場合と定義している。IQ でいえば70以下から50までが目安となる。具体的には、小学校の教科は学習できるが、中学の課程はむつかしい程度といえる。ほとんどの人は、基本的な日常生活習慣や家事を習得でき、成人すると比較的自立した生活や就労が可能となるが、適切な支援を必要とする場合もある。

　生活上の困難があるとすれば、知的発達症の特別な問題よりも、正常な知能の人間に認められる問題に類似している。偏差値重視の学校の雰囲気になじめず、いじめの対象になったり、反抗的になったりすることがあるので、せまい学業にとらわれず、本人の長所をいかす教育的配慮が必要である。

　　知的発達症のほぼ75％程度をしめると推定される。その大部分は、のちに述べる生理的原因によるもので、神経症状などは少ない。
　　また健常児と軽度知的発達症のあいだに、境界級（IQ 70〜80程度）をもうける場合もある。

(2) 知的発達症、中等度（6A00.1）[中等度精神遅滞 F71]

ICD-11では、知能が正規分布平均から標準偏差で３つ分以上低下している場合を中等度としている。IQ は50以下に相当する。具体的には、小学校の低学年の教科は学習できるが、それ以上は困難な程度である。個人差は大きく、特定の技能を身に付けたり、人付き合いや単純な会話を楽しめたりすることもある。一部の人は、基本的な日常生活習慣や家事を習得できるが、ほとんどの人は自立した生活のために、一貫した支援が必要である。

(3) 知的発達症、重度および最重度（6A00.2および6A00.3）[重度および最重度精神遅滞 F72 ,F73]

ICD-11では、知能が正規分布平均から標準偏差で４つ分以上低下している場合を重度および最重度としている。IQ は35以下に相当する。問いかけの言葉を理解せず、発語も不明瞭で、運動もできないか、ひどく不器用である。食事も排便も介護を要することが多い。生活してゆくためには常に援助と管理が必要である。

　　重い身体的異常、てんかん発作、運動障害その他の神経症状などをともなうことが多く、のちに述べる病理的原因によっておきるものがほとんどである。ICD-10では IQ20未満を最重度としていたが、実際にはこのレベルではふつうの知能検査は施行不能である。そのため ICD-11では適応的行動の程度で区別するとしている。コミュニケーションがほとんど取れず、ごく基本的なセルフケアも難しければ最重度である。

c．知的発達症の原因

知的発達症には、知能の発達に影響をあたえるものが、すべて原因となりうる。その種類は非常に多いが、おおまかに生理的要因と病理的要因に分けられる。

(1) 生理的要因

大部分の軽度知的発達症者には、次の病理的要因による身体的変化が見い

だされず、家族内に比較的多くみられることから、生理的な多因子性の遺伝素因が関係していると考えられる。しかし、個人によってはごく軽い病理的要因が作用した可能性も否定できず、実際上区別はむつかしい。知能という資質のかたよりが問題であるから、正常との区別もあいまいである。いわゆる正常な人にも、計算が苦手な人、記憶の不得手な人、運動神経のにぶい人がいる。反対に軽度知的発達症といわれる人が特技をもっている場合もある。たとえば学校の算数の時間の秀才と、クラス対抗野球のヒーローは別人でありうる。生活場面・情況によっては、いわゆる健常児も軽度知的発達症者にひとしく、知的発達症者も健常児と異ならない。学校の成績と実社会における生活能力は平行しないから、生理的要因による知的発達症の範囲はゆるやかにとらえておかねばならない。

(2) 病理的要因

　何らかの脳の病気・損傷によって、知能の発達がさまたげられたものである。

　最も明瞭なのは、乳幼児期から学齢期に、脳の外傷、感染、出血、脳脊髄液の通過障害、あるいは内分泌疾患などによって、知能低下をきたす場合である。一度発達した知能が低下した状態はふつう認知症に分類されるが、18歳以前のときは知的発達症にふくまれる。

　次は出産の際の障害で、仮死状態での窒息、かん子分娩による脳内出血、脳挫傷などがあげられる。

　さらにさかのぼって胎児のとき、母親の梅毒、風疹、トキソプラズマ症などの感染、鉛や有機水銀などの中毒、アルコール依存症、Rh 血液型不一致などがあると、しばしば知的発達症を生じる。

　また、受精する前の染色体に異常がある場合もある。最も多いのは、母親または父親の21番目の染色体が余分にあるとき（21トリソミー）、あるいはそれに似た変化があるときにおきるダウン症候群である。背が低く、指が短く、鼻が低く、からだが柔らかい。性格は温和である。ほかに性染色体に異常があるクラインフェルター症候群（XXY）、ターナー症候群（XO）など

でも知的発達症がおきることがある。

　また、比較的稀であるが、種々の単因子遺伝病が知的発達症をともなう場合がある。皮膚に症状があらわれるものに、結節性硬化症（顔面の皮腺腫、てんかん発作がある）、スタージ・ウエーバー病（顔面半側の血管腫）などがある。小頭症、小眼球症なども単因子遺伝病である。そのほか、たくさんの代謝疾患があるなかで、最も重要なのはフェニルケトン尿症である。必須アミノ酸のフェニルアラニンをチロシンに変える酵素が先天的に欠けると、皮膚が白く、頭髪が金色で、知能低下とともにてんかん発作をともなう。1歳前に発見してフェニルアラニン欠乏食をとると、知的発達症を予防できる。ほかにも糖質代謝異常によるガラクトース血症、グリコーゲン症、脂質代謝異常による家族性黒内障性白痴幼児型（テイ・ザックス病）、ゴーシェ病、ムコ多糖体代謝異常によるガーゴイリズムなど、枚挙にいとまがない。くわしくは病理学、小児科学の成書を参照されたい。

　　上記のことからも知られるように、知的発達症が生理的要因（多因子遺伝素因と関係）と病理的要因（脳の病気・損傷）によっておこることは、てんかんが特発性（多因子遺伝素因と関係）と症状性（脳の病気・損傷）の原因をもつことと共通している。この2つの原因のうち、前者によるものは症状が軽く、後者の場合は重症例が多いことも、よく似通っている。言い換えるなら、知的発達症もてんかんも、正常からのかたより（知的能力と脳内異常放電のおきやすさ）と、脳の慢性障害の共通症状（知能低下とてんかん発作）という、2つの側面をもつ臨床単位といえるわけである。

6-3

治療と援助

　本章では、子供の情緒と行動の障害および神経発達症について説明した。その治療と援助は、それぞれの問題に対しておこなうことも必要である。

　しかし、これらの問題すべてに共通する重要な事柄もある。それは子供の心理的成長、心理療法（遊び療法）、治療教育（療育）である。

　ここではあえて、この成長、遊び、療育について、常識的なことを述べ、上記の諸問題への応用にふれる。

　この３つの事柄の重要さは、もちろん各問題によって程度が異なる。しかし、たとえば脳の機能障害による自閉スペクトラム症であっても、この３つの配慮を欠くことはできない。

　子供の諸問題の対策については、重要な学説がたくさんある。しかし、臨床においては、患者（子供）を見て学説の当否を問うべきであって、学説から患者（子供）を見てはならないのが、一般的原則である。諸学説、とくに遊戯療法や芸術療法については、必要に応じて成書を参照されたい。

Ⅰ．子供の心理的成長

　子育て論は、学問の分野でも一般家庭でも、昔も今も盛んである。親は自分が子供だったころのことを覚えていないので、どのように子供を扱ったらよいか、迷うことが多いのである。

　このとき注意しておいてよいことが２つある。そのひとつは、心理学は物理・化学とは違うことである。同じ条件が同じ結果を生むとは限らない。たとえば、親が支配的であると、子供は服従的、依存的になることもあり、反

対に、反抗的、攻撃的になることもある。つまり、どんな学説でも、いつも
その通りに子供が育つわけではない。

　いまひとつは、大人も子供も同じ人間であるということである。以下に、
その点についての常識を述べる。

　もし自分が新しい職場に入ったとき、誰も見向きもしてくれず、いじめや
無視や八つ当たりの対象にされるなら、毎日いたたまれない思いがするであ
ろう。

　また、仕事のしかたと量が決められて、息ぬきをする自由も許されないな
ら、つらい日々になるであろう。

　あるいは、自分が何をしても、少しもみとめられないと、やる気がおきな
いであろう。

　反対に、はじめからちやほやされ、何でも自由で、何をしてもほめられる
のでは、自分が何者か、何が良いのか悪いのか、わからなくなる。

　子供は裸で人生の職場に入る新人である。誰にも愛情をかけられず、自由
な行動が受容されず、何をしても承認されないと、子供は不幸になる。反対
に、いつもかわいがられ自由でほめられるなら、その後も絶えずかわいがら
れ自由でほめられていないと、子供は不安になる。

　職場では、適当に歓迎され、良いことと悪いことを教えられ、努力をみと
められることによって、職場のなかで役目を果たしているという自尊心と、
仕事ができるという自信と、多少の不快にも耐える自制心がつくられる。こ
の自尊心、自信、自制心が、人生の不幸や不安に立ちむかう力をあたえ、人
間を成長させる。

　親は人生の職場に入ってきた子供の上司として、適度の愛情と受容と承認
をあたえるよう、こころがける必要がある。

　　子供の不幸と不安は、年齢によっていろいろな形をとる。乳幼児はよく泣
　　き、あるいは無表情になる。少し年長になると、不登校のはじめにみられる
　　ような、腹痛、吐き気、だるさ、頭痛などのからだの訴えが多くなる。チッ
　　クやかん黙のような習癖もみられる。中・高校生になると、しばしば親への
　　暴言や暴行がおきる。自分が悪いのは親の責任だといって、しつこく責める

こともある。ひとつの典型例は、親の愛情と心配から、生まれるとすぐ進学する学校、選ぶ職業まで決められて、その目標にそわない行動の受容と承認を拒否された子供たちの、不安や怒りや反抗である。このような傾向が青年期までつづくと、次章にしるすような、種々の性格のかたよりをしめすこともおきる。

育児の常識として、改めて適度の愛情と受容と承認をあげたのは、それがふつうの健康児に必要であるとともに、上記のさまざまな神経発達症をもつ子供の子育てに、いっそう大切なためである。

よく知られているように、身体面あるいは精神面で重い病気や障害がおきると、親の愛情はときにはいっそう強まり、ときにはやや薄れる。また、子供の行動を病気として受け入れ、さらに病気でありながら努力する姿をみとめることは、必ずしも常に容易ではない。その困難さが、子供に反映されて、不幸と不安をまねき、いっそう状態を悪化させることも少なくない。その状態を見る親の迷いと苦しみは大きい。医療・福祉・教育関係者は、子供とともに、家族の支えにもなりうるようこころがけねばならない。

[follow up]　子育てに関連して、児童虐待が深刻な問題になっている。正確な数はとらえにくいが、繰り返し打撲傷や火傷をうけ、骨折をおこし、ついには死亡にいたる乳幼児・児童が決して少なくない。虐待するのは、直接に子育てに当たる母親が多いが、父親あるいは両親のこともある。その原因は非常にさまざまである。たとえば、若い母親が初めての子供の夜泣きに疲れて、ついたたいてから、自分も気持ちを取り乱して、泣きながら子供をたたきつづけることがある。あるいは上の子供の不登校や夫の浮気、経済的困難などから感情が不安定になった母親が、わずかなことで下の子供に当たり散らすような場合もある。夫婦喧嘩のあと、父親が子供に八つ当たりして、大怪我を負わせることがある。両親とも遊びにふけって、子供を邪魔にしている場合もある。自分が親から虐待されると自分の子供を虐待するようになるという報告があるが、それを単純に宿命論的にうけとってはならない。現実に危険なのは、痛めつけられた子供の様子が、親の気持ちをいらだたせて、さらに虐待を招きやすいことである。

　両親の対応はさまざまで、自分から子供を実家や保育所にあずける場合も

あるが、多くは他の家族や近所の人々が児童相談所や警察に通報して、ようやく発見される。小児科や整形外科で疑いをもたれることもある。実態が把握しにくいのは、両親が傷害・致死罪に問われるのを恐れて極力隠すため、また親権との関係で周囲も扱いに慎重になるためである。いま多くの人が児童虐待の存在を知り、疑いのあるときは緊急に対応して、子供そして親を救うことが求められている。また重い虐待をうけた子供は、しばしば1章で述べた（p.45）複雑性心的外傷後ストレス症（6B41）をきたすので、適切な施設あるいは里親などが長年月にわたって療育にあたらねばならない場合もある。

Ⅱ．心理療法（遊び療法）

うえに述べたように、子供は不幸や不安におちいると、感情、行動、からだ具合、親をふくむ対人関係などに問題をおこし、心理的な援助が必要になることが多い。

　小学生でも高学年になると、自由に言葉で語ることが多いが、知能や感情に問題があるときにはもっと年長でも、ときには大人でも、言語以外の方法のほうが、治療に便利なこともある。そのための心理療法が、遊戯療法や芸術療法である。ここでは子供の場合を中心に、両方を仮りに遊び療法とよんでおく。その種類も方法も解釈も多彩なので、簡単に要点を述べる。

　よく使われる用具は、人形、動物のぬいぐるみ、柔らかい刀やおもちゃのピストル、ままごと遊びの諸道具、ボールなどのスポーツ用品、ゲーム用品（おはじき、オセロ、五目ならべ、トランプ、サッカー盤、もぐらたたきなど）、絵を描くための諸道具、箱庭用品（砂と家、橋、人、動物、その他の小さい品々）、粘土やブロックなどである。そのうち何を選ぶかは、事情によって治療者が指定ないし提案するが、子供にまかせるのも良い方法である。

この遊びは、子供がひとりで遊ぶのでも、友達と遊ぶのでもない。治療者が直接・間接に相手をする。それには、次のような3つの意味があるからである。

a．子供の自己表現

たとえば子供が柔らかい刀で治療者に切りかかるとき、あるいは紙いっぱいに黒のクレヨンで夜空を描くとき、箱庭に死んだ動物をならべて置くとき、子供はいろいろな思いを表現している。それは秘められた感情の発散だけではなく、こころの状態を、言葉の代わりに、行動や作品によって、治療者にしめしているものといえよう。

それが回数をかさねるうちに、落ちついて治療者とオセロを楽しんだり、紙に細かな風景を描き、箱庭に動物園を作ったりする。自分でこころを表現することは、カウンセリングで思いを語るように、表現すること自体がこころの乱れをととのえ、恐れずに問題に近づくことを可能にするといえる。

b．人とのコミュニケーション

こころの傷ついた子供は、親をふくめて人を恐れ、あるいは攻撃し、あるいは人を避けて閉じこもっている。治療者に誘われてようやくサッカーゲームをはじめ、やがてそれに夢中になるとき、子供は遊びを通して、久しぶりに人と接する体験をする。あるいは治療者とならんで絵をかくとき、やがて治療者と交互に筆を入れて1枚の絵を仕上げるとき、子供は人との深いコミュニケーションを体得する。その時期には、治療者の顔をまっすぐ見て、笑って話すことができる。それがしばしば、親とのこころの通いを取りもどすきっかけをあたえる。

c．心理的な成長と発達

さきに自分がまわりから愛され、自分のすることを一定の範囲で受け入れられ、自分の値打ちをみとめられることが、自尊心、自信、自制心につながると述べた。遊びのなかで治療者とふれ合ううちに、自然に治療者の自分に対する愛情、受容、承認を体験することが、この治療の効果のひとつと思われる。

　　もちろん治療者は、たとえばゲームの仕方、絵の内容や色どり、箱庭の情

景などから、子供のこころの動きをたくさん読みとることができる。しかし、あまり深読みをして、特殊な対応を考えるより、治療者との遊びの時間・空間を、子供の楽しい貴重な生活の場とする工夫がまず必要である。

[follow up] 子供の診断と治療をすすめるとき、家族とのつき合いが必然的に生まれる。それは家族に子供の話を聞くことからはじまる。家族はさまざまな思いをこめた情報を溢れるほどもっているので、いくども会って聞かねばならない。また家族は子供について、たくさんの質問をもっている。それにいちいち誠実に答えねばならない。また家族はしばしば子供の育てかたについて、深刻な自責感や後悔の念をいだいている。もしそれが誤りで不必要なものであるなら、機会をみてその旨をつげることが家族の気持ちをやわらげる。家族が安心すると、子供にもおだやかに接することができるようになる。そのうち子供の状態が良くなると、かなり問題があるようにみえた家族も、思いのほか常識的なふつうの家族の姿にかえることが多い。家族との話し合いは、子供と一緒でも別々でも、状況に応じて自由に選んでよい。もしこのように必然的な家族とのつき合いが家族療法と言えるなら、そのようによんでもかまわない。家族療法には、多くの学説にもとづく種々の手法が提唱されているが、どれもこの自然なつき合いを否定するものではない。

Ⅲ. 治療教育（療育）

教育は国民の義務であり、権利でもある。教育は本来、有名大学に入るための知識の詰めこみではなく、社会で幸せに豊かに生きるための知識と技能と健康を身につけるためのものである。そのような教育は、神経発達症の子供たちに、なにより大切である。

前記のように、注意欠如・多動症も発達性学習症も自閉スペクトラム症も多くの知的発達症も、何らかの脳機能障害をもつ。したがって、その機能障害の検査や鑑別診断には、医学的検査が必要である。また多動にメチルフェニデイトなどいくつかの薬物はかなり有効である。各障害の興奮や感情不安定には鎮静薬が役だつことも多い。またしばしばおきるてんかん発作に、抗てんかん薬の服用を欠かすことはできない。また上記の遊び療法は、医師自

身がおこなうことも多い。

　しかし、実際にこれらの障害児の教育に取り組むのは、作業・心理療法士とともに、教育現場の教師を中心とする教育・保育関係者である。さらに保健所や市町村の行政機関の協力も必要である。これらの多くの関係者が、本人と家族を支え、まわりの人々の理解をひろめて、社会全体が障害をもつ子供たちを包みこんでいくことが、ノーマライゼーションの理想である。

　現状は遺憾ながら理想とはへだたりがある。しかし、幸いわが国の義務教育の内容は比較的充実し、教師の素質や技能も国際的な評価を得ている。また子供との接触の時間が限られる医療・福祉関係者にくらべて、ときには1対1の関係を終日数年間にわたってつづける教師の影響力はきわめて大きい。これまでも知的発達症のための教育や指導は、長年月の経験の積み重ねによって、理想的とは言えないまでも相当たかい水準に達している。今後の緊急の問題は、次の2つであると思われる。

　ひとつは、自閉スペクトラム症をふくむ神経発達症に対する関心や知識をひろめ、早期に発見して治療教育をすすめることである。読み・書き・計算の障害には、特定の指導の時間をもって、ゆっくりと水準をあげていく工夫が必要である。また自閉スペクトラム症にも、早い段階から声がけをふくむ刺激をあたえ、言葉をおぼえる時期には、一定のプログラムをもちいて、物や人の認知と言葉の使用を根気よく教え、練習を積む努力が、その後の行動の発達につながる。また、発達性学習症や注意欠如・多動症にからむ心理的な困難には、必要に応じて、神経症の範囲の子供と同じく、前記の遊び療法などを併用することも有用である。

　いまひとつは、学校をふくむ社会全体の意識の変革である。生徒の学業成績をあげて有名大学への入学者をふやすためには、身体障害や神経発達症をもつ子供を切り離すほうが効率的である。また今後の社会の発展のためには、英才教育も必要である。しかし、それとともに、病気や障害をもつ人たちとともに暮らす生きかたの教育も大切である。保育や義務教育の段階から、病気や障害をもつ子供たちを知り、みなで助け合いながら生活する経験をもつことは、将来の社会に住む市民の意識を形づくるうえで重要である。

もちろん問題をもつ子供は、障害の重さによって、養護学校や特殊学級・情緒障害児学級で教育をうけることが必要かつ有益なことも多い。しかし、可能な範囲で普通学級のなかに入り、健康児と交流する機会をふやすことは、障害児のみならず、健康児が今後やがてノーマライゼーションの社会に暮らす教育のためにも、ぜひ望まれることである。それが病気や障害をもつ人々とかかわる医療・福祉関係者とともに、健康児をもつ父母および教育関係者にとっても、共通の認識であることを期待したい。

7

性格のかたより

　精神科医療あるいは福祉や教育の現場では、人の性格が毎日いつも問題になる。それは家庭、学校、職場、そのほか人間の暮らしのあるところ、常に人々の関心の的である。また一方、自分の性格に悩む人も少なくない。

　その性格を、適切に定義することはむつかしい。人間の知的側面を知能、情意の側面を性格とよぶという表現は、当たりさわりはないが、具体的ではない。パーソナリティと呼びかえて、それを人格と訳すと社会・道徳面が強められ、人柄と訳すと感情・対人面が大きくなる。

　しかし、物事は定義し分類しなければ、検討がすすまない。この性格を分類して、いろいろな類型に分ける試みはたくさんある。この「類型」は、中核はあるが境界をもたないといわれる。性格には際立った特徴もあるが、誰にも共通する面も多いからである。したがってその類型を、これまで述べた病気や病型のような診断単位ではなく、それぞれの特徴をもつ「性格傾向」とみなし、その傾向を本人とともに見なおし、それがつくられた経過を本人とともに考えなおし、これからの生きかたを探るのが、臨床にたずさわる医療・福祉・教育関係者の仕事といえる。

　のちに述べる性格の「かたより」も、性格の類型として分類され「パーソナリティ症」ともよばれる。国際診断基準の personality disorders はこれまで「人格障害」と訳されていたが、昔の性格異常、病的性格、精神病質などの用語と同じく、危険かつ矯正不能という意味合いをふくんだ侮蔑語となるおそれがあったので、カタカナ表記に変わった。

　ICD-11では、パーソナリティ症の類型分類を廃止し、次元（ディメンジョン）的に記述する方式へと舵を切った。次元的診断は類型分類に比べパーソナリティのかたよりをその人に合わせた形で記述できる利点がある。

　周知のように、また後にも述べるように、性格傾向の形成には、心因、内因、器質因が各症例ごとにさまざまな形および程度で関与する。本書で性格の問題を最後に取りあげたのは、これらの要因をふくめて、精神医学全体の知識が必要とされるためである。

Ⅰ．定義と問題のありか

a．定義と性格の判断

さきに述べたように、性格や人格の定義はむつかしいが、ICD-11はパーソナリティとは、「個人の行動や人生の経験の仕方の特徴や、自分自身、他の人々、出来事、状況を認識し解釈する仕方の特徴」としるしている。

しかし、性格についての判断は、その人の「行動、経験、認識、解釈の仕方の特徴」を、(1)誰が、(2)どのような生活状況で、(3)どんな条件のもとに、観察あるいは聞きとりをしたかということによって、かなり違ったものになる。

　(1)　たとえば、その人を盲愛している親と冷静にみている弟では、当然見かたが違う。また、ある見識をもつ教師、あるいはある学説の性格分類にもとづいて聞きとりをする臨床心理士は、また別の考えをもつ。それぞれの考えは各観察者にとって正しい判断であるが、互いに一致しないところもでてくる。臨床家は、自分自身の意見とともに、ほかの立場からの意見もできるだけ多く聞くことをこころがけねばならない。

　(2)　その人が、たとえば家庭と学校・職場と趣味の会合などで、まるで違った行動パターンをとることが少なくない。面接場面での様子と家族の話がずいぶん違って、おどろくこともある。性格傾向は、いろいろな生活情況における行動パターンを合わせて理解しなければならない。

　(3)　たとえばその人が、秀才の評判がたかく、あるいは非常に美しいと、判断するほうの心理的条件がゆがめられることがおきる。もちろん反対の場合もある。たとえば犯罪をおかした人の性格を、その犯罪行為をしたということから判断する過ちがおきる。性格の判断には、性格以外の条件がくわわることをできるだけ避けねばならない。

b．性格検査

このような事情から、性格の客観的判断はなかなか困難である。それを少しでもバイアス（個人的な事情による判断のゆがみ）を除いて公平におこな

うため、種々の性格検査（心理テスト）が工夫されている。次に主なものを簡単に紹介する（くわしい資料が必要なときは、成書を参照されたい）。

(1) 質問紙法によるもの

① ミネソタ多面人格検査（MMPI）

たとえば「自分は役にたたない人間だと思うことが時々あります」というような質問が550あり、その回答を心気性、抑うつ性、統合失調症性などの10項目に分けて評定する。回答の妥当性、信頼性なども同時に検討できる。

② 矢田部・ギルフォード検査（Y・Gテスト）

うえと同じような質問が120あり、社会的内向、抑うつ性、劣等感などの12因子について判定し、5つの性格類型に分ける。

③ コーネル・メディカル・インデックス（CMI）

心身の健康調査表。各種の身体症状の有無をきく144の質問のあと、自然に精神面に関する51の質問に移るので、心理テストという感じがしない。主に神経症的傾向が調べられる。

そのほか、MPI（モーズレイ性格検査）、MAS（顕在性不安尺度）などがある。

この質問紙法には、簡便で誰でも施行できる、評価方法が決まっているので判定に検査者のバイアスが入らない、という利点がある。しかし、自分が思ったほうに○をつけるよう指示されても、たとえば、自分の性格がどちらかわからない、自分の理想を記入する、自分を良く見せたい、かえって悪くみせて同情を求めるなど、回答者の側のバイアスが入ることは避けられない。

(2) 投影法によるもの

① ロールシャッハ・テスト

無意味な左右対称のインクのしみを印刷した10枚の図版を見て、それが何に見えるか、それはどうしてかを述べさせるもの。反応数、反応の仕方（図版の全体や部分、色、濃淡、あるいは見方に無理がないかなど）、見えた対象（人間、動物、平凡かユニークかなど）、その他を一定の方式で評定して、知的活動とともに、感情の状態や社会性、自己統制力などを推測する。

② 絵画統覚テスト（TAT）

さまざまな情景や場面を描いた絵画を10枚程度しめし、それに関する物語りを作ってもらい、そこに間接的にあらわれる感情の状態、欲求やその解決行動などを推定する。

③ 文章完成法（SCT）

「もしも私が……」などという文章のあとをつづけて完成してもらい、自分の希望、自己評価、家族や友達との関係などを知る。

④ 絵画欲求不満テスト（P‐Fスタディ）

たとえば相手が車で泥水をかけてあやまっている場面などの略画を多数しめし、そのとき返答する言葉を記入させ、不満の表現のしかたや攻撃性のむけかたなどを調べる。

そのほか、バウム・テスト、各種の描画法などがある。

投影法には、質問紙法と違って、回答者のバイアスが入らない、無意識の欲求や問題解決方法などが読みとれる、というすぐれた利点がある。しかし、回答の判定に、検査者のバイアスが入ることは避けられない。たとえばロールシャッハ・テストでも、同じ回答の扱いが流派によって多少とも異なるので、判定結果もニュアンスが違ってくる。そのような差異がない判定を求めるのは、投影法の性質上、無理なことである。

上記の性格に関する心理テストについては、その意義と限界を知ることが大切である。人の性格を判断するとき、3つの問題点があることはすでに述べた。心理テストは、質問紙法も投影法も、テストという特殊な平面のうえに映しだした性格の断面である。それは上記の3つの問題点を避けて、比較的公平な情報を提供する。しかし人間は、みな違ったからだと精神をもち、それぞれの生活経験をかさね、生活場面ごとに姿を変えながら、時々刻々を生きている存在である。その「行動、経験、認識、解釈の特徴」は、本人の内省とともに、いろいろな生活場面でおきる具体的行動そのものの観察によってとらえられる。心理テストの結果は、その情報のひとつであって、それ以上でもそれ以下でもない。

人間の性格は、本人も他人も、知り尽くすことはできないものである。それまでの情報に加えて新しいことを聞くと、また新しい側面が知られる。入

院して病室でくらすと、また別の側面が明らかになる。人間をよりよく知ろうと努力するなかで、ある心理テストの結果が、その人のある一面をたくみにあらわしていると気づくことも、あまり一致しないと感ずることもある。心理テストの結果を、身体機能検査所見のように考えてはならない。

　また、心理テストをおこなう際には、その目的や内容を説明して、被検者の同意を得なければならない。またその結果も、おそくならないうちに適切に説明しなければならない。相手の自尊心を傷つけず、不安を与えないよう、細心の注意が必要なことは、身体的な検査の場合と同じである。

Ⅱ．性格のつくられかた

　性格は生まれつきか、あとから作られるかという問いに、直接答えることはむつかしい。むしろ性格のどんな部分が生まれつきで、それがどんな経過をとって、現在の性格傾向をつくるか、ということが問われねばならない。

　兄弟姉妹の顔つきや背丈や肉づき、病気の種類などは似かよっている。しかしその後の生活の仕方で、色が白く柔らかなからだにも、日焼けしてたくましいからだにもなる。性格についても、同じようなことがいえる。

　性格の生まれつきの部分は、同じ環境で育った一卵性と二卵性の双生児をくらべると、最もよくわかる。日本でも外国でも貴重な報告があるが、その要点は、①精神面の活発さ、エネルギー、テンポなどの基本的活動性、②にぎやか・静か、豊かさ・とぼしさ、明るさ・暗さなどの感情面の根本的気分、さらに③衝動的・熟慮的、ていねい・ぞんざい、ゆったり・せかせかなどの基本的行動特性という、いわゆる内部感情的基底層においては、一卵性双生児で一致度がたかいことである。すなわち、精神面の基本的な活動、気分、行動のスタイルは、生まれつき身についているところが大きいといえる。

　このような性格面の特性は、第3章で述べた、脳の病気・損傷や一般的身体疾患の影響によっておきる人柄・気分・欲動の変化に通ずるものである。それは、言い換えると、性格のうちでも、からだの働きに根ざす部分といえる。

　　またそれは、ある意味では性格の遺伝的な部分ともいえる。同じ意味で、
　第2章に述べた気分症群や統合失調症と関連する遺伝・体質的素因も、しば
　しば性格面にある程度の色どりをあたえる。

　人間はこのような生来の性格素質をもちながら、幼少時からさまざまな経
験をかさねて大人になる。その間には、その性格素質のために、生活面であ
る方向にすすみやすいこともある。しかし、それとは別に、幼少時にはとく
に親や家族、学校では友達や教師、さらには社会でめぐり会う人々との交流
や職業上の経験を通して、自分自身すなわち性格傾向を形づくっていく心理
的経過がある。

　この心理的経過は、おおまかに2つに分けることができる。ひとつは、ま
わりの人々の感情、態度、行動をまねして自分のものにすることである。い
まひとつは、まわりの人々が自分をあつかうように自分をあつかい、そのよ
うな自分像を無意識につくりあげることである。いずれもごくふつうの健全
な心理的経過であるが、ときには性格のかたよりにつながることがある。

　この心理的経過によって形づくられる性格の部分は、もちろん生来性の部
分と入りまじっているが、強いて分けるなら、社会や周囲の人々への態度、
自分自身の評価、感情・欲求の統制や表出方法、生活上の諸問題への取り組
みかたなどに相当するといえる。

Ⅲ．性格のかたよりとその類型

　　ここでは性格そのものの類型ではなく、性格のかたよりの類型について、
　DSM-5を参照して概要を紹介する。しかし性格は、障害として病気と同じ
　ように診断するよりも、誰でももつ傾向のかたよりととらえるほうが臨床的
　により適切である。実はICD-11では、パーソナリティ症を認めたさいに、
　何々型パーソナリティ症という類型分類はおこなわず、程度を判定し、特性
　を付記するという新しい方式（次元分類）を採用している。この新方式には
　利点があるが、定着にはしばらく年数を要すると思われる。これについては
　本章の末尾で解説する。

A群　統合失調症に類似する面をもつ群

a．猜疑性（妄想性）パーソナリティ症

　まわりの出来事に敏感で、すべて悪意に受けとり、疑いぶかく、被害意識が強く、行きすぎた一方的意味づけをする。統合失調症の被害妄想に近い場合が多いが、遺伝的素因とは関係なく、ただ思いこみが強く、がんこな場合もある。嫉妬妄想の際に、この性格がみられることもある。

b．シゾイドパーソナリティ症

　何をしても喜びや感動がとぼしく、他人との交流も少なく、たとえ家族でも親密な関係をもとうとしない。称賛にも批判にも異性にも関心がなく、社会的習慣にも超然としている。せまい範囲で立派な仕事もするが、人づきあいを好まず、さみしいとも思わない。

c．統合失調型パーソナリティ症

　妄想に近い奇異な考え方や風変わりな行動がみられる。DSM-5ではパーソナリティ症の項目に記載されているが、ICD-11では統合失調型症として統合失調症関連の項目にふくめられている。本書でも、統合失調症の項にしるした（p.119）。

　　[follow up] 循環病質・循環気質
　　　クレッチマーは統合失調病質およびそれより軽度の統合失調気質とともに、躁うつ病（うつ病と双極症）と近縁の性格として、循環病質およびいっそう軽度の循環気質を記載した。前者の循環病質は第2章にしるした気分変調症（p.87）と気分循環症（p.91）にほぼ相応すると考えられる。後者の循環気質は、健康人のひとつの性格傾向として、別に取り扱う意義がある。すなわち、統合失調病質・気質と対照的に、感情が豊かで情味があり、交際好きで、打ちとけやすく、社会的常識にとむ、庶民的な人柄である。
　　　なお、さらにクレッチマーはてんかんと近縁な性格として粘着性格（几帳面でねばり強く、鈍重であるが、限界にくると感情が爆発しやすい）を記載した。また、体型を測定して、統合失調病質とやせ型、循環病質とふとり

型、粘着性格と闘士型を関連づけた。しかし、いずれも現在ではあまり重要視されていない。

B群　感情的で芝居がかった面を有する群
d．反社会性パーソナリティ症

これまで非道徳的、反社会的、社会病質的人格障害などの名称でよばれてきた。最も問題の多い類型で、逮捕の原因になる行為のくり返し、人をだます傾向、無責任、良心による反省の欠如、易怒性や攻撃性など、主に犯罪に関連する事項を診断基準にあげている。

この性格傾向も、ほかの性格類型と同じく、生まれつきの活動性や行動特性の個人的特徴を背景に、その後の生活経験によって次第に形づくられたものといえる。精神医学の立場からは、犯罪行為とは別に、社会・文化的環境もふくめて、その生活態度や行動傾向をもたらした心理的経過に注目しなければならない

e．境界性パーソナリティ症

自分が何者かというアイデンティティが定まらない。すなわち、自分を社会のどこかに位置づけ、生活目標や仕事や趣味や、誰かとの親密な関係などを、安定した形で保つことができない。たかい自己像と自己卑下、特定の人への理想化と非難とがはげしく入れ替る。絶えず空虚感があり、抑うつ的で、誰かにすがろうとする反面ではげしく反発し、不愉快なことには暴力や自傷行為などで反応する。そのため安定した対人関係を維持できない。

f．演技性パーソナリティ症

自分を実際以上に見せようとする傾向が、並はずれて強い。化粧や衣装に熱心で、いつも皆の注目の的になっていようとする。見栄をはった演技的な振る舞いをし、ときには家柄や財産の作り話をする。自己中心的で、感情的になりやすい。ある時期に周囲からあつかわれた自分の姿に、無意識にとらわれていることがわかる場合もある。

g．自己愛性パーソナリティ症

　仲間とは別格と信じて自己を誇大視し、尊大な態度をとる。限りない成功を空想し、特権意識がつよく、周囲からそのようにあつかわれるのを期待し、人々の注目と賛美を求める。自分を中心に考え、行動するので、他者への共感はとぼしい。

C群　不安や恐れをいだきやすい群

h．回避性パーソナリティ症

　ひどい心配症で、いつもびくびくして、対人接触を避ける。自分に自信がなく、劣等感がつよく、人から嫌われないか、悪いことがおきないかと絶えず恐れる。このため責任のある仕事や社交を避け、自分が好かれていると確信できなければ誰ともかかわりをもとうとしない。わずかな身体的不調も深刻に心配し、何か気がかりなことがあるとすぐ不安におちいる。両親のどちらかが同じ性格の場合も、不幸な幼少年期をすごした場合もあり、特別な事情の見当たらないこともある。

i．依存性パーソナリティ症

　何事も自分で決められず、相手の言いなりになる。頼りにする人の意向に無条件にしたがい、必要な要求もしない。日常的なことでも、いちいち他人の助言や保証をもとめる。一人でいると不安や無力感を感じる。過保護あるいは過度に厳格な環境で育った人に多い。

j．強迫性パーソナリティ症

　誠実で良心的ではあるが、几帳面で融通がきかず、規則や順序にこだわり、完全をのぞむので何事にも時間がかかる。相手にも同じ正確さを要求するので、気軽な交際ができない。娯楽や友人関係まで犠牲にして、仕事にのめりこんでしまう。家族にも同じ性格の人がいることもある。

　　国際診断分類以前にわが国で広くもちいられてきたのは K. シュナイダー

の分類である。シュナイダーは性格を社会的・道徳的観点からはなれて、主に心理面における平均からのかたよりとしてとらえ、10類型をあげた。まず、その性格傾向によって自分が苦しむものとして、自信欠乏者（または自己不確実者。対人恐怖につながる敏感者と強迫神経症に近い強迫者が分けられる）、無力者（身体・精神面で不全感をもちやすい）、抑うつ者（気分変調症をふくむ）があげられる。またそのため周囲が苦しむものとして、自己顕示者（演技性パーソナリティ症に近い）、気分変動者、発揚者（気分循環症の一部をふくむ）、熱狂者、爆発者、情性欠如者（反社会性パーソナリティ症の一部をふくむ）、意志欠如者（誘惑によって薬物依存や犯罪におちいりやすい）があげられる。

Ⅳ. 性格のとらえかたと対応

a. 性格のとらえかた

　人間の性格の定義や分類がむつかしいことは、本章のはじめにしるした。性格のかたよりを病気と同じようにあつかってはならないことも、その類型の説明に先立って述べた通りである。症状を数えて類型を「診断」する方法の妥当性について、説明が重複するが、多少の検討をくわえる。

　⑴　まず用心しなければならないのは、簡単な記述をもとに安易な性格診断をすることである。この記述は、各性格傾向をしめしているが、それは疾患の場合と違って、ふつうの健康人にもみなある程度みとめられる。その程度の判定は、前記のように、誰が、どこで、どんな情況でおこなうかによって、大きく左右される。したがって、たとえば謙虚で内省的な青年が、自分は実は自己顕示性格で、そのように見えないのは表面をつくろっているためであると主張する場合もある。改めて言うまでもなく、性格の諸傾向は本来、本人の主観的判断とともに、周囲の人々の長い客観的観察にもとづいて、多くの留保条件をつけながら、控えめに指摘されるものである。人の性格全体をひとつの類型にはめこみ、あるいはひとつの障害とよぶことには、いつも慎重でなければならない。

　⑵　類型診断では、該当するパーソナリティ症がないとき、それがないと記載するが、実際にはそれだけで終わらず、面接の場で知られた性格特徴を、みな具体的にそのまま記録しておくことが必要である。たとえば、まが

ったことが嫌いな潔癖性、何かをはじめると夢中になる凝り性、あるいは温和、快活、遠慮がち、臆病、心配性、淋しがり、怒りっぽいなどというたくさんの性格特徴は、パーソナリティ症の項目にはないが、症状を生みだす要因として、あるいは治療の際の注意点として、しばしば重要な意味をもつ。

(3) ひとの性格の記載には、上記の各類型をふくめて、専門用語をできるだけ避け、わかりやすく具体的にしるす配慮が望まれる。たとえば本人が自分は内向的な性格だというとき、その意味を問いなおして、恥ずかしがりで緊張しやすい、あるいは内省的で自分の欠点を深刻に考える、などという具体的内容をとらえないと、本当のことがわからない。上記の類型をもちいるときも、何故そのように判定したかという具体的な理由をくわしく書いておかねばならない。マニュアル的なパーソナリティ症の記載や、心理テストの専門用語の使用は、ありのままの具体的情報を得るうえで、ときには妨げになることがある。

b. 性格のかたよりとの取り組み

うえに述べたように、性格傾向やそのかたよりは、くわしく具体的に多面的にとらえねばならない。また公平な情報を得るには、第１章の心理的な治療と援助の項（p.53）にしるしたように、①無条件の積極的関心、②感情をふくめた理解という２原則にそって、十分な傾聴をかさねることが必要である。それによって種々のくわしい事情が知られるにつれて、性格傾向の実態と現実の問題点が、次第に聞き手および話し手に明らかになってくる。その情報は、日常の臨床に毎日いつも必要かつ有用なものである。

本書の各章で述べたように、さまざまな性格傾向は臨床症状の原因および結果の一部として、症状自体と密接不可分の関係にある。日常の診療において、臨床症状は背景にある性格傾向によってさまざまに異なった色彩をおびる。したがってその対応にも、個別の工夫が必要になる。たとえば同じ抑うつ症状であっても、本人の性格傾向によって、抗うつ薬とともに、ときには生活環境の調整が、周囲の手厚い心くばりが、あるいは本人の自発的意志の尊重が、より適切な方法となる。

この治療的配慮を別の面からみると、性格のかたよりへの対応は、それ自体を直接の対象とするよりも、関連する臨床症状や家族の悩みへの対応の中で自然におこなわれるといえる。さらに言い換えるなら、性格に大きな問題

があるときでも、当面の目標は、性格の矯正ではなく、性格傾向に配慮した具体的方策によって、不安を軽くする、不眠を治す、家族と感情的な争いを避ける、学校や仕事に行くなど、臨床症状や生活上の困難を軽減することにむけられる。症状が軽快することによって、気持ちにゆとりが生まれると、本人も自分の症状や苦痛における性格のかたよりの役割にいっそう明瞭に気づき、その対応にみずから取り組むことができるようになる。他人からさまざまな欠点を指摘されて、そういう性格が悪い、性根を入れ直せ、といわれて、素直に受けとめられる人はいない。性格に問題のある人は、すでに周囲からたくさんの批判や忠告をうけているので、医療・福祉関係者から同じことを言われると、反発と絶望をおぼえるだけである。

　したがって現実に、性格のかたよりとの治療的かかわりは、第1章にしるした心身症や神経症に対する各種の心理療法を、良好な治療者・患者関係をもとに、必要に応じて薬物も使用しながら、根気よくつづけることともいえる。とくに系統的な心理療法は、症状の改善をはかるうちに、次第に本人の生きかたの問題に取り組む比重が大きくなる。それは換言すれば、性格のかたより自体への対応ともいえる。

　境界性パーソナリティ症のように、自己の心理的位置づけと他者への評価が絶えず変動し、仕事にもつけず、周囲に八つ当たりし、自傷行為を繰り返すような場合でも、本人自身は言いようのない不安や抑うつ気分、不眠、対人緊張などに苦しんでいることが多い。その苦痛に理解と共感をもち、必要な薬物を用意し、自覚症状の軽減をはかり、生活を支えつづけることは、長い困難な作業ではあるが、回復にいたるまでの必要な道のりである。

　反社会性パーソナリティ症の場合には、ときには暴力行為の防止や財産の管理などのため、法律的処置が避けられないこともある。しかし、医療・福祉関係者は、治療と援助をめざす立場から、そのような性格傾向を助長した生活環境の理解につとめ、ときには必要な薬物ももちいて、より幸せな生活を送れるように、本人と一緒に工夫し、適切な方法と範囲内で協力する。それまでの事件や周囲との葛藤や社会的評価と距離をおいたところに、感情に巻き込まれず、公平な理解につとめ、ともに考え、参考意見を述べる「親密な他人」がいることは、本人にとってしばしば大きな救いとなる。

【follow up】 ICD-11の新しいパーソナリティ症分類

　ICD-11では、パーソナリティに著しいかたよりを認めたさいには、何々

型パーソナリティ症という類型診断はせずに、すべて一括してパーソナリティ症と診断することになった。診断の条件は、自己機能と対人関係機能がうまく働かず、様々な状況で、感情面、認知面、行動面の不適応が、長期（2年以上）にわたって続くことである。自己機能というのは、自分を知り、自分を肯定し、自分を信じて、自分なりの志向を持つこととされている。アイデンティティが確立されていることと言ってもよいだろう。対人関係機能というのは、他人を理解し、他人と折り合いを付けながら、親しい相互関係を形成し維持することとされている。不適応は他の精神疾患や薬物作用などでは説明できないことも診断の条件である。

　パーソナリティ症と診断されれば、その程度や広がりを考慮して、まず重症度を、軽度、中等度、重度と判定する。ついで必要に応じ5つの顕著なパーソナリティ特性（否定的感情、離隔（detachment）、非社会性、脱抑制、制縛性）およびボーダーラインパターンのなかから、1つ以上を特定する。境界性パターンが特別に入っているのは、境界性パーソナリティ症の多年の臨床集積を生かすためである。

　実際には、たとえば、これまで非社会性パーソナリティ症と診断されていた重症例では、「パーソナリティ症、重度、非社会性を伴う」と診断することになる。パーソナリティ症の基準に至らない場合には、パーソナリティ困難（Personality Difficulty）というコードも新設されている。

　これまでの類型（カテゴリー）に当てはまるかをみる診断方法に対し、このような診断の仕方は次元（ディメンジョン）診断と呼ばれるアプローチである。類型診断では、たとえば境界性パーソナリティ症でありかつ非社会性パーソナリティ症というように、2つ以上の類型が併存する例が多いことが知られている。しかし、ひとりの人のパーソナリティのかたよりに、いくつも診断名がつくのは本来は奇妙である。これに対し、次元診断はパーソナリティのかたよりを、重症度とパーソナリティ特性を組み合わせることによって、「パーソナリティ症、中等症、ボーダーラインパターンと非社会性を伴う」というように、その人の重症度と特性に合わせた形で、ひとつの診断名で記述できる利点がある。また、治療的かかわりで改善するのは、通常は特性ではなく、まずは重症度であると予想される。その意味では ICD-11 が特性のいかんにかかわらず重症度を優先させたのは臨床では実際的である。

　しかし、パーソナリティ自体は顔立ちがひとりひとり違うのと同様に、ひとりひとりに固有のものである。パーソナリティ症の診断はあくまでそのか

たよった部分について評価しているのであり、その患者の健全な部分を含む
パーソナリティ全体ではないことは留意しておきたい。

ICD-11　パーソナリティ症および関連特性
6D10パーソナリティ症
　　6D10.0 パーソナリティ症 軽度
　　6D10.1 パーソナリティ症 中等度
　　6D10.2 パーソナリティ症 重度
　　6D10Z パーソナリティ症 重症度は特定不能

6D11 顕著なパーソナリティ特性
　　6D11.0 否定的感情
　　6D11.1 離隔
　　6D11.2 非社会性
　　6D11.3 脱抑制
　　6D11.4 制縛性
　　6D11.5 ボーダーラインパターン

8

精神保健福祉法と
司法精神医学

　人類の数々の不幸な歴史のなかで、精神障害者は最も悲惨な運命にさらされてきた。彼らの多くは悪霊に憑かれた者として恐れられ、迫害され、しばしば家族からも見はなされた。ようやく病者として扱われるようになったのは、19世紀後半からである。

　その後も彼らの生活は過酷であった。病気の原因も治療法もわからず、偶然みつかったショック療法も一時的な効果しかもたらさなかった。軍備拡張に熱心な政府は、良い精神科病院をつくることに関心をしめさなかった。

　第2次大戦後の経済復興とともに、医学と医療は大きく発展した。たくさんの向精神薬が開発され、精神科病院もふえた。しかし伝統的な医学・医療では、事態は当初の期待ほど改善されなかった。このため精神障害者の社会参加および復帰をめざして、医療および福祉関係者が協力して、障害者の生活援助という福祉的手段を取り入れはじめた。

　一方、精神障害者自身や家族も、医療をうけるとともに、積極的に社会で生きる道をさぐるようになった。しかし、身体障害者や知的障害者が福祉法によって保護されるなかで、その苦労は容易にむくわれなかった。

　幸い長い期待が実って、1995年に精神保健福祉法が成立・施行されるにいたった。戦後50年目のこの年は、精神障害者福祉元年でもある。さらにこの法律は1999年に大幅に改正された。

　また2005年には身体・知的・精神の3障害に同等・共通の福祉・就労をめざす障害者自立支援法が成立し、2012年には障害者総合支援法へと改正され、生活支援や就労支援が整備された。さらに障害者雇用促進法の改正（2006および2018）によって、身体障害と知的障害にのみ適応されていた障害者の法定雇用率算定の枠に精神障害者も加わった。

　2013年には、精神保健福祉法が再改正され、精神病者監護法の監護義務者に由来する日本独自の保護者制度が、家族の負担は実質的には残ったが、名目上は廃止された。医療保護入院者の退院を促進する仕組みも作られた。

　一方、精神障害者の触法行為を免責ないし減刑することは、ローマ法以来の通則である。しかし、わが国においては、重大な他害行為をおかした精神障害者の処遇に関しては、関係法規の整備が立ち遅れていたが、2003年成立の心神喪失者等医療観察法によって、その処遇が詳細に定められた。

8-1

精神保健福祉法

Ⅰ. 精神医学と医療・福祉の流れ

こころの悩み・病いは、からだの痛み・病いと同じく、人類の誕生とともにあったと思われる。

　　精神医学・医療・保健・福祉は、身体医学のそれより一歩ずつおくれながら、さまざまな変遷をとげてきた。ヨーロッパでは中世の暗黒期から近世にかけて、僧院などに精神病者が集まり、やがてコロニーや精神科病院ができた。しかし、その多くはただ患者を監禁する場所でしかなかった。

　　18世紀末にフランス革命がおこり、自由とヒューマニズムの気風がみなぎるなか、P. ピネルが1793年にビセートル病院、1795年にサルペトリエール病院で、精神病者を鎖から解放したことは、記念碑的な出来事といえる。彼は看護者と協力してあたたかな雰囲気の病院をつくり、患者が家族に会う機会をふやし、裁縫などを教え、社会で生活する便宜をはかるなど、それまでの病者への態度を基本から改めた。

　　その後、19世紀に入って多くの試みが積み重ねられ、世紀末近くなって、クレペリンの精神医学の教科書の初版と、フロイトの精神分析の最初の著書が出版された。20世紀には、クレペリンの流れをくむ記述的精神医学とフロイトにはじまる力動的精神医学が、それぞれ独自の発展をとげた。

　　また20世紀前半には、進行まひの発熱療法（1917）、統合失調症のインシュリン・ショック療法（1933）、統合失調症やうつ病の電気けいれん療法（1939）などの身体的治療が導入され、ひろくもちいられた。また病院を中心とする作業療法は、はやくから盛んにおこなわれた。

しかし、最も画期的であったのは、1952年にクロルプロマジンが統合失調

症の妄想・幻覚・興奮にきわめて有効なことが発見されたことである。それ
をきっかけにして、たくさんの抗精神病薬、抗うつ薬、抗躁薬、抗不安薬、
睡眠薬が開発され、精神科医療のありかたが大きく変化した。20世紀後半は
向精神薬の時代といえる。さらにこれらの薬の薬理作用をひとつの手がかり
に、飛躍的に進歩した科学技術を応用して、統合失調症や双極症などの身体
的背景をめぐる神経科学的な研究が活発にすすめられた。この研究分野は生
物学的精神医学とよばれ、その成果は臨床にも生かされている。20世紀の最
後の四半世紀は、脳研究の発展期といわれる。この研究は、21世紀にはいっ
そう盛んになっている。

　一方、社会福祉の面では、精神障害者は長いあいだ悲惨な生活状態におか
れ、しばしば浮浪者の群れに入り、いわれのない迫害もうけた。19世紀後半
になって欧米では公立精神科病院に収容されるようになったが、いつも人権
が尊重されていたとは言いがたい。20世紀に入ると、精神衛生関係の市民運
動なども活発になったが、まだ個人的な慈善事業の範囲を出なかった。国家
の施策としての社会福祉が精神障害者に及ぶのは、第2次世界大戦後の20世
紀後半になってからである。先進諸国では収容中心の医療から地域医療に重
点が移り、さらにノーマライゼーションの運動が積極的にすすめられてい
る。それには経済面をはじめとする種々の困難をともない、どの国も試行錯
誤を重ねているのが実状である。

　しかし、上記の記述・力動・生物学的精神医学の成果をもとに、精神障害
者を医療と福祉の両面から支えようとする試みは、社会と一般市民の理解の
もとに、大きく発展する気運をみせている。

　この精神医学・医療・保健・福祉の流れのなかで、日本は先進諸国にくら
べて特異な歩みをたどったと言わねばならない。その経過を関係法律の面か
ら、1995年に制定・施行された「精神保健及び精神障害者福祉に関する法律
(略称：精神保健福祉法)」の説明をかねて、ふりかえることにする。

II. 精神保健福祉法の成立と改正の経緯

　わが国にも昔から精神病者が多数いたことは言うまでもない。たとえば11世紀に後三条天皇の皇女佳子内親王が興奮状態になり、京都の岩倉村の大雲寺にこもって全快したという言い伝えから、多くの精神病者や家族が岩倉村に集まり、宿屋もできて、江戸末期にはひとつのコロニーがつくられた。明治23年（1890）には、そのなかに私立岩倉病院ができた。同じ動きは徳川時代に全国各地の寺院などでみられ、それが初期の精神科病院に変わっていった。しかし、その数は限られ、経済的な支援も、人権への配慮もとぼしかった。

　明治時代には、西欧の制度を導入して法律がととのえられ、一方では西欧医学を学んで伝染病予防や栄養改善が国家の施策に取りあげられた。しかし、同じ時期に精神障害者に対してつくられた法律は、西欧における進歩におくれ、日本の社会風習を色濃くのこしたものであった。

a. 精神病者監護法（1900）

　明治33年（1900）に制定され、その後50年間にわたって施行された法律である。その第1条は、「精神病者ハ其ノ後見人配偶者四親等内ノ親族又ハ戸主ニ於テ之ヲ監護スルノ義務ヲ負フ（略）」、第3条は、「精神病者ヲ監置セシムルトキハ行政庁ノ許可ヲ受クヘシ（略）」であって、この行政庁は警察署であった。精神科病院の使用も行政庁の許可が必要で、監護・入院の場所を変更するときは、24時間以内に届け出が義務づけられていた。費用は被監護者または扶養義務者の負担と明記された。全20ヵ条のうち7ヵ条はこの法律に違反するときの罰則である。

　この法律は、患者の保護よりも社会防衛の性格が強い。また家族が全面的にその責任を負うことは、西欧諸国にみられない特色で、現在もその伝統が医療保護入院の同意者の役割としてのこっている。

　その後、東京帝国大学精神病学教室の呉秀三教授は、明治43年から6年間、夏季休暇ごとにスタッフを全国に送って、364ヵ所の監護室の状況などを調査し、詳細な記録と写真を添えて、大正7年（1918）に『精神病者私宅

監置ノ実況及ビ其統計的観察』という著書を発表した。

そのなかで呉は、全国の精神病者14〜5万人に対して精神科病床は公立・私立病院をあわせて5千床に満たないことを指摘し、さらに「私宅監置ノ現状ハ頗ル惨澹タルモノ」であるから「斯ノ監置室ハ速ニ之ヲ廃止スベシ」と主張し、さらに欧米諸国の国家・公共の制度のととのった状況にくらべると、「我邦十何万ノ精神病者ハ実ニ此病ヲ受ケタルノ不幸ノ外ニ、此邦ニ生マレタルノ不幸ヲ重ヌルモノト云フベシ」という痛烈な批判をおこなった。

b. 精神病院法 (1919)

この呉秀三の著書がでた翌年、政府は急いで「精神病院法」を制定した。わずか8ヵ条の短い法律で、その第1条「主務大臣ハ北海道又ハ府県ニ対シ精神病院ノ設置ヲ命ズルコトヲ得」が、その主旨である。その経費の6分の1ないし2分の1は、国庫から補助することになっていた。

しかし、遺憾ながら当時の政府は、軍備拡張に熱心で、この法律を十分実行することはついになかった。

また、医療関係者のあいだでも精神科医療に対する関心がとぼしく、専門医も少なかった。たとえば東京帝国大学医学部には明治19年(1886)にわが国最初の精神病学教室が設置されたが、実際には名目のみで大学内には何の施設もなく、その後33年間も精神病学教室は東京府立巣鴨病院(現松沢病院)の中に置かれていた。

c. 精神衛生法 (1950)

このようにして第2次世界大戦が終わった昭和20年(1945)には、日本には精神科医療に関して上記の2法律のほか具体的な対策がなく、精神科病床も人口1万あたり2.5床にも足りなかった。すでに欧米では各種法律が整備され、精神科病床も1万あたり20〜35床に達していたのにくらべ、あまりに格差が大きかった。そこで上記2法律を廃止し、新たにつくられたのが精神衛生法である。これによって、日本も初めて精神科医療に関する近代的な法律をもつことになった。

精神衛生法は、第1条で「この法律は、精神障害者の医療および保護を行い、且つ、その発生の予防に努めることによつて、国民の精神的健康の保持

及び向上を図ることを目的とする」と述べ、次のような施策をあげている。

⑴精神科病院の設置

第４条（現在の精神保健福祉法第19条の７）には「都道府県は、精神病院を設置しなければならない」という条文があり、第６条（同条の10）にはその経費の２分の１を国が補助することが定められている。しかし、第５条（同条の８）には、もし地元に適当な私立精神科病院があるなら、それを都道府県が設置する病院に代わる施設（指定病院）とみなすことができるという抜け道をもうけている。このため実際には、金融面などで私立精神科病院の設立を促すことによって、公立病院に代えることが多かった。その結果、欧米では精神科病院はほとんどみな公立病院であるのに対して、日本では８割以上が私立病院、入院患者の数ではほとんど９割が私立病院に入院しているという

状況が生まれた。その得失は別として、精神科医療における日本独自の事情といえる。

⑵精神衛生鑑定医の資格

精神科の医療に少なくとも３年以上の経験をもつ医師に、精神衛生鑑定医の資格をあたえた。これは次の重要な役目を果たすためである。この資格の認定があまり厳格でなかったことが、のちに問題を生ずるもとになった。

⑶措置入院の制度

精神病者が、その精神障害のため、いわゆる自傷他害の恐れが大きいことについて、上記の精神衛生鑑定医２名以上の診断が一致するときは、本人および関係者の同意がなくとも、精神科病院に入院（第29条：措置入院）させることができる。その際の費用は都道府県が負担し、その半額を国が補助する。

⑷保護義務者の指名と同意入院の制度

家族のうち、後見人、配偶者、親権をおこなう者の順で、家庭裁判所が保護義務者（のち保護者）を定める。保護義務者は精神障害者の安全や財産の保護、医師への協力などをおこなうとともに、もし精神障害者の医療および保護のために入院の必要があると精神科病院の長が認める場合、保護義務者が同意することにより、本人の同意がなくとも、入院（第33条：同意入院、のち医療保護入院）させることができる。この保護義務者の制度と同意入院の形式は、家族の役割を重視する日本独自の制度である（のちに改正）。な

お精神障害の疑いがあって、診断に時日を要する場合には、後見人などの同意により、3週間を超えない期間、仮に入院させることができる（仮入院、のちに廃止）。

(5)精神衛生相談所の設置

都道府県や政令市は、精神衛生に関する相談や指導、知識の普及をはかるため、精神衛生相談所を設置できる。その費用の2分の1を国が補助する。

(6)精神衛生審議会の設置

厚生省の付属機関として、15名の委員の審議会を置いて、厚生大臣に意見を具申する。

そのほか、精神障害者を精神科病院以外の場所に保護拘束することを原則として禁止し、やむをえない場合の条件をしめすなど、かなり細部にわたる規定がある。

精神衛生法が制定されたあと、公立およびとくに私立の精神科病院は次第に増加した。それにともなって、精神病者を家庭の座敷牢から精神科病院に移し、電気けいれん療法やインシュリン・ショック療法をおこない、作業療法を中心とする生活支援をすすめるという治療の流れがつくられた。また、各地の公立精神科病院は、地域の医療センターとしての役割を果たすとともに、若い医療関係者の研修の場所ともなった。

しかし、施行開始当時は一般社会の理解もとぼしく、国民健康保険制度も不十分で、とくに精神科医療は報酬が少なかったため、医療上の制約も大きかった。また、医療関係者の絶対的不足と、経済面への配慮から、入院患者数当たりの医師・看護者数は一般診療科より少なくてもよいという特例がもうけられた。その結果、精神科病院は一般病院にくらべて、粗末な病棟に患者が超過入院する状況がおきた。

その後、昭和29年（1954）には対象に慢性覚せい剤中毒がくわえられた。昭和36年（1961）には措置入院の国の補助が2分の1から4分の3に引き上げられ、生活保護患者の入院が経済的理由で措置入院に切り替えられるなど、本来の目的にそわない入院形式も多くなった。

d．精神衛生法の改正（1965）

　昭和39年（1964）３月にライシャワー駐日米国大使が精神病者に刺される
という事件がおき、それをひとつの契機として精神衛生法が一部改正され
た。その要点は、以下のようである。

　⑴通院費用の補助

　これまでの経済的援助は入院患者に限られていたが、外来通院の費用も２
分の１を都道府県が負担し、その２分の１を国が補助することになった。

　⑵精神衛生センターの設置

　それまでの精神衛生相談所に代えて、都道府県に精神衛生センターを設置
することになった。その業務は、精神衛生に関する知識の普及、調査研究、
複雑・困難な事例の相談・指導などである。実際には保健所の精神衛生活動
の指導、地域の統合失調症回復者団体や家族会の援助、デイケアや就職紹介
活動の先駆的試み、不登校をはじめとする青年期の諸問題への対応、アルコ
ール依存症の相談・指導、精神衛生に関する研究者・人材の養成、そのほか
各センター独自の事業など、きわめて広範囲の活動をおこない、わが国の精
神科医療・福祉の発展に大きな役割を果たしている。

　⑶地方精神衛生審議会の設置

　中央のみならず、都道府県に地方精神衛生審議会を置き、各地域の諸問題
について、知事に意見を具申する制度をもうけた。

　この法改正によって、精神科医療をうけることはいっそう容易になった。
とくに通院費用の補助は、外来治療の促進に大きく役だった。しかし一方で
は、経済的理由による措置入院患者がふえ、精神科病床もさらに増加して、
人口１万あたり30床を越えるにいたった。それにともなって入院患者の人権
保護の不十分さが、国内および国際的にも批判をうけるようになった。ま
た、米国ではすでに1963年のケネディ教書によって、精神科病床をへらして
地域医療に移行する脱施設化の動きがすすんでいた。これらの情勢から、精
神衛生法も一部改正のあと22年たって、大きな見直しをせまられることにな
った。

e. 精神保健法 (1987)

精神衛生法は大幅に改正され、精神保健法と名称も改められた。その要点は次のようである。

(1)入院形式と名称の変更

これまで患者の自由意志による入院には、法的な規定がなかった。そこでこれを、精神科病院における基本的な入院形式（第22条：任意入院）として制度化した。その場合、退院も自由意志によるが、医療と保護のため必要なときは72時間に限り、退院を制限することができるものとした。また、これまでの同意入院は、医療保護入院と名称が改められた。

また、とくに都道府県知事が指定する精神科病院には、保護義務者の同意が得られない場合でも、直ちに入院させる必要があるとみとめられたときは、72時間を限って入院させることが定められた（第33条の4：応急入院）。

(2)入院患者の人権への配慮

法律制定後の厚生省からの通知により、精神科病院に入院する患者には、入院の形式を文書によって明示するとともに、通信、電話、面会などは原則として自由で、とくに代理人となる弁護士や後見人との連絡はまったく制限されないこと、不満や納得のいかないことは都道府県の担当係（電話番号を病棟に掲示）に連絡できることなどを、十分に知らせるよう指示された。

(3)精神保健指定医の資格認定

精神衛生鑑定医の資格よりきびしく、5年以上の臨床経験をもち、そのうち3年は精神科の臨床に従事した者で、各種担当症例の報告書を提出する。最終的には、公衆衛生審議会の意見を聞いたうえで指定される。また、5年毎に厚生省令で定める研修をうけなければならない。この精神保健指定医が、以前の精神衛生鑑定医に代わって、入院のための診察などをおこなう。

(4)精神医療審査会の設置

精神科医療関係者3名、法律関係者1名、その他の学識経験者1名の合議体で、入院患者や保護義務者からの退院あるいは処遇改善の要求を検討し、患者の退院や病院の処遇改善などに必要な対策を命ずることができる。

(5)社会復帰施設の設置

都道府県、市町村、社会福祉法人などは、ⅰ）精神障害者生活訓練施設、ⅱ）精神障害者授産施設を設置することができる。その設置と運営の費用は、一定限度まで国から補助される。この生活訓練施設には、入院の必要は

ないが日常生活の自立が困難な者を対象とする援護寮（定員20名程度）と、生活は自立しているが適当な住居がない者のための福祉ホーム（定員10名程度）がある。いずれも2年をめどにした入所期間の制限がある。

　この精神保健法は、上記の(1)〜(4)にみられるように、入院患者の人権尊重をめざす部分と、(5)のように社会復帰をすすめる部分をふくんでいる。いずれも時代の要請に応えるものであるが、とくに後者についてはいっそうの推進を求める声が高かった。

　平成5年（1993）の同法改正の際には、この点を考慮して、都道府県はじめ市町村や法人が地域生活援助事業（いわゆるグループホーム）をおこなうことが定められた。これは生活が自立できる者のための共同住居で、明確な入居期限はもうけられていない。

　また、保護義務者の名称は、保護者と呼び変えられた。仮入院の期間は1週間となった。また、平成8年（1996）から政令都市は都道府県から独立して、精神保健法の業務をおこなうことになった。

f．精神保健及び精神障害者福祉に関する法律（略称：精神保健福祉法）（1995）

　これまで述べたのは、主に精神科医療を中心とした動きであって、精神保健法もその範囲を大きく越えるものではなかった。また、身体障害、老人、精神遅滞、重症心身障害にはそれぞれ早くから各福祉法があって、必要な施策や設備の充実がはかられてきたのに対し、精神障害には同じ福祉法がなく、その速やかな制定は、長い間、患者、家族をはじめ関係者一同の悲願であった。

　しかし、平成5年（1993）12月に障害者基本法が制定され、その第2条に「この法律において『障害者』とは、身体障害、精神薄弱又は精神障害（以下『障害』と総称する。）があるため、長期にわたり日常生活又は社会生活に相当な制限を受ける者をいう」としるされ、精神障害者が障害者基本法の対象として明確に位置づけられた。

　この障害者基本法と整合性をもつ法律として、精神保健法が精神保健福祉法に生まれ変わったのである。

　したがって、この法律の第5条の『精神障害者』の定義は、これまで精神疾患をもつという医学的概念でとらえられていたが、それは同時に障害をもつという福祉的概念から、病気と障害の二面性をもつものとして扱われることになった。これが新しい法律の基本的な立場である。

　すなわち、精神保健福祉法は、身体障害者福祉法、精神薄弱者福祉法などとならんで、障害者基本法のもとに、相互に補いあいながら運営されるものである。

　したがって精神保健福祉法は、従来の精神保健法と次のような点が異なっている。

(1)福祉法であることの明確化

　第1条の（この法律の目的）において、これまで、「社会復帰を促進し」としるされていたところが、「社会復帰の促進及びその自立と社会経済活動への参加の促進のために必要な援助を行い」と、具体的かつ明確な表現をとっている。

(2)福祉手帳の交付

　身体障害者などが福祉手帳の交付によってさまざまな支援をうけているように、精神障害者保健福祉手帳（1級、2級、3級）によって、生活面の援助をうけられるようにするものである。プライバシーの保護には注意がはらわれている。具体的内容は地域によって多少異なるが、等級に応じて、税制の障害者控除や交通費の援助、障害年金の支給などがおこなわれる。

(3)精神障害者の福祉のための市町村の役割の明確化

　これまで精神障害者は医療の対象として病院や保健所が診療・保護に当たり、社会復帰活動も都道府県が援助することにとどまっていた。しかし、これからは障害者として、「市町村、社会福祉法人その他の者は、精神障害者の社会復帰の促進及び自立の促進を図るため、社会福祉事業法の定めるところにより、精神障害者地域生活援助事業を行うことができる」と定められた（のちに障害者福祉サービス事業等に統合）。

　そのほか、都道府県のみならず市町村も、精神障害に関する正しい知識の普及のための広報活動などを通じて、地域住民の関心と理解をふかめる努力が求められている。

g. 精神保健福祉法の改正（1999）

精神保健福祉法を実施した経験や結果をもとに、その改正案が国会で承認

された。改正点は多数あるが、おおまかに次の2つに要約できる。

　(1)主に医療に関する改正点

　精神保健法（1987）の趣旨にそって、人権を尊重する医療の徹底が求められた。

　患者から退院や処遇改善の訴えをうけた精神医療審査会は、病院管理者へ診療録などの提出を求め、あるいは出頭を命じて審問することができることとなった。さらに事情によって、厚生大臣または都道府県知事は、管理者に処遇改善を命じることができるとされた。これらの規定は、精神保健福祉法施行後もなお一部の精神科病院で不祥事を生じた事態に配慮したものである。

　一方、患者が自傷他害の恐れがあるため措置ないし医療保護入院が必要な場合、都道府県知事がその患者を病院に移送することが定められた。

　また保護者が「精神障害者が自身を傷つけ又は他人に害を及ぼさないよう監督」する項目が除かれた。このような保護者の監督は実際には困難で、不幸な事故により高額の弁償を求める裁判もおきかねないためである。

　また保護者の高齢化などに配慮して、事情により後見人の代わりに保佐人を選任できることになった。なお、仮入院の制度は適用例が少ないため廃止された。

　(2)主に社会復帰および福祉に関する改正点

　精神保健福祉法（1995）の目的をいっそう推進するため、具体的な規定が盛り込まれた。特に重要なのは、これまで保健所を中心に展開してきた社会復帰・援助活動を市町村が主体となって施行することである。この事業を円滑に実施するため、直接に指導に当たるのは精神保健福祉センターである。そのため、精神医療審査会の事務のほか、通院医療の公費負担、精神障害者保健福祉手帳の交付などの判定業務も、専門関係機関として精神保健福祉センターが担当することになった。

[follow up]　精神保健福祉法では、都道府県や市町村、社会福祉法人などが精神障害者のためにおこなう事業として、精神障害者生活訓練施設、同授産施設、同福祉ホーム、同福祉工場、同地域生活支援センターの設置があげられていた（第50条）。この条項は次に述べる障害者自立支援法の成立に伴い廃止され、他の障害と同様の設備が設置・運営されることになった。

h. 障害者自立支援法（2005）の制定と障害者総合支援法への改正（2012）

　わが国の障害者福祉施策は、身体、知的、精神の障害別に立案・施行されてきた。それらを総合して、市町村を中心に、一元化した体制により、効率的・効果的な対策を講ずる目的で、障害者自立支援法が制定された(2005)。精神障害者の福祉は常に軽視されてきたが、他の障害と同じ水準で、各種の地域生活支援事業などが提供されることとなった。この成立にともない、精神保健福祉法における地域生活支援は障害者自立支援法へと移管され、精神障害者通院医療費公費負担制度は自立支援医療制度に代わった。その後、2011年の障害者基本法の改正を受け、障害者自立支援法は障害者総合支援法へと改正された（2012）。

　　障害者総合支援法では、「自立」の代わりに、新たに「基本的人権を享有する個人としての尊厳」が明記され、障害福祉サービスに係る給付に加え、地域生活支援事業による支援を総合的に行うこととされた。

　　生活支援としては、居宅介護（ホームヘルプサービス：家事や入浴や食事などの介助）、行動援護（行動に伴う危険を回避するための援護）、生活介護（支援施設へ通所して日常生活上の支援を受ける）などを利用できる。

　　社会生活の訓練としては、生活訓練（食事や家事などの訓練）、就労移行支援（職業訓練や就職活動のサポート）、就労継続支援（働く場と知識や能力向上のための訓練。雇用契約を結んで働くＡ型、結ばずに働くＢ型）などを利用できる。

i. 障害者雇用促進法の改正（2006、2018）

　　2006年の改正によって、身体障害と知的障害に適応される障害者の法定雇用率算定のなかに、精神障害者保健福祉手帳を所持する精神障害者も、身体障害または知的障害の雇用とみなして算定できるようになった。2018年の改正を機に、公式に精神障害者として算定されるようになった。法定雇用率は次第に引き上げられ、また制度が適応される職場の範囲が広がってきており、精神障害者の雇用機会が増えることが期待される。

　　また、就労支援に積極的な事業所に対して地方自治体が補助金を出し、職業訓練を依頼する制度である職親制度（精神障害者社会適応訓練事業）も利用できる。

j. 精神保健福祉法の再改正（2013）

　障害者基本法の改正（2011）および障害者自立支援法の障害者総合支援法への改正（2012）に続き、精神保健福祉法が再度改正された。大きな改正点は、精神病者監護法の監護義務者に由来する日本独自の保護者制度の廃止である。前回（1999）の改正で、患者に自傷他害のおそれのないよう監督する役割が削除されるなど保護者の負担は軽減されていたが、この改正によって「保護者」という言葉がなくなった。ただし、医療保護入院には「家族等のうちいずれかの者」の同意が必要とされており、その「家族等」とは精神障害者の配偶者、親権を行うもの、扶養義務者、後見人または保佐人であり、廃止された「保護者」と実質的に変わらない。保護者制度は名目的には廃止されたが、家族の負担の軽減という趣旨が実現されたのか疑問が残る。

　また、医療保護入院者の退院促進のために、退院後の生活環境に関する相談および指導を行う者（精神保健福祉士等）の設置や地域援助事業者との連携などが、精神科病院の管理者に義務付けられた。

　以上のような経緯を経て、現在の仕組み、すなわち精神科医療は精神保健福祉法に基づいて行われ、精神障害者への社会生活支援と就労支援は障害者総合支援法と障害者雇用促進法に基づいて進められる体制が出来上がった。法制度の歴史的変遷をみると、辛抱づよい努力の積み重ねによって、次第に進歩がもたらされたことがわかる。この進歩をもたらした人々に、敬意を表さずにはいられない。

　これからも法制度と医療福祉供給体制は改良されてゆくと予想される。現在、厚生労働省を中心に、「精神障害にも対応した地域包括ケアシステム」の構築が検討されている。これは、精神障害の有無や程度にかかわらず、誰もが地域の一員として安心して自分らしい暮らしをすることができるよう、医療、障害福祉・介護、住まい、社会参加（就労）、地域の助け合い、教育が包括的に確保された社会を目指している。

　しかし、法律と制度だけで問題が解決するものでないことは言うまでもない。不適切な医療の防止には監視や罰則も必要であるが、精神科関連諸学会

や諸団体による研修や情報交換を通じて、医療関係者が見識をひろめ、精神科医療全体の水準をたかめる努力がいっそう大切である。

　精神障害者の社会復帰や生活支援についても、施設や事業の名称や内容が細かくしめされているが、それをすべて政治と行政がおこなうというものではない。現在、社会復帰施設のうち、公立のものは1割程度で、あとは医療法人と家族やソーシャルワーカーが設立した社会福祉法人の施設である。さらに大多数の障害者が利用しているのは、必らずしも法人の資格をもたない法外施設の小規模作業所や共同住居であって、病院・診療所、家族、ソーシャルワーカー、ときには回復者たちが、自らの努力と熱意でつくり、運営しているものである。各施設がそれぞれに苦難の歴史を歩んでいるなかで、最も必要とするのは周囲の理解と経済的な援助である。改めて言うまでもなく、患者のこころを最もよく知るのは患者同士である。家族、保健・医療関係者、ソーシャルワーカー、ボランティアも、それぞれの立場から患者を理解し支援する活動をつづけてきた。社会参加と福祉の施設と事業が、都道府県・市町村の支援と市民の理解のもとに、本当に患者のための、できるだけ患者自身の力による、誰よりも患者のものとして、さまざまな創意と工夫をこらし、きめ細かく患者のニーズに合わせて、静かにひろがっていくことを願ってやまない。

Ⅲ．精神保健福祉法（2013年改正版）の概要

　　精神保健福祉法の成立と改正の経緯は上に述べたとおりである。医師をはじめ医療・福祉関係者は、医師法その他の法律にしたがって日常の業務をおこなっている。なかでも精神医学および精神科医療は、人権に関する諸法律とのかかわりが深い。精神保健福祉法の正しい理解と運用が常に求められている。

　この法律の全文は厚生労働省のホームページに掲載されている。ここでは目次を示し、いくつかの項目に絞って解説する。

目次

a．目的

　精神障害者の医療及び保護を行い、障害者総合支援法と相まってその社会復帰と自立と社会経済活動への参加の促進を援助することを目的とする。また国民は、精神障害者がその障害を克服して社会復帰をし、自立と社会経済活動への参加をしようとする努力に対し、協力するように努めなければならないことも謳われている。

b．精神保健指定医

　厚生労働大臣は、申請に基づき、措置入院や医療保護入院の要否、行動の制限等の判定を行うのに必要な知識及び技能を有すると認められる者を、精神保健指定医に指定する（第18条）。精神科 3 年以上を含む 5 年以上の臨床経験を有し、所定の研修を終了し、提出したレポートが適切と認められた医師が指定される。

　なお、都道府県知事の認める病院（特定病院）では、指定医が不在のさい、特定医師（精神科 2 年以上を含む 4 年以上の臨床経験を持つ医師）に任意入院患者の退院制限と医療保護入院・応急入院に関する診察を行わせることができる。

c．入院形態

(1)　任意入院

　自らの意思による入院であり、患者から退院の申し出があったさいには、病院の管理者は退院させなければならない（第21条）。ただし、指定医の診察の結果、入院を継続する必要があると認められたときは、72時間（特定医師の診察の場合は12時間）を限度に退院の制限をかけることができる。

(2)　措置入院

　通常、 2 名以上の精神保健指定医が診察し、精神障害者であり、かつ、自傷他害のおそれがあると一致して認めた場合に、都道府県知事の権限で行う入院である（第29条）。症状が著しく、直ちに入院させる必要がある場合には、指定医 1 名の診察でも72時間を限度に入院させることができる（緊急措置入院）。

(3)　医療保護入院

　精神保健指定医による診察の結果、入院する必要があるが、本人から同意が得られないさいに、家族等の同意により行う入院（第33条）。特定医師の診察の場合は12時間を限度に入院させることができる。

(4)　応急入院

　精神保健指定医による診察の結果、緊急に入院する必要があるが、本人から同意が得られず、また家族等の同意もすぐには得られないさいに、72時間（特定医師の診察では12時間）を限度として入院させることができる（第33条の 7 ）。

d．精神保健福祉センター

　精神保健の向上及び精神障害者の福祉の増進を図るため、精神障害に関する相談や知識の普及等を行う、精神保健福祉センターを各都道府県に設置することが決められている（第6条）。

　その業務は精神保健福祉の知識の普及、企画立案、調査研究、直接相談や電話相談による心の健康づくり、精神保健福祉関係者の教育や訓練、保健所などへの指導、家族会や自助グループの結成支援、精神医療審査会の事務処理、精神障害者保健福祉手帳および自立支援医療の判定業務などがある。

e．地方精神保健福祉審議会及び精神医療審査会

　精神保健と福祉に関する事項を調査審議するために、都道府県は条例で地方精神保健福祉審議会を置くことができる（第9条）。

　また、措置入院患者等の定期病状報告や、入院患者又はその家族等からの退院等の請求に対する応諾の可否等の審査等を行うため、都道府県は精神医療審査会を設置することが求められている（第12条）。

f．精神科病院

　都道府県は、精神科病院を設置しなければならない（第19条の7）。また、都道府県知事は、措置入院患者を入院させ、適切な治療を行うことができる病院を指定病院として指定することができる（第19条の8）。

g．精神科病院における処遇等

　精神科病院の管理者は、入院中の者につき、その医療又は保護に欠くことのできない限度において、その行動について必要な制限を行うことができる（第36条）。精神科病院に入院中の者又はその家族等は、都道府県知事に対して、当該入院中の者を退院させることや、精神科病院の管理者に退院や処遇改善を命じることを、求めることができる（第38条の4）。このような請求があった場合、都道府県知事は、精神医療審査会に、審査を求めなければならない（第38条の5）。厚生労働大臣又は都道府県知事は、精神科病院に入院中の者の処遇が著しく適当でないと認めるときは、当該精神科病院の管理者に、改善計画の提出や、処遇の改善のために必要な措置を採ることを命ず

ることができる（第38条の7）。

h．精神障害者保健福祉手帳

　精神障害者は、都道府県知事に精神障害者保健福祉手帳の交付を申請することができる。知事は、申請者が政令で定める精神障害の状態にあると認めたときは、申請者に精神障害者保健福祉手帳を交付する（第45条）。

8-2

司法精神医学

　精神障害者の触法行為を免責ないし減刑することは、ローマ法以来の通則であるが、その判定および治療的対応は、法律家と精神科医の間で長く論議されてきた。

Ⅰ．精神疾患と責任能力

a．触法行為と責任能力

　正常な精神状態において、人は法律をおかさないよう、自己の行為に責任をもつことを期待されている。しかし、精神疾患や知的発達症（精神遅滞）のため、事件当時にその責任を果たす能力がまったく欠けているか（責任無能力）、いちじるしく減退しているとき（限定責任能力）には、それぞれ心神喪失および心神耗弱として、処罰が免除あるいは軽減される。

　わが国の刑法には具体的な規定がないが、大審院判決（1931）にしたがって、心神喪失は「精神の障害に因り事物の理非善悪を弁識する能力、またはこの弁識にしたがって行動する能力のない状態」、また心神耗弱は「その能

力の著しく減退せる状態」と解釈されている。

(1)　多くは責任無能力とみなされる場合

　高度の意識障害：飲酒による病的酩酊が問題になる。夢中遊行、身体疾患の際のせん妄、てんかん発作のもうろう状態などの場合もあるが、犯罪行為をきたすことは稀である。

　統合失調症：妄想・幻覚によって支配された行動、緊張病性興奮による衝動行為、耐え難い不安にともなう発作的行動など。

　うつ病・双極症：抑うつ状態で自殺をはかるとき、しばしば子供を道づれにする。あるいは極端な躁状態で、判断力をまったく欠くことがある。

　知能障害：高度の認知症や重度以上の知的発達症（精神遅滞）のある場合。しかし、それによって重大な犯罪をおかすことは少ない。

(2)　多くは限定責任能力とみなされる場合

　責任無能力と完全責任能力の中間にあるので、判断がむつかしいことが多い。たとえば、飲酒による複雑酩酊、残遺型統合失調症における妄想・幻覚と関係のない無思慮な犯罪的行為、躁状態の浪費にともなう盗み、軽度知的発達症（精神遅滞）の際の小児性愛的行為など。性格のかたより（非社会性パーソナリティ症など）によって犯罪が繰り返される場合は、よほど極端なとき以外、完全責任能力とみなされる。

b．精神鑑定

　刑事事件の精神鑑定は、事件当時において、①精神障害の存在と、②理非善悪を弁識し、それにしたがって行動する能力について、精神医学の立場から見解を述べ、裁判官が責任能力について決定をくだす資料を提供するものである。

　刑事事件で、起訴するか否かを決めるため、勾留期間中に数時間の診察により、数日以内に鑑定書の提出を求められることがある。検察官の委嘱による、いわゆる簡易鑑定である。その際にも最善をつくすべきであるが、鑑定書にそのような条件のもとで作られた事情を明記しておく。

　ふつうは正式に裁判所で鑑定人として宣誓をおこない、1～2ヵ月かけて

診察をかさね、必要なら入院（刑事事件のときは鑑定留置という）させ、神経学的および身体的諸検査、心理テストなどをおこなうとともに、病棟における日常生活を子細に観察する。また、事件記録は全部くわしく読み、必要に応じて関係書類を取り寄せ、関係者から事情を聞く。

　鑑定はふつう事件からかなり時間がたった後におこなわれるから、鑑定時の精神状態を調べて事件時のそれを推定することになる。通常は以下のような書きかたをする。

　　令和〇年〇月〇日、〇〇裁判所において、〇〇判事より、〇〇事件被告人（民事事件のときは当事者など）〇〇〇に関し、以下の事項について精神鑑定をおこない、その結果を書面に作成して提出するよう命ぜられた。

１．鑑定事項（例）
　⑴　被告人の本件犯行当時の精神状態
　⑵　同じく現在の精神状態
　　　（その他、省略）

２．事件の概要
　起訴状の公訴事実などから抜き書きして、要点をしるしておく。

３．鑑定の方法
　どのような方法で鑑定をおこなったか、たとえば面接の回数、鑑定留置の有無、施行した諸検査の種類、その他をあらかじめ説明する。特殊な事情のあるときは付記する。

４．現在の精神状態
　ふつうの病歴に準じて、面接の記録、日常生活の様子、諸検査の所見などを、順序よく記載する。とくに面接の記録は、必要な部分を選んで、鑑定人と被鑑定人が交わした言葉を録音テープから再生して、感情の起伏までわかるように、そのまま書きうつす。さらに特定の精神疾患あるいは性格特徴などの診断にいたる経過を、非専門家にも納得できるように、面接記録に検査資料などをくわえて、わかりやすく書きしるす。

５．事件当時の精神状態
　現在の精神状態をもとに、必要に応じて事件記録にしるされた情況や目撃者の証言などを引用し、事件当時の被鑑定人の精神状態をできるだけ無理なく推定する。

6．考察

　それまで述べた事柄を整理し、精神医学の立場から、診断した疾患あるいは性格特徴について説明し、事件との関連について考察をくわえる。

7．鑑定主文

　鑑定項目に回答する形で、改めて簡潔なまとめを記載する（裁判官の判決文にそのまま引用されることがあるので、用語に十分注意する）。

　最後に、鑑定書作成の日時、鑑定人の職業と署名、捺印のあと、鑑定に要した期間を記入しておく。

　精神鑑定書は、裁判官や関係者に読んで理解してもらわなければ意味がない。そのためには、次のような注意が必要である。①いたずらに冗長な書きかたをしない。直接に関係のない家族歴をくわしく記載したり、心理テストの結果をそのまま書き写したりしてはならない。本当に必要なことを選別して、要領よく書くよう心がける。②専門用語は最小限にとどめ、やむをえず使うときは、カッコ入りの説明をつける。心理テストも方法を手短かに解説し、医学的所見も必要なら日常用語に言い直しておく。③特別な場合以外は、学説や学者の名前などをあげることは避ける。鑑定書は学術論文にひとしい価値があるが、論文であってはならない。

　裁判員裁判が導入されて、これまで以上に簡潔でわかりやすい鑑定書が求められている。検察庁ホームページの精神鑑定書の様式例や国立精神・神経医療研究センターのホームページの「刑事責任能力に関する精神鑑定書作成の手引き」が参考になる。

c．成年後見制度

　民法の禁治産・準禁治産制度が大幅に改正され、2000年から現行の成年後見制度が施行された。この制度のもとに、日常の社会生活において、とくに財産を管理する行為能力が、精神疾患や知的発達症（精神遅滞）、認知症などのため障害されているとき、必要に応じて精神鑑定をおこない、①後見（財産を管理する能力がなく、後見人が代わりに財産上の法律行為をおこなう）、あるいは②保佐（ふつうの財産管理はできるが、特定の行為には保佐

人の同意を必要とする）の判定をする。またその能力障害がより軽度の場合は、③補助とみなして、補助人を選任する。また将来その能力の障害が生ずるときに備えて、本人の契約により、任意後見人を指定することができる。

　　刑事事件では事件の際の責任能力が問われるが、民事事件では日常生活における行為能力の「常況」が問題になることが多く、したがってその精神鑑定は、事件本人の持続的な精神状態について検討する。

　　この審判は、後見人などの選任を含めて、家庭裁判所がおこなう。行為能力障害の状況が高度かつ明瞭なときは、家庭裁判所の調査官が確認するだけで足りるが、精神科医が鑑定して、一定の書式により意見を述べることも多い。裁判所のホームページに成年後見制度で使う診断書と鑑定書が例示されている。

　　また、たとえば遺言書作成当時の認知症の有無を問われるときには、客観的な資料から過去の特定の時の行為能力を推定しなければならない。そのほか、交通事故の被害者が保険会社に補償を求めて争う場合、自殺者の家族が職場を訴える場合など、種々の情況で精神鑑定を求められることがある。

II. 心神喪失等の状態で重大な他害行為を行った者の医療及び観察等に関する法律（略称：医療観察法）

　わが国においては、精神科医療および社会復帰・福祉制度の不備などのため、重大な触法行為を行った精神障害者に対する関係法律の整備が立ち遅れてきた。従来は主に精神保健福祉法の措置入院制度によって対応されてきた。しかし一般の精神科患者と同一施設では、必ずしも十分な治療が行えない。ときには開放的な病棟管理の病院に他害行為をおこなった患者が入院して、ほかの患者および職員に戸惑いをきたし、必要以上の行動制限や早期の退院につながることもあった。それは他害行為をおこなった本人にも、精神科病院にとっても、不幸なことであった。

　このような人に対し、適切な医療を提供し、社会復帰を促進することを目的として、2005年に施行されたのが医療観察法である。

　この法律にもとづき、刑事責任を問われなかった精神障害者（検察官によ

って不起訴処分または裁判によって無罪が確定）に対し、検察官は、医療観察法による医療及び観察の要否を地方裁判所に申立てる。申立てを受けて、医療機関での鑑定入院等が行われ、裁判官と精神保健審判員（必要な学識経験を有する医師）の合議によって、処遇の要否と内容が決定される。

　入院治療と決まれば、全国33か所（2019年時点）の指定入院医療機関において、多職種による手厚い専門的な入院医療を受け、退院後は各地域の指定通院医療機関へ通院する。合議によって通院治療と決まれば、各地域の指定通院医療機関で治療を受ける。通院治療は、地域の保護観察所の社会復帰調整官が中心となって作成する処遇実施計画に基づいて行われる。

心神喪失等の状態で重大な他害行為を行った者の医療及び観察等に関する法律（医療観察法）の仕組み

（制度は、法務省・厚生労働省共管）　平成15年7月成立・公布、平成17年7月15日施行

心神喪失等で重大な他害行為を行った者に対して、継続的かつ適切な医療並びにその確保のために必要な観察及び指導を行うことによって、病状の改善及び同様の行為の再発防止を図り、その社会復帰を促進するよう、対象者の処遇を決定する手続等を定めるもの。

重大な他害行為
①殺人 ②放火 ③強盗
④強制性交 ⑤強制わいせつ
⑥傷害※ ①〜⑤は未遂を含む

逮捕・送検

検察官 → 不起訴（心神喪失等を認定）
起訴
裁判所 → 無罪等（心神喪失等を理由）

実刑判決 → 刑務所

検察官による申立て

鑑定入院

地方裁判所

医療観察法における入院医療及び通院医療は厚生労働大臣が行う

入院決定

指定入院医療機関
・入院医療の提供
・設置主体は、国、都道府県、特定地方独立行政法人（公務員型）に限定
・入院期間の上限は定められていないが、ガイドラインで18ヶ月程度を標準としている

通院決定

指定通院医療機関
・入院によらない医療を提供
・基準を満たせば設置主体は民間でも可
・通院は原則3年（必要があれば2年まで延長可）

病院管理者申立て

退院決定

保護観察所・精神保健観察

保護観察所長申し立て

地方裁判所

処遇終了

一般の精神保健福祉

地方裁判所

処遇終了

不処遇

鑑定入院は、精神科病院で実施（期間は2ヶ月が原則・最長3ヶ月）

裁判官と精神保健審判員の合議制精神保健参与員が必要な意見を述べる

※主な処遇プロセスのみ記載

厚生労働省ホームページ　2021年7月23日参照

[付表]　向精神薬の一覧表

　各疾患については本文を参照のこと。一般薬物名はほぼ開発された順に記載した。商品名は代表的なものをしるした。後発医薬品は一般名を使用することが原則となっている。用量は成人の場合である。服用する本人も、薬物名を知り、説明をうけることが望ましい。

一　般　名	常用量(mg)/日	商　品　名
I．抗不安薬(精神安定剤、トランキライザー)		
(ベンゾディアゼピン系薬物)		
クロルジアゼポキシド	20-60	コントール、バランス
ディアゼパム	4-15	セルシン、ホリゾン
オキサゾラム	30-60	セレナール
メダゼパム	10-30	レスミット
クロキサゾラム	3-12	エナデール、セパゾン
ブロマゼパム	3-15	レキソタン
ロラゼパム	1-3	ワイパックス
クロラゼプ酸	9-30	メンドン
フルディアゼパム	0.75	エリスパン
メクサゾラム	1.5-3	メレックス
アルプラゾラム	1.2-2.4	コンスタン、ソラナックス
フルタゾラム	12	コレミナール
クロナゼパム	1-3	ランドセン、リボトリール
フルトプラゼパム	2-4	レスタス
ロフラゼプ酸エチル	1-2	メイラックス
クロチアゼパム	15-30	リーゼ
エチゾラム	1.5-3	デパス
(セロトニン受容体刺激薬)		
タンドスピロン	10-30	セディール
II．睡眠薬		
(ベンゾディアゼピン系薬物)		
ニトラゼパム	5-10	ネルボン、ベンザリン
エスタゾラム	1-4	ユーロジン
フルラゼパム	10-30	ダルメート
ハロキサゾラム	5-10	ソメリン

トリアゾラム	0.125-0.25	ハルシオン
フルニトラゼパム	0.5-2	サイレース、ロヒプノール
ロルメタゼパム	1-2	エバミール、ロラメット
リルマザホン	1-2	リスミー
ブロチゾラム	0.25	レンドルミン
ゾピクロン	7.5-10	アモバン
クアゼパム	15-30	ドラール
ゾルピデム	5-10	マイスリー
エスゾピクロン	1-3	ルネスタ
（メラトニン受容体作動薬）		
ラメルテオン	8	ロゼレム
（オレキシン受容体拮抗薬）		
スボレキサント	15-20	ベルソムラ
レンボレキサント	5-10	デエビゴ
（バルビタール系）		
フェノバルビタール	30-200	フェノバール、ルミナール
アモバルビタール	100-300	イソミタール
ペントバルビタール	50-100	ラボナ
（その他）		
ブロムワレリル尿素	500-800	ブロバリン

Ⅲ．抗うつ薬

（三環系薬物）		
イミプラミン	25-150	トフラニール
クロミプラミン	50-150	アナフラニール
トリミプラミン	50-200	スルモンチール
ロフェプラミン	20-150	アンプリット
アミトリプチリン	30-150	トリプタノール
ノルトリプチリン	30-150	ノリトレン
（四環系薬物その他）		
アモキサピン	25-150	アモキサン
マプロチリン	30-75	ルジオミール
ミアンセリン	30-60	テトラミド
ドレスピン	75-150	プロチアデン
セチプチリン	3-6	テシプール
トラゾドン	75-200	デジレル、レスリン
（SSRI）		
フルボキサミン	50-150	デプロメール、ルボックス

パロキセチン	20-40	パキシル
セルトラリン	50-100	ジェイゾロフト
エスシタロプラム	10-20	レクサプロ
(SNRI)		
ミルナシプラン	50-100	トレドミン
デュロキセチン	20-60	サインバルタ
ベンラファキシン	37.5-225	イフェクサー
(その他)		
ミルタザピン	15-45	リフレックス、レメロン
ボルチオキセチン	10-20	トリンテリックス

IV. 気分安定薬

炭酸リチウム	400-1,200	リーマス
カルバマゼピン	200-600	テグレトール
バルプロ酸ナトリウム	400-1,000	デパケン、バレリン
ラモトリギン	200-400	ラミクタール

V. 抗精神病薬（神経安定剤、神経遮断剤、強力精神安定剤）

(フェノチアジン系薬物)		
クロルプロマジン	50-450	コントミン、ウインタミン
レボメプロマジン	25-200	ヒルナミン、レボトミン
プロペリシアジン	10-60	ニューレプチル
プロクロルペラジン	15-45	ノバミン
パーフェナジン	6-20	PZC
フルフェナジン	1-10	フルメジン
(ベンザミド系薬物)		
スルピリド	150-1,200	ドグマチール
スルトプリド	100-600	バルネチール
ネモナプリド	10-30	エミレース
(イミノジベンチール系薬物)		
クロカプラミン	30-150	クロフェクトン
モサプラミン	30-150	クレミン
(その他薬物)		
ピモチド	1-6	オーラップ
オキシペルチン	40-80	ホーリット
ゾテピン	75-150	ロドピン
(ブチロフェノン系薬物)		
ハロペリドール	3-6	セレネース

フロロペパミド	150-600	プロピタン
スピペロン	1.5-4.5	スピロピタン
チミペロン	3-12	トロペロン
ブロムペリドール	3-18	インプロメン
(セロトニン・ドパミン・アンタゴニスト、SDA)		
リスペリドン	2-8	リスパダール
ペロスピロン	12-48	ルーラン
ブロナンセリン	3-16	ロナセン
パリペリドン	6-12	インヴェガ
ルラシドン	20-80	ラツーダ
(多種受容体作用型薬物)		
クエチアピン	150-600	セロクエル
オランザピン	5-20	ジプレキサ
アセナピン	10-20	シクレスト
クロザピン	200-400	クロザリル
(ドパミン系安定剤)		
アリピプラゾール	6-24	エビリファイ
ブレクスピプラゾール	1-2	レキサルティ

VI. 抗パーキンソン薬

ビペリデン	3-6	アキネトン、タスモリン
トリフェキシフェニジル	2-6	アーテン
メチキセン	5-15	コリンホール
マザチコール	8-12	ペントナ

VII. 抗てんかん薬（主要なもの）

(バルビツール酸系薬物)		
フェノバール	150-200	ルミナール、フェノバール
プリミドン	250-1,500	プリミドン
(ヒダントイン系薬物)		
フェニトイン	200-300	アレビアチン、ヒダントール
エトトイン	1,000-3,000	アクセノン
(バルプロ酸系薬物)		
バルプロ酸ナトリウム	400-1,200	デパゲン、バレリン
(ジベンツアゼピン系薬物)		
カルバマゼピン	600-1,200	テグレトール
(スルフォンアミド系薬物)		

アセタゾラミド	250-750	ダイアモックス
スルチアム	200-600	オスポロット
ゾニサミド	200-600	エクセグラン
(サクシミド系薬物)		
エトサクシミド	450-1,000	ザロンチン、エピレオ
(ベンゾディアゼピン系薬物)		
クロナゼパム	2-6	ランドセン、リボトリール
ディアゼパム	5-20	セルシン、ホリゾン
ニトラゼパム	5-15	ネルボン、ベンザリン
クロバザム	10-30	マイスタン
(新規抗てんかん薬)		
ガバペンチン	1,200-2,400	ガバペン
トピラマート	200-600	トピナ
ラモトリギン	100-400	ラミクタール
レベチラセタム	1,000-3,000	イーケプラ
ペランパネル	4-12	フィコンパ
ラコサミド	200-400	ビムパット

Ⅷ. 抗認知症薬

(コリンエステラーゼ阻害薬)		
ドネペジル	3-10	アリセプト
ガランタミン	16-24	レミニール
リバスティグミン	4.5-18	イクセロン、リバスタッチ
(NMDA 受容体拮抗薬)		
メマンチン	5-20	メマリー

索引

●補訂―――

大森哲郎（おおもり・てつろう）

1981年　北海道大学医学部卒業

1999年　徳島大学教授（精神医学分野）

2021年　徳島大学名誉教授

　　　　社会医療法人あいざと会藍里病院あいざと精神医療研究所所長

主要著書：精神医学における仮説の形成と検証（編著）、学樹書院
(2021)、よくわかる精神科治療薬の考え方、使い方　第3版（編著）、
中外医学社（2015）、双極性障害（専門医のための精神科臨床リュミ
エール6）（編著）、中山書店（2008）

●著者———

山下　格（やました・いたる）

元北海道大学名誉教授（精神医学講座）

元北星学園大学教授（社会福祉学部）

元医療法人平松記念病院医師（外来診療）

2014年12月　逝去

主要著書：Psychophysiological Studies of Emotion and Mental Disorders（with N. Suwa），Igaku-Shoin（1974），Taijin-Kyofu or Delusional Social Phobia, Hokkaido Univ. Press（1993），Periodic Psychosis of Adolescence, Hokkaido Univ.Press（1993），誤診のおこるとき、みすず書房（2009）

精神医学ハンドブック［第8版］

●———1996年2月15日　第1版第1刷発行
　　　1997年4月20日　新　版第1刷発行
　　　2000年1月15日　第3版第1刷発行
　　　2002年2月20日　第4版第1刷発行
　　　2004年2月20日　第5版第1刷発行
　　　2007年1月20日　第6版第1刷発行
　　　2010年10月25日　第7版第1刷発行
　　　2022年2月15日　第8版第1刷発行

著　者———山下　格

補　訂———大森哲郎

発行所———株式会社　日本評論社

　　　　　〒170-8474 東京都豊島区南大塚3-12-4

　　　　　電話03-3987-8621（販売）-8598（編集）

　　　　　振替　00100-3-16

印刷所———精文堂印刷株式会社

製本所———株式会社難波製本

装　幀———駒井佑二

検印省略　©I.YAMASHITA&T.OHMORI 2022　　Printed in Japan

ISBN 978-4-535-98427-1

子どもの**精神医学**
ハンドブック [第3版]

清水將之/著 **水田一郎**/補訂

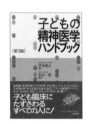

胎児期・乳幼児期から思春期・青年期
にいたる子どもの発達と児童精神医学
の知識と教養を学べる画期的テキスト。
ICD-11に対応。

☆ISBN978-4-535-98493-6
☆A5判:348ページ 定価:**2,750円**(税込)

精神病理学私記

H・S・サリヴァン/著 **阿部大樹・須貝秀平**/著

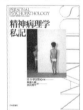

現代精神医療の基礎を築いたアメリカ精神医
学の先駆者サリヴァンが、生前に書き下ろした
唯一の著作を約1世紀の時を経て初邦訳!

『第6回日本翻訳大賞』大賞受賞!
『紀伊國屋じんぶん大賞2020』28位入選!

☆ISBN978-4-535-98468-4
☆A5判:400ページ 定価:**6,050円**(税込)

[新版] 精神科治療の覚書

中井久夫/著

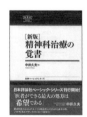

「医者ができる最大の処方は希望であ
る」 精神科医のみならず、すべての臨
床医に向けられた基本の書。ワイド判、
読みやすい文字になって新版化!

☆ISBN978-4-535-80651-1
☆A5判:344ページ 定価:**2,640円**(税込)

日本評論社
https://www.nippyo.co.jp/